HEYNE BÜCHER

ESOTERISCHES
WISSEN

Dr. Herbert Benson
In Zusammenarbeit
mit Marg Stark

Heilung durch Glauben

Selbstheilung
in der neuen Medizin

WILHELM HEYNE VERLAG
MÜNCHEN

HEYNE ESOTERISCHES WISSEN
Herausgegeben von Michael Görden
13/9775

Besuchen Sie uns im Internet:
http://www.heyne.de

Umwelthinweis:
Dieses Buch wurde auf
chlor- und säurefreiem Papier gedruckt.

Ungekürzte Taschenbuchausgabe
Published by arrangement with Linda Michaels Limited,
International Literary Agency
Die amerikanische Originalausgabe erschien unter dem Titel
TIMELESS HEALING im Verlag Scribner, New York

Printed in Germany 1998
Umschlaggestaltung: Atelier Bachmann & Seidel, Reischach
Umschlagillustration: Imagine Fotoagentur/PBY, Hamburg
Technische Betreuung: Sibylle Hartl
Satz: MPM, Wasserburg
Druck und Verarbeitung: Presse-Druck Augsburg

ISBN 3-453-14671-9

Dem Leben!

Inhalt

Inhalt

DANKSAGUNG

Zu großem Dank hin ich meinen Kollegen des Mind/Body Medical Institute, des Deaconess Hospital und der Harvard Medical School verpflichtet, ohne deren zahlreiche Beiträge zu Fragen der Geist/Körper-Medizin dieses Buch nicht möglich gewesen wäre. Wo immer ich konnte, habe ich ihre Namen im Text erwähnt.

Während meiner dreißig Jahre an der Harvard Medical School haben viele Institutionen, Firmen und Stiftungen meine Forschungen und Lehrveranstaltungen finanziell unterstützt. Ihnen allen danke ich dafür, daß sie es mir ermöglicht haben, die Theorien dieses Buches der Öffentlichkeit vorzustellen. Gegenwärtig werden die Projekte des Mind/Body Medical Institute von folgenden Institutionen und Personen gefördert: Der California Wellness Foundation; der John Templeton Foundation; dem Sam Wyly Fund der Communities Foundation of Texas, Inc.; dem Charles J. Wyly Fund der Communities Foundation of Texas, Inc.; der Castle Rock Foundation; William K. Coors; David B. Kriser; der State Street Foundation; der Amelior Foundation; Lewis N. Madeira; der Charles Englehard Foundation; Laurance S. Rockefeller; der Masco Foundation und der Harold Grinspoon Charitable Foundation. Die Kuratoren des Mind/Body Medical Institute waren stets eine unerschöpfliche Quelle der Unterstützung, deren Freundschaft, Zeit, Talent und finanzielle Zuwendungen das Wachstum und die erfolgreiche Zukunft des Instituts ermöglichen.

Für ihre fachkundige Hilfe hei der Erstellung des Literaturverzeichnisses danke ich Patricia Zuttermeister. Für seinen klugen Rat sage ich meinem Rechtsanwalt Robert E. Crowden III. dank. Auch danke ich Arrco Medical Art and Design, Inc., für ihre ausgezeichneten Illustrationen.

Zur Entstehung dieses Buches leistete meine Literaturagentin Patti Breitman mit ihrer kreativen Beratung einen wichtigen Beitrag. Ich möchte ihr für ihre Einsicht danken, mit der sie das Projekt von Anfang bis Ende bereichert hat. Susan Moldow bin ich dankbar für ihren engagierten Einsatz als Verlegerin.

Als Marg Stark mich für einen Zeitschriftenartikel über unkonventionelle Medizin interviewte, war ich von ihr so beeindruckt, daß ich sie bat, an diesem Buch mitzuarbeiten. Die Freundschaft, die auf diese Weise entstand, ist eine Freude für mich. Margs schriftstellerisches Können und ihre eigenständigen Beiträge zum Inhalt beweisen, daß ich eine gute Wahl getroffen habe.

Marg Stark bat mich, in ihrem Namen Dennis Hawk für seine juristische Beratung zu danken. Auch möchte sie ihren Eltern Bill und Joyce dafür danken, daß sie ihren Überzeugungen gemäß leben, und ihrem Mann Darwin dafür, daß er an sie glaubt.

Der Beitrag der einzelnen Patienten geht bei der Auswertung wissenschaftlicher Daten oft unter. Doch letztlich ermöglichten jene Personen, die bereit waren, an Untersuchungsreihen mitzuwirken, die wissenschaftlichen Ergebnisse, die ich in diesem Buch vorstelle. Ihnen gilt mein Dank ebenso wie meinen eigenen Patienten, von deren Erlebnissen ich in diesem Buch berichte.

Und zuletzt bin ich meiner Frau Marilyn auf ewig dankbar für ihre Unterstützung und ihren Rat.

VORWORT

In meinen bisherigen Büchern habe ich mich auf das konzentriert, was der einzelne tun kann, um sich selbst zu heilen. Während ich verschiedene Formen der Selbstfürsorge untersuchte und mich bemühte, ihre Vorzüge zu »isolieren« und diese Therapien auf ihre reinste Form zu »reduzieren«, wurde ein viel umfassenderes Prinzip sichtbar. Ich war beeindruckt von der allgemeinen Neigung des Menschen, sich in Zeiten von Krankheit und Not dem Glauben zuzuwenden, und daher verbrachte ich mehr als dreißig Jahre damit, jene Erkenntnisse zu erarbeiten, die ich in diesem Buch vorstelle. Bei meiner praktischen Arbeit als Arzt und in der medizinischen Forschung habe ich herausgefunden, daß die Hinwendung zu Glaubensüberzeugungen nicht nur emotional und spirituell tröstlich, sondern darüber hinaus lebenswichtig für unsere körperliche Gesundheit ist.

Ich hatte das Privileg, vom Glauben inspirierte Heilungen bei vielen meiner Patienten beobachten zu können. Um es ihnen zu ermöglichen, frei über ihre Erfahrungen mit »erinnertem Wohlbefinden« und dem »Glaubensfaktor« zu sprechen, bat ich meine Mitarbeiterin Marg Stark, sie zu interviewen und ihre Fallgeschichten aufzuzeichnen. Ich habe sichergestellt, daß die Vertraulichkeit gewahrt bleibt, indem ich ihre Namen änderte, obwohl praktisch alle ihre Erlaubnis gaben, ihre wirklichen Namen zu verwenden.

Ich habe mich außerdem entschieden, ausführliche Quellenangaben zu den im Buch angeführten wissenschaftlichen Nachweisen zu machen. Daher finden Sie im Anhang eine umfangreiche Liste der zu diesen Themen veröffentlichten wissenschaftlichen Aufsätze und Bücher. Ich hoffe, daß diese Nachweise ein Fundament bilden, auf dem meine wissenschaftlichen Kollegen aufbauen können. Vielleicht finden erinnertes Wohlbefinden und der Glaubensfaktor dann größere Beachtung und werden vermehrt in der medizinischen Praxis angewandt.

Dieses Buch wurde geschrieben, um Menschen dabei zu helfen, sich selbst zu helfen. Wenn Sie sich entschließen, diese Erkenntnisse in Ihre medizinische Therapie einzubeziehen, sollte das in Zusammenarbeit mit einem Arzt geschehen, damit Sie die Lösungen und Behandlungsformen, die die konventionelle Medizin anzubieten hat, uneingeschränkt zu Ihrem Vorteil nutzen können.

Die Biologie des Glaubens ist so beschaffen, daß dieser in jeder Art von medizinischer Therapie und jedem Gesundheitsprogramm eine Rolle spielt, ob seine Wirkung nun offiziell anerkannt wird oder nicht. Die zeitlosen Einflüsse unserer Wertvorstellungen und Lebenserfahrungen manifestieren sich ganz unwillkürlich. Meine Hoffnung ist es, daß dieses Buch Ihnen dabei hilft, die Macht Ihres Glaubens, Ihrer persönlichen Überzeugungen, wertzuschätzen, damit Sie offen werden für das Leben und den Sinn Ihres Lebens und davon uneingeschränkt gesundheitlich profitieren.

Herbert Benson, MD
Boston, Massachusetts

1. KAPITEL

Die Suche nach etwas Beständigem

Während meines Studiums an der Harvard Medical School mußte ich erkennen, daß der größte Teil dessen, was ich dort über den menschlichen Körper lernte, in fünf Jahren überholt sein würde. Das bedeutete also, daß nur wenige Jahre nach meinem Studium und noch bevor ich meine Assistenzarztzeit im Krankenhaus beendet hätte, die Medizin bereits so weit fortgeschritten wäre, daß sie völlig neue Regeln für die Behandlung von Patienten hervorgebracht haben würde.

So begann meine Suche nach etwas Beständigem in der Medizin. Ich wollte eine zeitlose Quelle der Heilung entdecken, deren Nutzen nie in Frage gestellt werden konnte. Diese besondere Therapie sollte nicht nur die erwähnte Fünf-Jahres-Marke überdauern, sondern für alle kommenden Generationen von unbestrittenem Wert sein.

Ich muß gestehen, daß jugendliche Faulheit einer der Gründe dafür war, mich auf die Suche zu begeben. Kein Medizinstudent, mich eingeschlossen, ist von der Aussicht begeistert, eine Sache immer wieder neu lernen zu müssen. Doch meine ernsthafte Auseinandersetzung mit den immer wiederkehrenden Rätseln des Lebens begann in dem Augenblick, als ich als einundzwanzigjähriger Student miterleben mußte, wie mein Vater an einer rheumatischen Herzerkrankung starb. Die Wissenschaft lieferte mir keine angemessene

Erklärung für seinen Tod. Und in meinen Lehrbüchern mit ihren Diagrammen, Definitionen und anatomischen Zeichnungen fand ich nichts von dem Geist und der Persönlichkeit wieder, die mein Vater verkörpert hatte.

Er war im südamerikanischen Dschungel aufgewachsen, besaß nur eine schlechte Schulbildung, beherrschte aber fünf Sprachen und hatte es zum erfolgreichen Geschäftsmann in Yonkers, New York, gebracht. Mein Vater bemühte sich, mir und meinen Geschwistern zu vermitteln, wie sehr es darauf ankam, »seine Sache gut zu machen«. Er erzählte uns, daß er einmal einen Job als Ladenauskehrer hatte, der Ladenbesitzer ihn jedoch entlassen mußte. Um seinen Job ordentlich zu Ende zu bringen, gab sich mein Vater an diesem Abend beim Reinigen des Ladens besonders viel Mühe. Am nächsten Tag rief der Ladenbesitzer ihn zu sich, um ihm mitzuteilen, daß mein Vater weiter bei ihm arbeiten könne. Er werde das Geld für seinen Lohn schon irgendwie aufbringen.

Solche Erfahrungen prägten das Leben meines Vaters, genau wie das Leben aller Menschen von der familiären Herkunft, der Arbeit, von Problemen und Erfolgen, Prinzipien und Lektionen des Lebens bestimmt und geprägt wird. Doch diese Dinge wurden in meiner medizinischen Ausbildung kaum berücksichtigt – weder in der wissenschaftlichen Literatur noch in den Vorlesungen, nicht einmal bei der praktischen klinischen Ausbildung. Und obwohl ich daran glaubte, daß die lawinenartig anwachsenden wissenschaftlichen Erkenntnisse es uns ermöglichen würden, die Rätsel des Lebens zu lösen, beschlich mich doch das nagende Gefühl, daß die Medizin einen entscheidenden Aspekt außer acht ließ.

Das Sammeln von Beweisen

In diesem Buch berichte ich von meiner über dreißigjährigen Suche nach Beweisen für eine ewige Wahrheit in der menschlichen Physiologie und der menschlichen Erfahrung. Wie bei den Karrieren der meisten Menschen spielten auch auf meinem Weg Glück, Ahnungen und Zufälle eine wichtige Rolle. Ich ging von Patient zu Patient, von Studie zu Studie, wie alle medizinischen Forscher es tun, ohne vorhersagen zu können, in welcher Weise jede neue Untersuchungsreihe zur langfristigen Verbesserung der medizinischen Versorgung beitragen würde. Doch im Inneren hoffte ich immer, dabei auf eine unabänderliche Weisheit zu stoßen.

Einer der Gründe, daß ich Kardiologe wurde, war sicherlich, daß mein Vater an einer Herzerkrankung gestorben war. Doch schon bald fühlte ich mich durch meine Fachrichtung eingeengt, denn sie beschränkte ihre Forschungen darauf, die Pumpfunktion kammerförmiger Organe in der Brust der Patienten aufrechtzuerhalten. Zunehmend fühlte ich mich von der Erforschung des Zusammenspiels von Körper und Geist angezogen und gehörte schon bald zu jener Handvoll Wissenschaftler, die ein neues Forschungsgebiet eröffneten, das heute allgemein als Geist/Körper-Medizin anerkannt ist.

Mit Ausnahme eines kurzen Ausbildungsaufenthaltes in Seattle und meiner Zeit heim US Public Health Service in San Juan, Puerto Rico, verbrachte ich meine gesamte berufliche Laufbahn an den Lehrkrankenhäusern der Harvard Medical School. 1988 gründete ich am Deaconess Hospital in Boston das Mind/Body Medical Institute (Institut für Geist/Körper-Medizin) der Harvard Universität. Mein wichtigster Beitrag zu diesem Forschungsgebiet war vermutlich die wissenschaftliche Definition einer körperlichen Beruhigung, die jeder von uns selbst herbeiführen kann und die den gegenteiligen Effekt der wohlbekannten Kampf-oder-Flucht-Reaktion hat. Ich nannte dieses körperliche Ruhigwerden die »Entspannungsreaktion«, einen Zustand, in dem der Blutdruck absinkt und Herz- und Atemfrequenz sowie der Stoffwechsel sich reduzieren. Die Entspannungsreaktion läßt sich durch eine einfache Form der geistigen Konzentration oder andere Meditationstechniken herbeiführen und wirkt sich langfristig sehr positiv auf Gesundheit und Wohlbefinden aus.

Während ich Patienten und medizinisches Personal in diesen Entspannungstechniken unterrichtete, wurde mir bewußt, welches Potential in der Selbstpflege liegt, in jenen gesunden Dingen, die jeder Mensch für sich selbst tun kann. So wuchs in mir die Überzeugung, daß unsere Körper dafür bestimmt sind, nicht nur vom Training unserer Muskulatur zu profitieren, sondern auch von dem unseres reichen inneren Zentrums – unserer Überzeugungen, Werte, Gedanken und Gefühle. Zunächst erforschte ich diese Faktoren nur widerstrebend, weil Philosophen und Wissenschaftler sie seit Jahrhunderten als »unwissenschaftlich« und objektiven Meßverfahren unzugänglich bezeichneten. Aber ich war motiviert genug, es zu versuchen, weil gesundheitliche Fortschritte und Genesung meiner Patienten immer wieder von ihrer seelischen Verfassung und ihrem Überlebenswillen abzuhängen schienen; und weil mich das Gefühl nicht losließ, daß sich der menschliche Geist – und der Glaube, den wir so oft mit der menschlichen Seele assoziieren –, im Körper manifestiert.

Das hatte ich selbst erlebt, als ich im Sommer nach meinem ersten Jahr am College als Matrose bei der Handelsmarine angeheuert hatte. Seit ich in meiner Jugend Joseph Conrad gelesen hatte, war ich entschlossen gewesen, »zur See zu fahren«. Gemeinsam mit meinem besten Freund Howard Rotner erfüllte ich mir diesen Traum und verschaffte mir diesen unglaublichen »Ferienjob«, der mich über den Ozean in die Häfen von Casablanca, Neapel, Piräus, Southampton, Istanbul und Izmir führte. Meine Kameraden gingen in diesen Häfen am liebsten auf Sauftour und kehrten oft mit einem furchtbaren Kater aufs Schiff zurück. Da sie wußten, daß ich Arzt werden wollte, kamen sie dann zu mir und baten um Hilfe. Doch ich hatte nichts bei mir außer Vitamintabletten, die ich ihnen prompt verabreichte.

Obwohl Vitamine eigentlich wenig oder gar nicht gegen schweren Kater helfen sollen, verbesserte sich die körperliche Verfassung – und die Stimmung – meiner Schiffskameraden nach Einnahme der Tabletten erstaunlich schnell. Da die Kunde von ihrer wundersamen Wirkung sich an Bord verbreitete, steigerte das die Nachfrage nach meinen Tabletten erheblich. Als meine medizinische Ausbildung begann, stellte ich fest, daß meine Lehrer und Mitstudenten sich kaum für dieses Phänomen interessierten. Zum erstenmal wurde mir der große Unterschied bewußt zwischen dem, was medizinische Laien als wohltuend für ihre Gesundheit *empfanden,* und dem, was Mediziner ihnen für ihre Gesundheit *verordneten.*

Dieser Unterschied bereitete mir Unbehagen, ebenso wie der Umstand, daß eine Diagnose – ein paar Worte irgendeines Arztes – imstande war, das Selbstbild eines Patienten dramatisch zu verändern. Auf der Grundlage eines Praxisbesuchs und einer einfachen Untersuchung konnte ein Arzt zum Beispiel Bluthochdruck diagnostizieren und einem Menschen bis ans Lebensende Medikamente mit zum Teil unangenehmen Nebenwirkungen sowie einschneidende Änderungen in Ernährung und Lebensweise verordnen. Von einem Tag zum anderen führte die Diagnose eines chronischen medizinischen Problems dazu, daß Patienten sich als »krank« betrachteten, und diese Etikettierung hatte erhebliche Auswirkungen auf ihre Psyche und ihre körperliche Gesundheit.

So erging es auch Antonia Baquero, einer meiner Patientinnen. Ehe ich sie kennenlernte, waren Mrs. Baquero Kalziumablagerungen aus einer Brust entfernt worden, und dieser Eingriff hatte eine große Narbe hinterlassen. Die Kalziumablagerungen waren gutartig, aber da ein, wenn auch sehr geringes Risiko bestand, daß sich später ein bösartiger Tumor entwickelte, hatte ihr Chirurg zur Operation geraten. Die bloße Andeutung, sie könnte möglicherweise Krebs bekommen, erschreckte Mrs. Baquero. »Ich geriet in Panik«, erklärte sie mir. »Ich entschied augenblicklich, die Ablagerungen entfernen zu lassen.« Später bedauerte sie ihre Entscheidung: »Mein Körper litt unter der ihm zugefügten Verstümmelung. Ich ging durch schwere Zeiten. Ich versuchte, Beruf und Familie unter einen Hut zu bekommen. Ich wachte nachts um drei auf und konnte nicht mehr einschlafen. Ich war zu angespannt.«

Mrs. Baquero suchte Rat und Hilfe, da ihre Sorge und ihre Panik nach der Operation immer stärker wurden, und so stieß sie in einer Bibliothek auf mein Buch *Your Maximum Mind.* Kurze Zeit später kam sie zu mir nach Boston. Ich beschrieb ihr die Entspannungsreaktion und wie sie diesen entspannten körperlichen Zustand selbst herbeiführen konnte. Ich erklärte ihr, daß sie sich, um die Entspannung hervorzurufen, zweimal täglich für 10 bis 20 Minuten auf ein bestimmtes Wort oder einen bestimmten Satz konzentrieren und alle Alltagsgedanken, die diese Konzentration störten, sanft beiseite schieben müsse. Ich machte ihr klar, daß diese geistige Übung körperliche Anspannung drastisch verringerte, ohne die Leistungsfähigkeit des Körpers zu beeinträchtigen. So werde es möglich, sich im wachen Zustand ein wenig zu beruhigen und auszuruhen.

Wie so viele meiner Patienten entschied sich auch Mrs. Baquero dafür, bei dieser geistigen Konzentrationsübung eine religiöse Formulierung zu benutzen. Da ich die Leute dazu ermutige, einzelne Worte oder Sätze zu wählen, die in ihnen angenehme Gefühle wecken, entschied sie sich für einen spanischen Segen, den ihre Mutter ihr und ihren Geschwistern immer mit auf den Weg gegeben hatte, wenn sie zur Schule gingen. Während der folgenden Monate, in denen Mrs. Baquero dieses vertraute Gebet benutzte, um die Entspannungsreaktion hervorzurufen, spürte sie, wie sie allmählich frei von Sorge und Nervosität wurde, die ihr zuvor unablässig zu schaffen gemacht hatten. »Ich fühlte mich zunehmend besser. Ich sah die Menschen und das Leben in einem neuen Licht. Ich setzte mich selbst nicht mehr so unter Druck«, sagt sie.

Zweifellos erlebte Mrs. Baquero den wunderbaren körperlichen Trost, den die Entspannungsreaktion spendet. Sie hat die genau entgegengesetzte Wirkung jenes angespannten, adrenalinreichen Zustandes, den wir während der durch Streß verursachten Kampf-oder-Flucht-Reaktion erleben. Aber Mrs. Baquero erwähnte außerdem, daß die Symbolik des mütterlichen Segens aus der Kindheit ihr seelischen Trost spendete. Diese emotionale und spirituelle Tröstung schien sich bei ihr genauso stark auszuwirken wie die während der Entspannungsreaktion auftretenden chemischen und physikalischen Veränderungen.

Nicht nur besserte sich ihre körperliche Verfassung, auch Mrs. Baqueros persönliche Identität – die sie durch die vom

Arzt prognostizierte Krebsgefahr als radikal bedroht empfand – wurde ganz offensichtlich gestärkt. Jedesmal wenn sie sich auf dieses wohltätige Gebet konzentrierte, rief sie den Glauben ihrer Mutter an den göttlichen Schutz in sich wach, jenen Glauben, der ihr in der Kindheit eingegeben worden war. Indem sie diesen sanften Trost zu einem festen Bestandteil ihres Alltags machte, gewann sie ihr Vertrauen zurück, daß ihr Körper und sie selbst den Anforderungen des Lebens gewachsen waren.

Vielleicht war sich Mrs. Baqueros Chirurg gar nicht bewußt, daß dieser einfache, vorbeugende Eingriff, zu dem er ihr riet, seiner Patientin derartig zu schaffen machen würde. In unserer Kultur ziehen Ärzte es oft vor, »etwas zu tun«, zu »handeln«, um eine Krankheit zu beseitigen oder zu verhüten – und setzen voraus, daß ihre Patienten das so wollen. Doch in Mrs. Baqueros Fall untergruben die Diagnose und das »Etwas-Tun« ihr Vertrauen in die Kraft ihres Körpers. Indem sie mit ihrem Gebet die Entspannungsreaktion hervorrief, gewann sie ihr seelisches Gleichgewicht zurück und beugte aktiv Krankheiten vor, indem sie ihren Körper beruhigte und sich von Ängsten befreite.

Erinnertes Wohlbefinden

Diese beiden Beobachtungen einfacher menschlicher Heilvorgänge erwiesen sich als sehr aufschlußreich für meine Forschungen. Sie zeigen, wie sich der Wunsch eines Menschen nach Gesundheit auf seine reale Gesundheit auswirkt. Gleichzeitig erkannte ich, wie wichtig es ist, dem Patienten das Recht einzuräumen, selbst Perspektive und Sinn seines Lebens zu definieren. Auf diesem Weg fand ich Hinweise auf eine wissenschaftlich belegbare Quelle innerer Heilkraft. Ich nenne diese Quelle »erinnertes Wohlbefinden«. Wie meine

Schiffskameraden projizieren wir alle unseren intensiven Wunsch nach Gesundheit auf das Medikament, das wir einnehmen. Und wie Mrs. Baquero besitzen wir alle die Fähigkeit, uns an die Ruhe und das Vertrauen zu »erinnern«, die mit Gesundheit und Glück einhergehen. Dies spendet uns nicht nur seelischen Trost, diese Erinnerung ist auch körperlich.

Erinnertes Wohlbefinden ist gar nichts Geheimnisvolles. Beweise für diesen starken positiven Einfluß auf den Körper existieren seit Jahrhunderten. In der Medizin ist er als Placebo-Effekt bekannt. Aber ich bin bestrebt, diese Bezeichnung durch den Begriff »erinnertes Wohlbefinden« zu ersetzen – nicht nur, weil dieser genauer die dabei im Gehirn auftretenden Vorgänge umschreibt, sondern vor allem, weil der Ausdruck »Placebo-Effekt« in der Medizin heute abwertend gebraucht wird. Mediziner sprechen davon, daß etwas »lediglich dem Placebo-Effekt zuzuschreiben« sei, auf gleiche Weise, wie wir dazu neigen, Symptome als »nur eingebildet« abzutun.

Die meisten von uns denken beim Wort Placebo an eine Zuckerpille, die vom Arzt verabreicht wird, um dem Bewußtsein des Patienten einen Streich zu spielen und so eine positive Wirkung im Körper zu erzielen. Wir wissen, daß Forscher häufig Placebos benutzen – mutmaßlich wirkungslose Substanzen oder Behandlungen –, um Unterschiede zwischen einer Kontrollgruppe und Patienten festzustellen, an denen neue medikamentöse Therapien getestet werden. Weniger verbreitet ist aber die Erkenntnis, daß der menschliche Glaube dem Placebo seine Macht verleiht. Die Tatsache, daß der Patient, sein Behandler oder beide an die Therapie glauben, führt zu besseren Resultaten. Je nach der Schwere unseres Zustandes genügt manchmal bereits die bejahende Überzeugung, um uns selbst zu heilen. In anderen Fällen brauchen wir beides: unseren Glauben und zusätzlich angemessene medizinische Hilfe.

Doch obwohl dieses Phänomen von den Ärzten nie geleugnet worden ist, haben wir seine Wirksamkeit nicht gepriesen und die sich daraus ergebenden therapeutischen Möglichkeiten nicht erforscht. Statt dessen wurde das Placebo sogar als »Scheinarznei« ab gewertet. Aber der menschliche Körper mit seiner Neigung, den Glauben eines Menschen in eine physische Realität umzusetzen, ist nicht dumm. Mitte der siebziger Jahre begann ich, die wissenschaftliche Literatur nach Material über den Placebo-Effekt zu durchforsten. Bald darauf schrieb ich darüber und hielt Vorträge über seinen möglichen therapeutischen Nutzen. Zusammen mit anderen Kollegen fand ich heraus, daß bei 70 bis 90 Prozent der von uns überprüften Krankengeschichten erinnertes Wohlbefinden bei der Genesung im Spiel gewesen war. Damit lag die Erfolgsrate zwei- bis dreimal höher, als immer behauptet wurde.

Im weiteren Verlauf meiner Forschungen stellte ich fest, daß die Menschen glauben und bestimmte Überzeugungen hegen, seit es sie auf Erden gibt. Immer haben wir einen Gott oder verschiedene Götter um Hilfe angerufen. Wir haben nahezu alles benannt und ihm Bedeutung gegeben, sei es in unserer privaten Auffassung, vom Leben, sei es in großen künstlerischen, literarischen und philosophischen Werken, die das Denken ganzer Völker beeinflußten. Jeder Mensch sieht die Welt auf einzigartige Weise so, wie seine Sozialisation, Lebenserfahrung, kulturelle und religiöse Erziehung es ihm erlauben. Zwar besitzen wir nicht alle die gleichen analytischen Fähigkeiten, verspüren nicht alle den gleichen Drang, einen tieferen Sinn in den Ereignissen unseres Lebens zu finden, aber wir alle fühlen uns aufgerufen, unsere Wirklichkeit mit Hoffnungen, Emotionen, Weltanschauungen und Überzeugungen zu erfüllen. Das ist unsere Natur.

Neuere neurologische Forschungen zeigen, daß das Gehirn unsere Wahrnehmungen bereits mit Urteilen und emotionalen Werten versieht, noch ehe wir die Welt um uns bewußt mit unserem Denken und unseren erworbenen Überzeugungen »kolorieren«. Bevor wir überhaupt Gelegenheit erhalten, bewußt über einen neu auftauchenden Anblick oder ein neues Geräusch nachzudenken, haben bestimmte Gehirnregionen bereits reagiert und eine erste, aber wesentliche Wertung vorgenommen. Diese unwillkürlichen Bewertungen machen es uns unmöglich, völlig objektiv oder neutral zu sein, und zwar in viel größerem Maß, als man bisher annahm.

Die westliche Wissenschaft mit all ihren brillanten Entdeckungen basiert auf dem Grundsatz, daß Objektivität möglich und erwünscht sei und daß man objektive Fakten klar von vagen und subjektiven Aspekten des Lebens trennen könne. Da Überzeugungen und Emotionen unbeständig und nicht von außen wahrnehmbar sind, ging die westliche Medizin weitgehend davon aus, daß sie keine körperliche Wirkung hätten und nicht meßbar seien. Aber Neurologen und jene unter uns, die sich mit den beträchtlichen meßbaren Effekten befassen, die Überzeugungen auf den menschlichen Körper ausüben können, entdecken heute ein ganz anderes Bild der menschlichen Physiologie, und ihre Entdeckungen werden das Gesundheitswesen tiefgreifend verändern.

Ein Buch über den Glauben

Ich konnte nicht vorhersehen, daß ich ein ganzes Buch über die Tatsache schreiben würde, daß der Glaube, die Überzeugungen eines Menschen sich in seinem Körper auswirken, oder über die Bedeutung des menschlichen Geistes bei der Behandlung und Verhütung von Krankheiten. In dreißig Jahren als praktizierender Arzt habe ich keine heilende

Kraft entdeckt, die so eindrucksvoll und leicht verfügbar ist wie die Kraft des einzelnen Menschen, für sich selbst zu sorgen und sich selbst zu heilen. Im Gegensatz zu den heute gängigen Meinungen ist es nicht der Glaube an sich selbst oder eine simple Form des positiven Denkens, mit denen sich die größten gesundheitlichen Erfolge erzielen lassen. Und es ist auch nicht damit getan, sich von der westlichen Medizin abzuwenden und sich statt dessen auf unkonventionelle und anscheinend sanftere Heilmethoden zu verlassen.

Ich glaube, das ideale Modell für die Medizin ist ein dreibeiniger Stuhl. Dieser Stuhl bleibt im Gleichgewicht durch die angemessene Kombination von Selbstfürsorge, Medikation und ärztlichen Eingriffen. Das erste Bein des Stuhles, das, was Patienten für sich selbst tun können, ist der heute am meisten vernachlässigte und unterschätzte Aspekt der Gesundheitsfürsorge. Die beiden anderen Beine sind das, was die Medizin den Patienten anbieten kann – auf diesen Bereich verläßt man sich heute fast ausschließlich, und das funktioniert bei allen Problemen, die sich so tatsächlich lösen lassen, auch ausgezeichnet. In diesem Buch werden wir uns vor allem auf die Selbstfürsorge und hier besonders auf das erinnerte Wohlbefinden konzentrieren, das allen drei Stuhlbeinen zugute kommen kann. Ärzte und andere Behandler sollten darauf vertrauen und ihr Vertrauen an die Patienten weitergeben. Die Wichtigkeit von gesunder Ernährung und körperlicher Bewegung wurde an anderer Stelle schon genügend betont, daher werden wir uns in erster Linie auf die innere Entwicklung von Überzeugungen konzentrieren, die der Heilung dienen.

Ich werde Ihnen jene Hypothesen und Entdeckungen vorstellen, die meine Forschungen vorangebracht haben und die wissenschaftliche Grundlage meiner Forderung nach einem besseren Gleichgewicht zwischen den drei Beinen des Stuhls bilden. Während meiner Forschungsarbeit und in diesem Buch habe ich objektive Kriterien angewendet, um sehr subjektive Aspekte zu beweisen, und empirische Daten benutzt, um zu Rückschlüssen über »Unwägbarkeiten« zu gelangen – über die Erwartungen, Hoffnungen und Ängste der Menschen. Daß diese Forschungsergebnisse so viel über uns als emotionale, spirituelle und intellektuelle Wesen aussagen, und nicht bloß über unsere Physis und Gesundheit, ist ein eigenartiges und wundervolles Nebenprodukt einer traditionellen wissenschaftlichen Studie.

Meine Untersuchungen decken auch bestimmte Schwächen des westlichen Denkens und der westlichen Medizin auf, die es versäumt hat, erinnertes Wohlbefinden angemessen zu würdigen und in ihre Behandlungsmethoden einzubeziehen. Es ist sonderbar, daß die Medizin in ihrem leidenschaftlichen Einsatz für den Erhalt des Lebens ausgerechnet jene Motivationen geleugnet hat, von denen die Menschheit angetrieben wird, jenen Lebenssinn, der die Menschen nach Gesundheit und Langlebigkeit dürsten läßt.

Diesen grundlegenden Überlebensinstinkten trage ich dadurch Rechnung, daß ich eine Menge praktischer Ratschläge in dieses Buch aufgenommen habe. Wir werden untersuchen, welche Rolle persönliche Überzeugungen für Gesundheit und Wohlbefinden spielen und Techniken vorstellen, die jeder nutzen kann, um sich an früheres Wohlbefinden zu »erinnern«. Wir werden über die Wirkung sprechen, die erinnertes Wohlbefinden bei Erkrankungen haben kann, und Vorschläge machen, wie Medikamente und ärztliche Eingriffe bei Problemen, die sich mit erinnertem Wohlbefinden allein nicht lösen lassen, angemessener eingesetzt werden können. Dann werde ich Empfehlungen geben, wie Sie aus dem zur Verfügung stehenden Reservoir an Techniken der Selbstfürsorge, an konventionellen und unkonventionellen Heilmethoden, eine gesunde Auswahl treffen können.

Zum Schluß werde ich das Bild eines optimalen Gesundheitswesens entwerfen, in dem erinnertes Wohlbefinden und die körperliche Auswirkung des Glaubens in vollem Umfang für Heilung und Gesunderhaltung genutzt werden. Wenn wir die unserem Körper innewohnende Weisheit mobilisieren, wird sich nicht nur unsere individuelle körperliche Verfassung wandeln, sondern auch die Medizin im Ganzen, denn unser Land wird 50 Milliarden Dollar jährlich an unnötigen Gesundheitskosten einsparen.

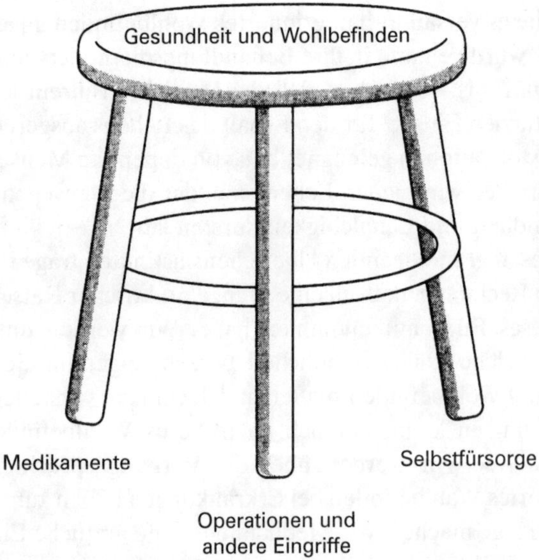

Abbildung 1: DER DREIBEINIGE STUHL. Gesundheit und Wohlbefinden lassen sich durch den ausgewogenen Einsatz von Medikamenten, Operationen und anderen Eingriffen sowie durch die Selbstfürsorge optimieren. In der heutigen medizinischen Praxis ist der Stuhl nicht im Gleichgewicht, weil wir zu stark auf Medikamente und medizinische Eingriffe setzen. Um den Stuhl auszubalancieren, müssen wir den Stellenwert der Selbstfürsorge erhöhen.

Seit meiner Zeit als Medizinstudent, als ich es kaum erwarten konnte, mit meinem frisch erworbenen Wissen Patienten zu helfen, sind viele Jahre vergangen. Inzwischen habe ich, wie ich in diesem Buch beschreiben werde, eine Quelle der Heilung gefunden, die zeitlos ist. Mit Hilfe dieses Glaubens, eines grundlegenden menschlichen Instinktes, befreien sich viele Menschen von Schmerzen und Krankheit, und doch wird er in der westlichen Kultur und Medizin oftmals ignoriert, sehr zu unserem Schaden. Diese innere Wahrheit ist etwas, auf das wir uns verlassen können, etwas, das immer da ist, trotz der dramatischen Veränderungen, denen wir im privaten und öffentlichen Leben oft ausgesetzt sind. Sie kommt nicht aus Lehrbüchern; sie ist von Geburt an Teil unserer physischen Ausrüstung. Das traf auf meinen Vater ebenso zu wie auf alle Generationen vor ihm, es trifft auf Sie und Ihre Familie zu und wird auch bei all unseren Nachkommen so sein. Diese äußere und innere Wahrheit ist eine unumstößliche Tatsache des menschlichen Lebens und besitzt, wenn man sie anerkennt und anwendet, eine enorme Kraft, uns zu heilen – an Geist, Körper und Seele.

2. KAPITEL

Erinnertes Wohlbefinden

Nachdem Sie sich ein oder zwei Wochen lang mit etwas herumgeplagt haben, was Ihnen wie der schlimmste Atemwegsinfekt der Welt vorkam, lassen Sie sich einen Termin bei Ihrem Hausarzt geben. Doch als Sie dann zu ihm in die Praxis kommen, sind die Symptome wie weggeblasen. Sie sitzen im Wartezimmer und versuchen, das Fieber, den rasselnden Husten oder wenigstens ein leises Schniefen heraufzubeschwören, um das flehentliche Bitten um einen Termin zu rechtfertigen, mit dem Sie die Sprechstundenhilfe traktierten. Und Sie spüren den Drang, dem Arzt genau mitzuteilen, wie viele Papiertaschentücher und Hustensaftflaschen Sie verbraucht haben, um ihm zu beweisen, daß Sie, trotz dieser so erstaunlichen plötzlichen Genesung, in Wahrheit krank sind oder es zumindest kurz zuvor noch waren.

Man könnte argumentieren, daß es Ihnen während des natürlichen Verlaufs der Infektion zufällig gerade an jenem Tag wieder besser ging, als Sie den Arzt aufsuchten. Immerhin hatte Ihr Körper eine Woche oder mehr Zeit, mit dieser Plage fertigzuwerden. Aber wahrscheinlicher ist, daß der bloße Akt des Anrufens bei Ihrem Arzt, um sich einen Termin geben zu lassen, ein Ritual, das Ihr Bewußtsein und Ihr Körper vermutlich mit Besserung assoziieren, Ihnen dabei half, wieder gesund zu werden. Statt sich zu schämen, daß Sie keine dramatischen Beweise für Ihre Erkrankung mehr vorweisen können, sollten Sie stolz darauf sein, daß Ihr Körper stark genug ist, das medizinische Resultat eines Arztbesuchs hervorzubringen, noch bevor ein solcher Besuch überhaupt stattgefunden hat.

Das ist eines der verbreitetsten Beispiele für den Placebo-Effekt, für den sich meine Bezeichnung »erinnertes Wohlbefinden«hoffentlich allgemein durchsetzen wird. Meine erste ernsthafte Beschäftigung mit erinnertem Wohlbefinden begann 1975, und ich muß zugeben, daß ich mich in dieses Phänomen vertiefte, um mich gegen jene Kritiker zu wehren, die behaupteten, die von mir definierte Entspannungsreaktion sei »lediglich der Placebo-Effekt«. Ich war sicher, daß es sich bei der Entspannungsreaktion um einen eindeutig belegbaren physischen Zustand handelte, der durch überprüfbare äußere Kriterien ausgelöst und nicht einfach »herbeigewünscht« wurde. In Wahrheit war es also meine Verachtung für den Placebo-Effekt und der Umstand, daß manche Leute meine Forschungsergebnisse willkürlichen emotionalen Reaktionen zuschrieben, die mich zu einer intensiveren Beschäftigung mit diesem Thema veranlaßten.

Ich stellte fest, daß das Phänomen des Placebo-Effekts nur wenig erforscht war. Mediziner schenkten ihm im allgemeinen keine Beachtung, und Artikel in medizinischen Fachzeitschriften erwähnten ihn kaum. Die meisten betrachteten dieses Phänomen als eine irritierende Variable, einen glücklichen Zufall, der keiner weiteren Erforschung bedurfte. Dennoch waren die vorliegenden Forschungsergebnisse eindrucksvoll. Viele Beweise für die Macht erinnerten Wohlbefindens lagen seit Jahrzehnten vor, waren aber von der Medizin weitgehend ignoriert worden. Die meisten Wissenschaftler beriefen sich auf jene Erfolgsrate von 30 Prozent, die Dr. Henry Beecher 1955 in einer Studie am Massachusetts General Hospital ermittelt hatte. Obwohl es Anzeichen dafür gab, daß der Placebo-Effekt weitaus wirkungsvoller war, hatte sich nur eine Handvoll Wissenschaftler näher mit dem Thema befaßt.

Auf der Basis der bereits vorliegenden Beweise begann ich mich zu fragen, warum erinnertes Wohlbefinden auftritt und welche Mechanismen dabei eine Rolle spielen. Ich zog meine eigenen Annahmen und die Annahmen der modernen Medizin über die Rolle des Glaubens heim Placebo-Effekt in Zweifel. Ich fand heraus, daß der Placebo-Effekt weitaus besser funktioniert, als wir gemeinhin annehmen, und daß es drei Wege gibt, um den menschlichen Glauben zu aktivieren.

Subjektivität kontra Objektivität

Ehe ich mich den Forschungsergebnissen zuwende, möchte ich kurz die subjektiven und objektiven Resultate erinnerten Wohlbefindens erörtern. Ich betone die Existenz eindeutiger, objektiver Resultate in diesem Buch, weil erinnertes Wohlbefinden nie als Bestandteil der medizinischen Praxis und unserer westlichen Kultur akzeptiert werden wird, wenn es keine »meßbaren Forschungsergebnisse« gibt. Drei Voraussetzungen müssen erfüllt sein, ehe ein Wissenschaftler ein objektives wissenschaftliches Ergebnis etablieren kann: Meßbarkeit, Vorhersagbarkeit und Reproduzierbarkeit. Diese Standards sind in der medizinischen Wissenschaft Grundvoraussetzung für die Akzeptanz jeder Forschungsstudie. Die National Institutes of Health Office of Alternative Medicine wenden diese Standards jetzt auch auf die unkonventionellen Behandlungsmethoden an, um erwiesenermaßen hilfreiche Therapien vom sprichwörtlichen Handauflegen und dergleichen abzugrenzen.

Die Auswirkungen erinnerten Wohlbefindens sind meßbar. Da jedoch erinnertes Wohlbefinden durch die einzigartige, individuelle Kombination von Glaubenssätzen in jedem

Menschen aktiviert wird, lassen sich diese Auswirkungen nicht leicht vorhersagen und reproduzieren. Wir können Gruppen von Menschen betrachten, die von einer Placebo-Therapie profitiert haben, und allgemeine Erfolgsraten ermitteln. Aber gegenwärtig sind unsere Tests und Messungen noch nicht verfeinert und ausgereift genug, um all die individuellen Vorlieben und Lebenserfahrungen zu erfassen, die bei jedem Fall von erinnertem Wohlbefinden im Spiel sind.

Natürlich ist die Medizin, wie wir an den Beispielen in diesem und den folgenden Kapiteln sehen werden, fast nie völlig objektiv, weil sowohl die Mediziner als auch die Patienten bestimmte Vorurteile und Überzeugungen hegen. Manche Leute werden daher argumentieren, die Geist/Körper-Medizin beweise, daß die Wissenschaft unsere Erwartung nicht erfüllen könne, Antworten auf alle Fragen des menschlichen Lebens zu finden. Aber ich glaube nicht, daß es nötig ist, das Kind mit dem Bade auszuschütten. Ich bin der Ansicht, daß die wissenschaftlichen Methoden in Zukunft genügend verfeinert werden können, um einige durch Glauben verursachte Effekte vorherzusagen und zu reproduzieren. Das »Persönliche« wird als wirkungsvoll anerkannt werden. Statt unserem heutigen unrealistischen Streben nach Allgemeingültigkeit werden die Mediziner dann die Gemeinsamkeiten zwischen verschiedenen Menschen erforschen. Infolgedessen wird die individualistische Natur jenes wirkungsvollen Heilers – des erinnerten Wohlbefindens – unsere ganze medizinische Praxis verwandeln.

Mit Hilfe vorurteilsfreier technischer Geräte und mathematischer Formeln sind objektive Ergebnisse erzielbar. Und, was mir während meiner wissenschaftlichen Laufbahn immer wieder wie ein Wunder vorkam, auch der Glaube bringt solche quantifizierbaren Resultate hervor. Dennoch will dieses Buch keineswegs das Subjektive – das, was Menschen denken und fühlen – herabmindern, so sehr wir auch Wert auf objektive Meßergebnisse legen. Überzeugungen manifestieren sich im Körper auf unterschiedliche Weise. Während manche Überzeugungen Ergebnisse hervorbringen, die sich mit Teströhrchen, Blutdruckmanschetten oder elektronischen Monitoren messen lassen, produzieren andere Symptome, die von unserer gegenwärtigen Technologie nicht erfaßt werden können, obwohl sie in ihrer Wirkung für den betroffenen Patienten völlig real sind.

Die Medizin hat Symptome, die nicht meßbar waren, generell als eingebildet oder nicht existent betrachtet. Wir haben der Fähigkeit des Patienten mißtraut, tatsächliche körperliche Veränderungen wahrzunehmen. Doch meine eigenen Forschungen und die vieler anderer haben gezeigt, wie eng Wahrnehmung und Körpervorgänge miteinander verflochten sind, so daß eine klare Trennung zwischen objektiven und subjektiven Veränderungen nicht möglich ist.

Zugegeben, es fällt leichter, Symptome zu respektieren und zu behandeln, die meßbar und beobachtbar sind. Doch je mehr wir über das menschliche Gehirn herausfinden, desto deutlicher wird, wieviel mehr es dort immer noch zu messen und zu entdecken gibt und wie blaß unsere ganze Technologie im Vergleich zu diesem komplizierten, sich ständig wandelnden Organ wirkt. Obgleich sich der größte Teil der im Gehirn ablaufenden Myriaden von Interaktionen noch den wissenschaftlichen Meßmethoden entzieht, sollten wir auf keinen Fall jene faszinierenden Ergebnisse der Gehirnforschung ignorieren, die belegen, daß unsere Überzeugungen sich in unserem Körper manifestieren. In einem der folgenden Kapitel werde ich diese Beweise vorlegen. Doch zunächst möchte ich Sie über jene wissenschaftlichen Studien informieren, die der Auslöser für meine eigenen Forschungen auf dem Gebiet des erinnerten Wohlbefindens waren.

Besser als erwartet

Mein Kollege Dr. David P. McCallie jr., und ich studierten 1979 die lange Geschichte der Behandlungsmethoden von Angina pectoris, vor allem zur Behebung der Schmerzen in Brust und Armen, die durch verringerte Blutzufuhr zum Herzmuskel hervorgerufen werden. Diese Therapien, die von Kobragift-Injektionen bis hin zur operativen Entfernung der Schilddrüse oder Teilen der Bauchspeicheldrüse reichten, wurden seinerzeit mit Begeisterung in die medizinische Praxis aufgenommen, erwiesen sich jedoch später als Irrwege. Obwohl es keinen physiologischen Grund dafür gab, daß diese Therapien funktionieren konnten, halfen sie dennoch oft. Diese Ersatz-Techniken erwiesen sich in 70 bis 90 Prozent der Fälle, in denen von Arzt und Patient an sie geglaubt wurde, als wirkungsvoll. Damit funktionierten sie zwei- bis dreimal häufiger, als nach Dr. Beechers Placebo-Studie zu erwarten gewesen wäre. Als später Mediziner öffentlich Zweifel an der Wirksamkeit dieser Therapien äußerten, sank interessanterweise die Erfolgsquote auf 30 bis 40 Prozent.

Trotzdem stieß unsere Entdeckung aus dem Jahre 1979 auf taube Ohren. Meine Kollegen reagierten mit skeptischem Interesse auf das Thema, verschrieben sich aber weiterhin ganz dem üblichen Ansatz, bei dem man sich ausschließlich auf Medikamente und operative Eingriffe verläßt. Vor kurzem erst erregte der Placebo-Effekt größere Aufmerksamkeit. 1994 untersuchte Dr. Alan H. Roberts mit seinen Kollegen von der Scripps Clinic und der Research Foundation medikamentöse und chirurgische Therapien gegen Bronchialasthma, Herpes simplex und Zwölffingerdarmgeschwüre. Roberts' Team betrachtete dabei Behandlungsmethoden, die einst für erfolgreich gehalten, später aber wieder fallengelassen worden waren, genau so wie McCallie und ich in unserer Untersuchungen über Angina pectoris. In der *Clinical Psycho-*

logy Review zogen sie folgendes Fazit: »Im Zustand erhöhter Erwartung« übertreffe die Wirksamkeit des Placebo-Effekts »bei weitem alles, was dazu bisher in der wissenschaftlichen Literatur berichtet wurde.« Volle 70 Prozent der von ihnen untersuchten Patienten hatten bei eigentlich unwirksamen Therapien gute bis ausgezeichnete Resultate erlebt.

In einer nachfolgenden Studie bestätigte Dr. Judith A. Turner von der University of Washington in Seattle, daß der Placebo-Effekt doppelt so wirkungsvoll sei, als zuvor allgemein angenommen worden war. Dr. Turners Team wertete drei Bücher und 75 im Laufe von 15 Jahren veröffentlichte Artikel im Hinblick darauf aus, welche Rolle erinnertes Wohlbefinden bei der Schmerzbehandlung spielte. Dr. Turner nannte die Erfolgsrate »auffallend hoch« und sagte, daß Kliniker nicht länger davon ausgehen dürften, Placebos wirkten nur in einem Drittel aller Fälle.

Der erste Schritt, erinnertes Wohlbefinden in der Medizin zu etablieren, bestand also darin, zunächst einmal unsere Erwartungen bezüglich seiner Wirksamkeit zu verdoppeln. Die Ärzte konnten das Phänomen nun nicht länger als relativ unbedeutenden Faktor betrachten, denn es schien bei der Mehrzahl der medizinischen Maßnahmen eine Rolle zu spielen. Man stellte fest, daß erinnertes Wohlbefinden gegen die am stärksten verbreiteten Symptome half – gegen Schmerzen im Brustbereich, Erschöpfung, Schwindelgefühle, Kopf und Rückenschmerzen, Unterleibsbeschwerden, Taubheitsgefühle, Impotenz, Gewichtsverlust, Husten und Verstopfung. Und wie 1992 eine Studie der Ohio State University über Patienten mit Herzinsuffizienz ergab, kann die Placebo-Therapie auch bei ernsteren Erkrankungen hilfreich sein. Im Rahmen dieser Studie wurde mit einer achtwöchigen Placebo-Therapie bei Patienten mit mittelschweren Erkrankungen eine um 81 Prozent erhöhte Ausdauer auf dem Tretrad erreicht.

Drei Arten von erinnertem Wohlbefinden

Die Vorzüge erinnerten Wohlbefindens sind für jedermann leicht zu erkennen. Vor über zwanzig Jahren identifizierten Dr. Mark D. Epstein und ich drei unterschiedliche, aber einander überlappende Arten, das Phänomen hervorzurufen, und bei allen spielte immer der Glaube eine Rolle. Der Glaube des Patienten an einen Erfolg der Behandlung, der Glaube des Arztes oder sonstigen Therapeuten oder der durch eine Partnerschaft zwischen Arzt und Patient geweckte Glaube können alle drei beträchtliche Heilkräfte im Patienten mobilisieren (siehe Tafel 1).

Tafel 1: Drei Arten erinnerten Wohlbefindens

1. Glaube und Erwartungshaltung auf Seiten des Patienten
2. Glaube und Erwartungshaltung auf Seiten des behandelnden Arztes
3. Glaube und Erwartungshaltung, die durch die Partnerschaft zwischen Patient und Arzt entstehen

Um die erste Art erinnerten Wohlbefindens zu veranschaulichen, möchte ich die Studie von Dr. Stewart aus dem Jahre 1950 zitieren, in der er sich mit schwangeren Frauen befaßt, die unter hartnäckiger Übelkeit und Erbrechen litten. Die Patientinnen schluckten dünne Schläuche mit kleinen Ballons an der Spitze, mit deren Hilfe die Forscher die mit der Übelkeit einhergehenden Kontraktionen des Magens messen konnten. Dann erhielten die Frauen ein Medikament, von dem man ihnen sagte, es werde die Symptome beseitigen. In Wahrheit verabreichte man ihnen das genaue Gegenteil – Brechwurz-Sirup, der, wie der Name sagt, Brechreiz hervorruft.

Bemerkenswerterweise verschwanden nach der Einnahme des Mittels Übelkeit und Erbrechen bei den Patientinnen vollständig, und ihre Magenkontraktionen normalisierten sich. Weil sie *glaubten,* ein Medikament *gegen* Übelkeit zu erhalten, verkehrten die Frauen die wissenschaftlich erwiesene Wirkung eines Brechmittels ins Gegenteil. Obwohl viele von uns Brechwurz in ihrer Hausapotheke haben, und im Falle einer akuten Vergiftung rasches Erbrechen auszulösen, kehrten die untersuchten schwangeren Frauen die Wirkung dieses Medikamentes um, das sie eigentlich noch kränker hätte machen müssen. Nur mit Hilfe des Glaubens heilten sie sich selbst.

Eine Studie am Cook County Hospital in Chicago ergab 1957, daß 30 Prozent der Patienten mit Gelenkrheumatismus von Placebos profitierten. Die Linderung ihrer Beschwerden hielt für mindestens drei Monate an. Dieses Ergebnis wurde durch eine 1995 in *Annals of Internal Medicine* veröffentlichte Studie erhärtet. 40 Prozent der beobachteten Patienten mit Gelenkrheumatismus erlebten einen mindestens fünfzigprozentigen Rückgang der Gelenkschwellungen. Obwohl sie ausschließlich mit Placebos behandelt worden waren, hielt die Besserung sechs Monate und länger an.

Eine andere Studie beschäftigte sich mit Personen, denen die unteren Weisheitszähne entfernt werden mußten. Seit drei bis vier Jahrzehnten benutzen Zahnärzte ein kleines, Transducer genanntes Ultraschallgerät, mit dem nach einer Zahnoperation das Gesicht des Patienten massiert wird. Dadurch sollen Schmerzen und Schwellung gelindert und die Heilung beschleunigt werden. Doch die Zahnärzte wissen nicht, aufgrund welcher physiologischer Vorgänge dieses Verfahren funktioniert. 1988 verglich ein Team von Londoner Zahnchirurgen den postoperativen Zustand von Patienten, die keine Ultraschallbehandlung bekamen, mit solchen, die die Ultraschall-Massagen erhielten. Eine dritte Versuchsgruppe wurde getäuscht, indem man das Gerät bei der Behandlung nicht wirklich einschaltete. Bei dieser dritten Gruppe hielt der Zahnarzt bei einem Teil der Patienten den Transducer an die Wange, ohne ihn zu bewegen. Bei anderen Patienten wurde der Transducer kreisförmig über die betroffene Gesichtshälfte bewegt. Wieder andere Patienten wurden aufgefordert, sich die Wange selbst mit einem nicht angeschlossenen Transducer zu massieren. Vor der Operation war allen Patientengruppen ausdrücklich versichert worden, daß durch den Ultraschall die postoperativen Schmerzen und die Schwellung geringer sein würden.

Bei der Auswertung der Ergebnisse stellte sich heraus, daß jene Patienten, die die Massage mit dem nicht eingeschalteten Gerät erhalten hatten, um 35 Prozent geringere Schwellungen aufwiesen als die Kontrollgruppe, die überhaupt nicht mit dem Transducer behandelt worden war. Die Patienten, die tatsächlich mit Ultraschall behandelt worden waren, wiesen um 30 Prozent geringere Schwellungen als die Kontrollgruppe auf. Bei jenen, die sich selbst mit dem nicht angeschlossenen Transducer massiert hatten, waren die Schwellungen dagegen nur um 15 Prozent geringer.

Wenn Ihnen bereits Weisheitszähne entfernt worden sind, erinnern Sie sich bestimmt daran, wie Sie anschließend die sprichwörtlichen Hamsterbacken am liebsten »weggewünscht« hätten. Doch in dem geschilderten Experiment brachten die Wünsche der Patienten tatsächlich Resultate hervor: Der Glaube an eine hilfreiche Behandlungsmethode mobilisierte ihre inneren Heilkräfte.

Auch schien es einen Unterschied zu machen, ob ein Arzt die Behandlung ausführte, denn bei jenen Patienten, die sich selbst behandelten, war der Erfolg geringer. In der von mir und meinem Kollegen durchgeführten Untersuchung über Angina pectoris stellte sich gleichfalls heraus, welch wichtige Rolle die Überzeugungen des behandelnden Arztes spielten.

Tatsächlich bestand ein unmittelbarer Zusammenhang zwischen der vom Arzt vermittelten Zuversicht und der Erfolgsrate. Solange eine Therapie als das Neueste und Beste angepriesen wurde, erbrachte sie bei der überwiegenden Mehrheit der Patienten ausgezeichnete Resultate. Wurde die Wirksamkeit der jeweiligen Methode zunehmend in Frage gestellt und schwand ihre Beliebtheit, ging auch ihre Erfolgsquote bei der Linderung der Beschwerden zurück.

Die Patienten erlebten nicht nur eine subjektive Linderung ihrer Beschwerden, sondern es zeigten sich bei ihnen objektiv nachweisbare Verbesserungen – größeres Leistungsvermögen bei Ausdauertests, geringerer Bedarf an Nitroglyzerin und positive Veränderungen im Elektrokardiogramm. Bei einigen Patienten hielt diese objektiv dokumentierte gesundheitliche Besserung über mehr als ein Jahr an – wohlgemerkt, obwohl sie sich einer später als nutzlos erkannten Therapie unterzogen hatten.

Wenn wir einen konservativeren Ansatz wählen und lediglich Patienten einbeziehen, deren koronare Herzerkrankung objektiv durch ein Angiogramm diagnostiziert worden ist, dann erfuhren immerhin 60 bis 80 Prozent der beobachteten Patienten eine deutliche Besserung ihrer Symptome. Berücksichtigt man, daß laut der Framingham-Herz-Studie nur 14 Prozent der Männer und 19 Prozent der Frauen, die seit zwei Jahren oder länger unter Angina pectoris leiden, Spontanheilungen erleben, dann kommt die Spontanheilung als Erklärung dieser Erfolgsrate nicht in Betracht.

Wenn Patienten an eine ihnen von den Ärzten wärmstens empfohlene Therapie *glaubten,* dann bewirkte dieser Glaube von Arzt und Patient ganz offensichtlich eine Linderung zahlreicher Erkrankungen wie Angina pectoris, Asthma, Herpes simplex und Zwölffingerdarmgeschwür Sobald jedoch der Glaube der Patienten an diese Therapien untergraben wurde, schwand auch die positive Wirkung. Dieses

Muster entspricht einer im 19. Jahrhundert von dem französischen Arzt Armand Trousseau gemachten Beobachtung: »Man sollte so viele Patienten wie möglich mit einem neuen Medikament behandeln, solange es noch Heilkraft besitzt.«

Das wohltuende Placebo

Schon in der Kindheit lernen wir, daß es sich lohnt, anderen Gutes zu tun. Das wirkt sich auch positiv auf die Gesundheit aus, wie das Wort »Placebo« suggeriert, dessen ursprüngliche lateinische Bedeutung lautet: »Ich werde wohltun oder gefallen.« Die meisten Ärzte und Patienten sind aufrichtig bemüht, einander zu gefallen, erstere, indem sie freundlich sind und Hoffnung vermitteln, letztere, indem sie die Anweisungen der Ärzte befolgen und über Verbesserungen ihres Wohlbefindens berichten.

In der Menschheitsgeschichte wurde Heilern schon immer eine besondere Achtung und Bewunderung entgegengebracht. Zweifellos geschah das, weil es so wichtig für die Menschen ist, daß Heiler Wunder vollbringen. Doch in der heutigen Zeit haben wir die »Aura« beseitigt, von der die Heilkunst immer umgeben war. Wir erwarten von unseren Ärzten nur noch Zahlen und Fakten, keinen Hokuspokus, und neuerdings nicht einmal mehr jenen Zuversicht vermittelnden seelischen Beistand, den frühere Generationen sich von ihnen erhofften. Wir mißbilligen die Ehrerbietung, die unsere Vorfahren den Ärzten entgegenbrachten, und versuchen, die Scheu zu beseitigen, die viele Patienten im Gespräch mit ihrem Arzt empfinden. Doch möglicherweise ist damit auch unsere Erwartung an den Heiler geschwunden – jene Erwartung, von der Hippokrates der Vater der westlichen Medizin, wußte, daß sie für unsere Heilung wesentlich ist. Er schrieb: »Manche Patienten erlangen, obwohl sie sich der Gefährlichkeit ihres Zustandes bewußt sind, allein durch ihr Vertrauen in die Güte des Arztes ihre Gesundheit zurück.«

Heutzutage wird das heilige Vertrauen, das sich zwischen Patient und Arzt entwickeln sollte, viel zu oft durch hektische, übereilte Eingriffe ersetzt. In einer Zeit, in der Patienten vom Arztbesuch regelrecht abgeschreckt werden, geben die therapeutischen Vorteile einer guten Beziehung zwischen Patient und Arzt verloren. Eine 1964 am Massachusetts General Hospital durchgeführte Untersuchung mahnt uns alle, wie wichtig dieses Band des Vertrauens ist. Bei diesem Test wurden zwei Gruppen von Patienten verglichen, die sich beide der gleichen Operation unterziehen mußten. Der für die Anästhesie verantwortliche Arzt suchte die Patienten beider Gruppen vor der Operation auf, verhielt sich ihnen gegenüber aber sehr unterschiedlich. Während er den Patienten der einen Gruppe gegenüber lediglich einige gleichgültige Bemerkungen machte, behandelte er die andere Gruppe mit warmherziger, mitfühlender Aufmerksamkeit, setzte sich ans Bett der Patienten, beschrieb ihnen genau die Einzelheiten der Operation und wie sie sich hinterher fühlen wurden.

Nach der Operation erhielten alle Patienten so viele Schmerzmittel, wie sie wünschten, und das Pflegepersonal, das sie betreute, wußte nicht, zu welcher der beiden Gruppen die Patienten gehörten, oder daß überhaupt ein solches Experiment durchgeführt wurde.

Die persönliche Beziehung, die der Anästhesist zu der einen Gruppe von Patienten hergestellt hatte, machte einen beträchtlichen Unterschied. Jene Patienten, die von ihm freundlicher und einfühlsamer behandelt worden waren, erholten sich rascher und wurden durchschnittlich 2,7 Tage früher entlassen als die Patienten der anderen Gruppe. Und die von ihm freundlich vorbereiteten Patienten litten zudem ganz offensichtlich weniger unter Schmerzen, denn sie baten nur um halb so viele Schmerzmittel wie die andere Gruppe.

Lassen Sie mich einen Moment abschweifen und ein selbst erlebtes Beispiel für den Einfluß anführen, den ein Arzt auf die Gesundheit seiner Patienten haben kann. Bei einer jungen Frau war der Blutdruck im Sprechzimmer ihres Internisten regelmäßig zu hoch, während sie bei mir völlig normale Werte aufwies. Sie staunte über den Unterschied und sagte: »Dr. Benson, wenn ich Sie besuche, bin ich nie nervös.«

Natürlich fühlte ich mich geschmeichelt, bis bei genauerer Nachfrage der wahre Grund ihres gelegentlich erhöhten Blutdrucks ans Licht kam. Als ich mich erkundigte, warum der Besuch bei ihrem Internisten sie denn so nervös mache, gestand die Patientin: »Ach, er ist so toll!«

Das ist nur ein Beispiel für »Arztkittel-Bluthochdruck«, ein medizinisch anerkanntes Phänomen, bei dem Angst – oder, im Fall meiner Patientin, romantische Schwärmerei – den Blutdruck im Sprechzimmer des Arztes vorübergehend in die Höhe treibt. Ärzte und andere Therapeuten haben in der Tat einen tiefgreifenden Einfluß auf uns. Der englische Forscher Dr. K. B. Thomas stellte in seiner 1957 im *British Medical Journal* veröffentlichten Studie die Frage: »Spielt die positive Einstellung des Arztes eine Rolle?« Sein Forschungsteam untersuchte, welchen Einfluß die positiven oder negativen Aussagen von Ärzten auf das Befinden von 200 Patienten hatte, die an Symptomen litten, für die sich keine konkrete körperliche Ursache finden ließ. Das traf auf 40 bis 60 Prozent der Patienten zu, die die Ambulanz des für die Studie ausgewählten Krankenhauses aufsuchten. Bei den positiven Konsultationen stellte der Arzt klare Diagnosen und versicherte den Patienten überzeugend, daß es ihnen in wenigen Tagen besser gehen werde. Manchmal gab der Arzt den Patienten auch Medikamente mit, die ihnen, wie er sagte, rasch helfen würden, obwohl es sich in Wahrheit lediglich um Vitamintabletten handelte. In anderen Fällen wurde den Patienten nichts verordnet, und der Arzt versicherte ihnen, eine Einnahme von Medikamenten sei unnötig.

Bei den negativen Konsultationen sagte der Arzt zu dem betreffenden Patienten: »Ich weiß nicht genau, was Ihnen fehlt.« Wenn er kein Medikament verordnete, sagte der Arzt nur: »Deshalb werde ich Ihnen auch nichts verschreiben.« Wenn ein vermeintliches Medikament verordnet wurde, bei dem es sich in Wahrheit ebenfalls um Vitamintabletten handelte, sagte der Arzt: »Ich bin mir nicht sicher, ob das Mittel, das ich Ihnen verordne, helfen wird.« Die Konsultation endete mit der Aufforderung an den Patienten, wieder in die Sprechstunde zu kommen, falls er oder sie nach ein paar Tagen keine Besserung der Symptome spüre.

Es stellte sich heraus, daß es 64 Prozent der Patienten, denen vom Arzt etwas Positives gesagt worden war, nach zwei Wochen besser ging, während das nur auf 39 Prozent derer zutraf, die vom Arzt eine negative Reaktion erhalten hatten. Wie wichtig die Worte des Arztes sind, wurde noch deutlicher dadurch bewiesen, daß es kaum einen Unterschied zwischen jenen Patienten gab, die Medikamente erhalten hatten, und denen, die keine erhalten hatten. 53 Prozent der Patienten, denen die Vitamintabletten verordnet worden waren, ging es nach zwei Wochen besser, und ebenso 50 Prozent der Patienten, denen nichts verordnet worden war.

Das Verhalten zählt

Wie sich der Arzt am Bett des Patienten verhält, spielt eine wichtige Rolle. Besonders im Hinblick auf Chirurgen und andere Spezialisten habe ich Patienten oft sagen hören, daß ihnen das Können des Arztes wichtiger sei als sein Verhalten ihnen gegenüber. Aber an den Beispielen aus internistischen und chirurgischen Kliniken, die ich hier zitiere, zeigt sich deutlich, daß ein positives, ermutigendes Verhalten ein wesentlicher Bestandteil des ärztlichen Könnens sein sollte. Unabhängig von der chirurgischen Präzision zeigen Studien, daß Patienten sich rascher erholen, wenn ihr Chirurg optimistisch, vertraueneinflößend und freundlich ist.

Auch der Patient muß seinen Teil zu einer vertrauensvollen Beziehung beitragen. Die Doktoren Sherrie Kaplan und Sheldon Greenfield vom New England Medical Center in Boston machten Tonbandaufzeichnungen von Patientensprechstunden und kamen zu dem Ergebnis, daß der durchschnittliche Patient während einer fünfzehnminütigen Konsultation bei seinem Arzt weniger als vier Fragen stellt, und zu diesen Fragen gehört: Kann man hier am Krankenhaus gebührenfrei parken?

Um die Kommunikation zu verbessern, boten Kaplan und Greenfield den Patienten, die an chronischen Erkrankungen wie Diabetes, Gelenkrheumatismus und Bluthochdruck litten, eine zusätzliche »Betreuung« vor den eigentlichen Arztbesuchen an. Die Betreuer widmeten jedem Patienten zwanzig Minuten, gingen gemeinsam mit ihm seine Krankengeschichte durch und behandelten Fragen, die der Patient seinem Arzt stellen wollte.

Es überrascht nicht, daß die zusätzlich betreuten Patienten nach dem Arztbesuch zufriedener waren als die Kontrollgruppe. Besonders bemerkenswert war jedoch, daß bei Patienten mit vorheriger Zusatzbetreuung die sie belastenden Krankheitssymptome im Vergleich zu der nicht zusätzlich betreuten Kontrollgruppe deutlich zurückgingen. Diabetes-Patienten, die länger und intensiver mit ihren Ärzten redeten, wiesen hinterher einen niedrigeren Blutzuckerspiegel auf.

Bei jedem Auftreten erinnerten Wohlbefindens dient der Glaube als Katalysator. Das kann Ihr eigener Glaube sein, das Resultat Ihrer Lebenserfahrung. Es kann der Glaube Ihres Arztes sein, der sich aus seiner beruflichen und persönlichen Geschichte speist. Und schließlich kann der Glaube in Ihnen durch die vertraueneinflößende und zuversichtliche Art geweckt werden, in der Ihr Arzt mit Ihnen spricht. Als menschliche Wesen stecken wir voller Glaubenssätze und Überzeugungen, die so eng miteinander verwoben sind, daß wir ihren Ursprung nicht mehr klar ausmachen können. Aufgrund einer Kindheitserinnerung an einen sympathischen Kinderarzt, der Sie nach jedem Besuch mit einem kleinen Spielzeug belohnte, sind Sie vielleicht gerne bereit, bei einer medizinischen Behandlung positive Resultate zu erwarten. Oder umgekehrt, wenn Sie sich daran erinnern, daß Sie als Kind Spritzen so sehr haßten, daß Ihre Mutter, mehrere Sprechstundenhilfen und der Arzt Sie festhalten mußten, um Ihnen eine Penicillin-Injektion zu verabreichen, werden diese Vorurteile sich vermutlich bei Ihnen halten.

Der Nocebo-Effekt

Am letztgenannten Beispiel sehen Sie, daß der Glaube auch gegen uns arbeiten kann. Der Körper reagiert auf unangenehme Bilder unserer Vorstellung und kann böse Prophezeiungen erfüllen. Bedenken Sie, wie oft Verbrechensopfer an Herzattacken sterben, die nicht durch die Verletzungen verursacht werden, sondern durch den Schrecken des Überfalls. Bei Autopsien solcher Verbrechensopfer fand man heraus, daß in elf von 15 Fällen keine inneren Verletzungen vorlagen. Statt dessen war der Tod dieser Menschen durch einen Herzmuskelschaden verursacht worden, den man als myofibrilare Degeneration bezeichnet. Durch den Glauben an eine lebensbedrohliche Gefahr entstand im Körper eine Reaktion, bei der im Übermaß das Streß verringernde Hormon Norepinephrin, auch Noradrenalin genannt, freigesetzt wurde. Eine massive Überdosis von Norepinephrin löst eine

Kette von biochemischen Vorgängen aus, die häufig zum Tode führen.

Das Nocebo ist das negative Gegenstück des Placebos. Wie unser Körper sich an früheres Wohlbefinden erinnern kann, kann er auch Vorstellungen von Krankheit oder gar Tod Wirklichkeit werden lassen. Die westliche Medizin versucht, der Tatsache Rechnung zu tragen, daß sich negative Überzeugungen als körperliche Symptome manifestieren können, indem sie solche Erkrankungen als »psychosomatisch« bezeichnet.

Die Einrichtung von »psychosomatischen Forschungsabteilungen« in den vierziger Jahren sollte Klarheit darüber schaffen, wie beispielsweise Wut und Feindseligkeit zu Magengeschwüren und Herzattacken führen können. Doch weil die Medizin Geist und Körper so lange strikt voneinander getrennt hatte, erhielt diese neue Fachrichtung nie die ihr gebührende Anerkennung. Langfristig war das vermutlich sogar von Vorteil, denn die komplexe Beziehung zwischen Geist und Körper kann unmöglich von nur einer einzigen medizinischen Fachrichtung abgedeckt werden. In jedem medizinischen Spezialgebiet muß die intime Beziehung zwischen unserem Denken und unserem Körper neu untersucht und in Zukunft angemessen berücksichtigt werden. Die Frage, die sich die ganze Medizin stellen muß, lautet, in welcher Beziehung unsere alltäglichen Gedanken, Träume und abergläubischen Vorstellungen zu unserer Anatomie stehen.

Voodoo

Nichts veranschaulicht die Beziehung zwischen Geist und Körper, oder die lähmende Macht negativer Überzeugungen, besser als das Phänomen des Voodoo-Todes. Voodoo ist ein System religiöser Praktiken, von dem man annimmt, daß es ursprünglich aus Afrika stammt. Heute wird Voodoo in Afrika, Südamerika, Haiti und auf den Westindischen Inseln praktiziert. Einige Eingeborenenstämme in Australien, Neuseeland und auf den Inseln des Pazifik praktizieren Rituale, die auf ähnlichen religiösen Vorstellungen beruhen.

In der medizinischen Literatur wurden viele Voodoo-Todesfälle dokumentiert. Medizinmänner bei den australischen Ureinwohnern sind dafür bekannt, daß sie »mit einem Knochen auf jemanden zeigen« und den Betreffenden damit verwünschen. Durch dieses Ritual gerät das Opfer angeblich in eine derartige geistige Verwirrung, daß Krankheit und Tod die Folge sind. 1925 wurde Dr. Herbert Basclow Zeuge eines solchen Vorfalls und schrieb:

> Ein Mann, der merkt, daß mit dem Knochen auf ihn gezeigt wird, ist ein erbarmungswürdiger Anblick. Er starrt entsetzt denjenigen an, der den Fluch verhängte, hebt die Hände, als wolle er die tödliche Kraft abwehren, von der er überzeugt ist, daß sie in seinen Körper eindringt. Seine Wangen erbleichen, und seine Augen werden glasig. Sein Gesicht verzerrt sich auf schreckliche Weise ... Er versucht zu schreien, aber meistens bleibt ihm der Schrei in der Kehle stecken, und man sieht nur, wie ihm Schaum aus dem Mund tritt. Sein Körper beginnt zu zittern, und seine Muskeln zucken unkontrolliert. Er schwankt rückwärts, fällt zu Boden und scheint kurze Zeit später das Bewußtsein zu verlieren; doch schon bald windet er sich wie unter Todesqualen, bedeckt sein Gesicht mit den Händen und beginnt zu stöhnen ... Der Tod tritt nach verhältnismäßig kurzer Zeit ein.

Dr. Walter B. Cannon, ein um die Jahrhundertwende berühmter Physiologe der Harvard Medical School, fand heraus, daß das sogenannte »Tapu« oder Tabu bei den Maori in

Neuseeland große Macht besaß. Wenn die Stammeshäuptlinge Tapu gegen andere Menschen einsetzten, erzeugte es, laut Cannon, »eine fatale Macht der Einbildung, die die Betroffenen in Angst und Schrecken versetzte«.

Cannon berichtet eine Geschichte, in der ein junger Eingeborener während einer Reise im Haus eines älteren Freundes übernachtete. Zum Frühstück servierte ihm der Ältere eine Mahlzeit, die wildes Huhn enthielt, obwohl der Genuß dieses Fleisches den jüngeren Generationen strikt verboten war. Der junge Mann fragte seinen Gastgeber mehrfach, ob sein Frühstück dieses Fleisch enthielte, was dieser verneinte.

Ein paar Jahre später trafen die beiden Freunde sich wieder, und der ältere Mann fragte den jüngeren, ob er nun wildes Huhn essen würde. Der junge Mann sagte, das äße er selbstverständlich nicht, denn es sei verboten. Der Ältere lachte ihn aus und sagte, er habe ihn vor ein paar Jahren hereingelegt und ihm von diesem Fleisch zu essen gegeben. Diese Erkenntnis versetzte den jungen Mann in schreckliche Angst und körperliches Unbehagen. Innerhalb von 24 Stunden war er tot.

Voodoo-ähnliche Phänomene sind auch in den Vereinigten Staaten und in Europa dokumentiert. Im ausgehenden 18. Jahrhundert berichtete der Wiener Arzt Erich Menninger von Lerchenthal über mehrere durch extreme Angst ausgelöste plötzliche Todesfälle. Bei einem dieser Vorfälle beruft er sich auf Joseph Haydns Tagebuch, in dem der Komponist schrieb:

> Bei dem Konzert von Mr. Bartholemon (London) am 26. März war ein englischer Geistlicher zugegen, der beim Hören meines Andantes in tiefste Melancholie verfiel, denn er hatte in der Nacht zuvor geträumt, daß ein solches Andante seinen Tod ankündigen werde. Sogleich entfernte er sich aus unserer Gesellschaft und ging zu

Bett. Heute erfuhr ich nun durch Mr. Bartholemon, daß dieser Geistliche gestorben ist.

Derselbe Arzt erwähnt auch eine Geschichte über einen allseits unbeliebten Universitäts-Assistenten, dem seine Studenten einen grausigen Streich spielten: Sie brachten ihn in ihre Gewalt, verbanden ihm die Augen und zwangen ihn, als wollten sie ihn hinrichten, den Kopf auf einen Hauklotz zu legen. Dann simulierte ein Student das Geräusch einer durch die Luft schwingenden Axt, während ein anderer einen nassen, warmen Lappen auf den Nacken des Assistenten fallen ließ. Der Schock war so groß, daß der Mann auf der Stelle starb.

Dr. George Engel, bis vor kurzem Professor für Psychiatrie am University of Rochester Medical Center, fand heraus, daß extreme Gefühle von Hoffnungslosigkeit und Hilflosigkeit plötzliche Todesfälle auslösen können. Ein häufig auftretendes Beispiel dafür sind Witwen oder Witwer, die gleich nach dem Tod ihres Partners selbst schwer erkranken. Wir sprechen davon, daß diese Menschen »an gebrochenem Herzen gestorben sind«.

Dr. Engel sammelte 100 Zeitungsartikel aus aller Welt, in denen über solche plötzlichen Todesfälle berichtet wurde. Indem Dr. Engel den psychischen Zustand der betroffenen Personen kurz vor ihrem Ableben rekonstruierte, kam er zu dem Ergebnis, daß das Gefühl eines Menschen, ohnmächtig und den Anforderungen des Lebens nicht gewachsen zu sein, häufig zum Tode führt. Engel folgerte daraus, daß es nicht die Lebensumstände an sich sind, die unser Schicksal besiegeln, sondern unsere Einstellung gegenüber diesen Lebensumständen.

Dr. Leon J. Saul aus Media, Pennsylvania, erwähnt den Fall eines fünfundvierzigjährigen Akademikers, der sich kurz vor seinem plötzlichen Tod in diesem charakteristischen

Zustand völliger Hoffnungslosigkeit befand. Der Mann war hin und her gerissen, ob er weiter in einer für ihn unerträglich gewordenen Situation zu Hause ausharren oder in eine andere Stadt gehen sollte, was aber bedeutet hätte, Pflichten hinter sich zu lassen, für die er sich verantwortlich fühlte. Gepeinigt von den vermeintlich schlimmen Konsequenzen beider Entscheidungen, nahm er schließlich doch den Zug in die andere Stadt. Auf halbem Weg zwischen seinem alten und seinem neuen Zuhause legte der Zug einen Zwischenhalt ein. Die Fahrgäste stiegen aus und vertraten sich auf dem Bahnsteig die Beine. Als der Zugführer sie wieder zum Einsteigen aufforderte, konnte der Mann sich nicht entscheiden, ob er die Fahrt fortsetzen sollte oder nicht. Auf dem Höhepunkt dieses anscheinend unlösbaren inneren Konflikts brach er auf dem Bahnsteig zusammen und starb. Seine Krankenakte enthielt keinerlei Hinweis auf eine ernste oder gar lebensbedrohende Erkrankung.

Die Überzeugungen oder Zweifel, die unser Leben bestimmen, können unsere Gesundheit beeinflussen. Der Nocebo-Effekt wirkt auf die gleiche Weise wie erinnertes Wohlbefinden durch unsere Überzeugungen, den Glauben und die Erwartungen. So bringt der Einsatz von Placebos in Versuchsreihen nicht nur positive Resultate hervor, sondern kann auch unerwünschte, zum Teil sehr ernste Nebenwirkungen auslösen. Schläfrigkeit, Kopfschmerzen, Nervosität, Schlaflosigkeit, Übelkeit und Verstopfung gehören zu den am häufigsten berichteten Nebenwirkungen von Placebo-Behandlungen. Zu diesem Ergebnis kommt Dr. Raymond C. Pogge, der 77 veröffentlichte Forschungsarbeiten nach Hinweisen auf Placebo-Nebenwirkungen durchsah.

Etwa 33 Prozent der in einer Testreihe für krampflösende Medikamente mit Placebos behandelten Patienten litten unter Übelkeit und Verstopfung. Bei einem Test von Schmerzmitteln und Tranquilizern klagten 8,9 Prozent jener

Teilnehmer, die Placebos erhielten, über Schläfrigkeit. In sechs dokumentierten Fällen kam es nach der Einnahme von Placebos bei Patienten zu Störungen der Leberfunktion. In einer Studie löste ein Placebo bei einem Patienten eine Hautreaktion aus. Diese Reaktion verschwand, als das Placebo abgesetzt wurde, und kehrte zurück, als er es erneut einnahm.

Die Einverständniserklärung, die jeder Teilnehmer eines Doppelblindversuchs unterschreiben muß, ist zweifellos für einige dieser Fälle verantwortlich. Wenn man vor der Einnahme einer Substanz liest, welche unerwünschten und toxischen Nebenwirkungen sie möglicherweise auslöst, kann das negative Reaktionen in Geist und Körper nach sich ziehen. Wenn man mit bestimmten Medikamenten schlechte Erfahrungen assoziiert oder weiß, daß die zu testende Substanz möglicherweise Müdigkeit oder Übelkeit hervorruft, ist es möglich, daß genau diese Symptome selbst dann auftreten, wenn man lediglich eine Zuckerpille geschluckt hat.

Scheinschwangerschaft

Bei erinnertem Wohlbefinden ebenso wie beim Nocebo-Effekt gilt das Sprichwort: »Gib acht, was du dir wünschst, du könntest es bekommen.« Es ist bekannt, daß Frauen, in seltenen Fällen auch Männer, die entweder dringend eine Schwangerschaft herbeisehnten oder sich intensiv davor fürchteten oder aber tief mit einer schwangeren Frau mitfühlten, selbst Symptome einer Schwangerschaft entwickelten. Dieses Pseudocyesis genannte Phänomen wird oft als der »älteste bekannte psychosomatische Zustand« bezeichnet. 300 v. Chr. berichtete Hippokrates über zwölf Fälle von Frauen, die »sich eine Schwangerschaft einbildeten, wobei die Menstruation unterdrückt wurde und die Gebärmutter anschwoll«. Im 16. Jahrhundert machte Mary Tudor, Königin von England, mehrfach eine Pseudocyesis durch, mit Schwangerschaftssymptomen, die sich über neun Monate erstreckten und zweimal bis hin zu scheinbaren Geburtswehen führten.

Auch in der heutigen Zeit wurden solche Pseudoschwangerschaften dokumentiert. Laut einer 1951 von Dr. Paul H. Fried und seinen Kollegen am Jefferson Medical College and Hospital in Philadelphia veröffentlichten Studie waren die Symptome so überzeugend, daß ein Fünftel der Ärzte ein Drittel der betroffenen Patientinnen für schwanger hielt. In diesem Zustand wird die Menstruation eingestellt und der Bauchumfang wächst im gleichen Maße wie bei einer normalen Schwangerschaft. Die Brüste werden größer und weicher, und die Brustwarzen verfärben sich auf die für eine Schwangerschaft typische Weise. Auch werden die Brustwarzen größer und sondern Milch ab. Manche Frauen glauben, ab dem vierten oder fünften Monat ihrer falschen Schwangerschaft die Bewegungen des Kindes zu spüren. Dr. James A. Knight von der Baylor University berichtete sogar von der falschen Schwangerschaft eines Mannes.

Viele Patientinnen mit Scheinschwangerschaften waren zuvor deprimiert wegen einer unglücklichen Liebesbeziehung oder litten unter Unfruchtbarkeit. Die Depression wirkte dann über das Gehirn auf Hypophyse und Hypothalamus ein. Die geistige Fixierung der betroffenen Frauen entsprach genau der einer wirklich Schwangeren, und so veranlaßte das Gehirn die entsprechenden hormonellen Veränderungen im Körper, obwohl sich gar kein Fötus entwickelte.

Verlangen nach einem Baby. Verlangen nach einem fortgegangenen Partner. Verlangen nach neuer Gesundheit und Kraft. Der Körper reagiert auf die Sehnsüchte der Seele, manchmal auf drastische, manchmal auf eher subtile Weise. Der Körper reagiert sogar auf das, was sich unsere Ärzte für uns wünschen, und auf das Vertrauen, das wir in der Beziehung zu unseren Ärzten entwickeln. Starkes Verlangen und die Erwartung, daß das, wonach wir verlangen, auch tatsächlich eintritt, was man auch »Glaube« nennt, hilft unserem Körper, sich an die Botschaften und Anweisungen zu erinnern, die mit dem, wonach wir verlangen, verknüpft sind. Die Haltung eines zweifelnden »ungläubigen Thomas« kann also dem erinnerten Wohlbefinden im Wege stehen. Nehmen Sie die Studie über 2000 Männer, die nach einer Herzattacke mit Betablockern behandelt wurden: Es stellte sich heraus, daß Zweifel oder negative Überzeugungen und ihr daraus resultierendes Verhalten ein wichtiges Kriterium dafür waren, ob diese Männer überlebten oder starben.

Das Befolgen ärztlicher Anweisungen

Die englische medizinische Zeitschrift *The Lancet* veröffentlichte 1990 eine Untersuchung, in der die Wirkung von Betablockern – das sind Medikamente, die verhindern, daß bestimmte Hormone das Herz zu schnell und kräftig schlagen lassen – mit der Wirkung von Placebos verglichen wird. In der Studie zeigte sich, daß Männer, die es mit den Behandlungsvorschriften *nicht* sehr genau nahmen, 2,6mal häufiger innerhalb eines Jahres nach Beginn der Medikation starben als die »folgsamen Patienten«. Dabei spielte es keine Rolle, ob diese Patienten Betablocker oder Placebos erhielten; wenn sie die Tabletten zu weniger als 75 Prozent der vorgeschriebenen Zeiten einnahmen, lag ihre Sterblichkeit doppelt so hoch wie bei jenen, die die Medikamente oder Zuckertabletten regelmäßig einnahmen. Bemerkenswert ist, daß die Sterberate bei den Patienten, die ihre Placebos nicht einnahmen, viel höher lag als bei denen, die ihre Placebos regelmäßig einnahmen!

Zu einem ähnlichen Ergebnis kommt auch eine Studie über Männer, die nach einer Herzattacke entweder ein cholesterolsenkendes Medikament oder ein Placebo erhielten. Diese im *New England Journal of Medicine* veröffentlichte Untersuchung zeigte, daß nach fünf Jahren nur 15 Prozent der Patienten, die ihre Placebos zu 80 Prozent oder mehr einnahmen, gestorben waren. Von den Patienten, die ihre Placebos sehr unregelmäßig einnahmen, waren dagegen 25 Prozent gestorben.

Als medizinische Forscher erwarten wir, daß unsere Statistiken einige Ausnahmen und Anomalien aufweisen. Aber die Erkenntnis, daß solche Patienten, die die Anweisungen der Ärzte genau befolgten, in dem Glauben, das werde ihnen helfen, eine doppelt so hohe Überlebensrate hatten, ist ernüchternd. Die heilige Wahrheit erscheint dadurch um so heiliger, die Verantwortung des Arztes also um so größer, in seinen Patienten Hoffnung und die Bereitschaft zu wecken, seine Behandlungsvorschriften genau zu befolgen.

Jetzt kennen Sie einige der objektiven medizinischen Beweise, die mich anfangs dazu brachten, das Phänomen des erinnerten Wohlbefindens ernst zu nehmen. Indem ich diese Studien las und meine eigenen durchführte, lernte ich, daß unser Körper von unseren persönlichen Erwartungen entweder genährt oder ausgehungert wird. Wenn wir diese Kraft zu unserem Wohl mobilisieren, ist sie ein großartiges physiologisches Potential. Und im nächsten Kapitel werden wir sehen, wie stark unser Glaube den natürlichen Lauf unseres Lebens zu beeinflussen vermag.

3. KAPITEL

Das Wesen des Glaubens

Aufgrund der Forschungsergebnisse, über die Sie soeben gelesen haben, wurde mir klar, wie weit verbreitet das Phänomen des erinnerten Wohlbefindens ist – ein roter Faden, Glaube genannt, der folgenreiche Verbindungen zwischen unserer geistigen und körperlichen Verfassung knüpft. Aber ehe ich erinnertes Wohlbefinden eine physiologische Wahrheit nennen konnte, mußte ich zunächst wissen: »Sind alle Menschen gleichermaßen empfänglich für erinnertes Wohlbefinden und den Nocebo-Effekt?« – »Welche persönlichen Überzeugungen sind wichtig?« Und: »Wie kann ein die Gesundheit positiver beeinflussender Glaube aufgebaut werden?« Mit diesen Fragen werde ich mich in diesem Kapitel befassen. So werden wir ein klareres Bild von den Glaubenssätzen und Vorlieben gewinnen, die für jeden von uns ganz natürlich zum Leben dazugehören.

Funktioniert es bei jedem?

Forscher haben herauszufinden versucht, ob das Auftreten von erinnertem Wohlbefinden oder dem Nocebo-Effekt abhängig von einer bestimmten Persönlichkeitsstruktur, vom Geschlecht, dem Alter oder dem Intelligenzquotienten ist. Wir werden im weiteren Verlauf des Buches noch über diese

Faktoren sprechen. Im allgemeinen widersprechen sich diese Studien oder liefern keine eindeutigen Antworten. Meines Erachtens liegt das daran, daß wir alle empfänglich für erinnertes Wohlbefinden oder den Nocebo-Effekt sind, weil es unserer Natur entspricht, Überzeugungen auf physische Weise Ausdruck zu verleihen. Das richtige Timing und für den Patienten geeignete Stimuli wie Medikamente oder Placebos können diese Wirkung verstärken. Ein Patient, der Krankheitssymptome aufweist, wird beispielsweise viel eher berichten, daß sich sein Zustand durch eine Behandlung bessert, als ein Patient, der nicht unter störenden Symptomen leidet. Die erste Verabreichung eines Medikaments oder eines Placebos erzielt bei den Patienten eine deutlichere Wirkung als die nachfolgenden Dosen.

Dr. Kurt Kroenke von der Uniformed Services University of Health Sciences in Bethesda und A. David Mangelsdorff vom Brooke Army Medical Center in Houston berichten in einer Studie, daß 74 Prozent der Beschwerden, die Patienten in Krankenhäusern vorbrachten, unbekannte Ursachen hatten und vermutlich auf »psychosoziale« Faktoren zurückzuführen waren. Andere Schätzungen deuten darauf hin, daß zwischen 60 und 90 Prozent aller Arztbesuche wegen streßbedingter Beschwerden erfolgen. Für diese Beschwerden lassen sich vermutlich keine organischen Ursachen finden, und sie lassen sich mit den Medikamenten und Methoden, auf die die moderne Medizin sich fast ausschließlich verläßt, nicht wirkungsvoll behandeln. Mit anderen Worten, in den meisten Fällen gehen, wir mit unseren gesundheitlichen Problemen zu einer Ärzteschaft, die uns mit ihren äußerlichen Werkzeugen und Apparaten nicht zu heilen vermag. Daher wäre es gut, wenn sich die Ärzte stärker auf unsere inneren Mechanismen stützten. Viele Erfolge der modernen Medizin sind gar nicht auf die Heilkraft dessen zurückzuführen, was der Arzt tut oder verordnet. Wir sollten anerkennen, daß der Erfolg vieler unserer Behandlungsmethoden in Wahrheit auf der dem Menschen innewohnenden Heilkraft beruht.

Doch das typische Verhalten von Ärzten in solchen Situationen sieht anders aus. Dr. David S. Sobel, Mitherausgeber von *Mental Medicine Update,* berichtet von einer Frau, die einen dritten Arzt aufsucht, nachdem sie monatelang unter Taubheitsgefühlen und Schwäche litt, die an einem Tag sehr intensiv und am nächsten wieder verschwunden waren. Die Beschwerden beschränkten sich nicht auf einen bestimmten Bereich, sondern wanderten durch verschiedene Körperteile. Die beiden Ärzte, die sie zunächst aufsuchte, sagten ihr, sie »bilde sich das alles nur ein«, als ob es sich bei den Symptomen der Frau um ein reines Produkt ihrer Phantasie handelte, und man legte ihr nahe, daß sie den Belastungen des Alltags nicht gewachsen sei.

Der neue Arzt untersuchte sie sehr gründlich und teilte ihr dann mit, daß sie an multipler Sklerose erkrankt war, einem unheilbaren Leiden, das allmählich das Nervensystem zerstören und schließlich zum Tode führen kann. Als der Arzt ihr seine Diagnose mitteilte, sagte sie: »Oh, da bin ich aber erleichtert. Ich dachte schon, ich hätte mir das alles nur eingebildet!«

Das ist eine sehr beunruhigende Geschichte. Der Frau scheint von unserem Berufsstand kein guter Dienst erwiesen worden zu sein. Die westliche Medizin unterscheidet immer noch ernsthaft zwischen geistigen, emotionalen oder physischen Krankheitsursachen. Doch inzwischen belegt eine Fülle von Forschungsergebnissen klar eine so enge Verflochtenheit von Geist und Körper, daß solche Unterscheidungen nicht nur künstlich, sondern schlichtweg unwissenschaftlich sind. Bezeichnenderweise ist es in unserer Gesellschaft eine so erniedrigende Erfahrung, wenn Beschwerden als psychisch bedingt eingestuft werden, daß es der Frau offenkundig lieber war, an einer schwächenden und lebensgefährlichen Krankheit zu leiden.

Die Ärzteschaft könnte sich freuen, daß Überzeugungen und innere Bilder den Körper beeinflussen, und Patienten dabei helfen, heilende Glaubenskräfte in sich zu mobilisieren. Statt dessen bestärken die Ärzte den Patienten entweder – was eine positive Wirkung auf ihn haben kann, wenn er dem Arzt glaubt –, oder sie schicken ihn weg, worüber er dann frustriert ist oder sich schämt, daß er den Arzt überhaupt behelligt hat. Möglicherweise wecken Scham und Frustration im Patienten den Drang, dem Arzt seine Krankheit zu »beweisen« – ein Wunsch, den sein Körper umsetzt, indem er massivere, deutlicher erkennbare Symptome produziert.

Die Diagnose, daß wir uns eine Krankheit nur »einbilden«, gibt uns das Gefühl, das Problem sei nur eine Projektion und existiere, gar nicht wirklich. Der molekularen Menagerie in unserem Körper und Krankheiten mit technischen, eindrucksvollen Namen wird viel mehr Glauben geschenkt als unseren Empfindungen. Als Basis für ihre Entscheidungen lassen Ärzte nur materiell Nachweisbares gelten. Sogar die psychosomatische Medizin, die Wissenschaft von den durch Glauben verursachten Krankheiten, hat sich auf das Meßbare und Materielle beschränkt, das, worauf Ärzte und Pflegepersonal mit dem Finger zeigen und sagen können: »Ja, hier spielt sich tatsächlich ein Krankheitsprozeß ab.«

Da ist es nicht weiter verwunderlich, daß sich Scharen von Patienten den unkonventionellen Heilern zuwenden, die, oft gemäß ihrem Selbstverständnis, eher anerkennen, daß man nicht alle Krankheiten sehen oder dokumentieren kann. (Wobei natürlich gerade dieser Mangel an Beweisbarkeit ihre Praktiken fragwürdig macht, und das enorme Potential für Mißbrauch und Betrug bedingt.) Tatsächlich wird geschätzt, daß die US-Amerikaner jährlich 13,7 Milliarden Dollar für unkonventionelle Therapien ausgeben, wohl weil diese Therapien Bedürfnisse befriedigen, die von der herkömmlichen Medizin nicht angemessen berücksichtigt und erfüllt werden. Doch so sehr sich die herkömmliche Medizin der wachsenden öffentlichen Nachfrage nach unkonventionellen Therapien bewußt ist, wird sich das System dennoch nicht wesentlich verändern, solange es keinen Beweis dafür gibt, daß diese Therapien wirklich gut für die Patienten sind. Als Wissenschaftler müssen wir unterscheiden zwischen der tatsächlichen Heilkraft dieser Behandlungsmethoden und jenen Erfolgen, die ausschließlich auf erinnertes Wohlbefinden zurückzuführen sind. Ich muß aber einräumen, daß die Medizin, indem sie sich ausschließlich auf die tatsächliche, beweisbare Heilkraft und mögliche Nebenwirkungen von Homöopathie, Aromatherapie oder Kräutertinkturen konzentriert, einen viel wichtigeren Punkt aus dem Auge verliert, nämlich die Tatsache, daß die persönlichen Überzeugungen eines Menschen eine wesentliche Ursache für Krankheiten und zugleich wichtige Instrumente für deren Behandlung sein können.

Dieser Punkt wird in der Medizin nur allgemeine Anerkennung finden, wenn dafür solche wissenschaftlichen Beweise angeführt werden, wie sie im vorigen Kapitel von mir präsentiert wurden. In diesen Fällen zeigte sich, daß Patienten mit Krankheiten von Herpes simplex und Zwölffingerdarmgeschwür bis hin zu Angina pectoris über innere Heilkräfte verfügten, die in Aktion traten, obwohl die Patienten die erwartete pharmazeutische oder technologische Hilfe von außen nicht erhielten. An den Beispielen der schwangeren Frauen, die die Wirkung von Brechwurz ins Gegenteil verkehrten, und den wissenschaftlich dokumentierten Voodoo-Tragödien haben wir gesehen, das die Macht des Glaubens enorm ist. Wenn die Medizin beginnt, diese bislang ungenützte Heilungsquelle anzuerkennen, wird man vielleicht auch jenen unsichtbaren, noch unbewiesenen Konsequenzen des Glaubens mehr Beachtung schenken, die hinter den meisten von Patienten vorgebrachten Beschwerden stehen. Nichtsdestoweniger hegen wir alle Glaubenssätze, die Einfluß auf unsere körperliche Gesundheit haben.

Offensichtliche Einflüsse

Auch wenn unsere medizinische Ausbildung uns nicht dazu ermutigt, wissen Ärzte doch instinktiv und beobachten es während ihrer Praxis immer wieder, welchen Einfluß Glaube und Erwartung ihrer Patienten auf den Erfolg einer Behandlung haben. Zum Beispiel ist längst allgemein bekannt, daß Teilnehmer an Medikamententests oder anderen wissenschaftlichen Studien rascher gesunden und bessere Untersuchungsergebnisse aufweisen als andere Patienten. Der sogenannte Hawthorne-Effekt, benannt nach dem Mediziner, der ihn zuerst beschrieb, tritt bei allen an wissenschaftlichen Forschungsreihen teilnehmenden Patienten auf, unabhängig davon, ob sie wirksame Medikamente und Therapien oder lediglich Placebos erhalten. Die Forscher schreiben den Hawthorne-Effekt der gesteigerten Aufmerksamkeit zu, die Ärzte den betreffenden Patienten zukommen lassen, und den durch das Forschungsprojekt ausgelösten Erwartungen.

Hinweise für die Berücksichtigung erinnerten Wohlbefindens gibt es im ambulanten Bereich ebenso wie in vielen Krankenhausabteilungen. Schon ein Blick in die nächste chirurgische Klinik genügt, um zu begreifen, daß Ärzte instinktiv gewisse nichtmaterielle Aspekte, zum Beispiel die Ängste und Erwartungen des Patienten, verstehen – und manchmal in ihre Entscheidungen einbeziehen. Die meisten

Chirurgen ziehen es vor, niemanden zu operieren, der davon überzeugt ist, bei dieser Operation sterben zu müssen.

Mein verstorbener Freund Dr. Thomas P. Hackett, einst Direktor der psychiatrischen Abteilung des Massachusetts General Hospital, und sein Kollege Dr. Avery D. Weisman veröffentlichten 1961 eine Studie, für die sie drei Jahre lang Patienten beobachtet hatten, denen eine Operation bevorstand. Indem sie die Patienten vor der Operation befragten, fanden sie heraus, daß 600 von ihnen sich wegen des bevorstehenden Eingriffs ängstigten, aber nur fünf Patienten waren überzeugt, auf dem Operationstisch sterben zu müssen. Von den ängstlichen Patienten überlebten die meisten, jedoch keiner der letztgenannten.

Hackett und Weisman schrieben, daß bei jedem dieser fünf Fälle »der Tod für die Patienten erstrebenswerter schien als das Weiterleben, weil sie sich so die Wiedervereinigung mit einer verlorenen Liebe, die Beendigung eines lang andauernden Konfliktes oder Erlösung von ihren Schmerzen erhofften«. Offenbar war das Leben für diese Patienten zu einer solchen Last geworden, daß sie den Tod herbeisehnten und ihr Körper entsprechend reagierte.

Wenige Dinge im Leben machen Menschen so viel Angst wie eine bevorstehende große Operation. Doch ebenso wie Geist/Körper-Interaktionen mitunter gegen uns arbeiten, können Selbsthilfetechniken für uns arbeiten. Der Geistliche Dr. Edmond Babinsky, Leiter der Krankenhausseelsorge am Medical Center of Central Massachusetts, berichtete mir, daß er Ann Burgess, einer fünfunddreißigjährigen Angestellten seiner Klinik, die wegen eines Blutgerinnsels im Bein operiert werden sollte, beigebracht hat, durch Meditation ihre Angst zu lindern. Mrs. Burgess hatte bei einer früheren Operation die Narkose sehr schlecht vertragen und sagte zu Dr. Babinsky, daß »schon der Gedanke an eine neue Operation für sie unerträglich sei«.

In dem Wissen, daß sie Katholikin war, erklärte ihr Dr. Babinsky, wie sie die Entspannungsreaktion selbst hervorrufen konnte, und gab ihr eine Karte, auf der die einzelnen Schritte abgedruckt waren. Außerdem schenkte er ihr einen »Meditationsstein«, einen jener weißen Kiesel, die Dr. Babinsky bei seinen Strandspaziergängen in Cape Cod für seine Patienten zu sammeln pflegt.

Ann Burgess überstand die Operation ohne Probleme. Diesen Erfolg schrieb sie vor allem jenem Satz zu, den sie leise vor sich hin gesprochen hatte, während sie aus ihrem Zimmer zum Operationssaal gefahren wurde. »Sei getröstet, meine Seele«, sagte sie immer wieder, und dabei umklammerten ihre Finger den Stein, den der Geistliche ihr geschenkt hatte.

Der Einfluß von Erwartungen und Vorlieben

Sie sehen also, daß die positive geistige Einstimmung eines Patienten therapeutisch wirken kann. 1956 führten die beiden Ärzte Carole Butler und Andrew Steptoe von der Londoner Universität eine Studie über Asthmatiker durch, in der sie zwei gegensätzliche Suggestionen anwendeten. Die Atmung der Asthmatiker wurde erheblich beeinträchtigt, nachdem sie etwas inhaliert hatten, was sie für eine atemwegsverengende Chemikalie hielten. Waren die Patienten jedoch zuvor mit einer Substanz behandelt worden, von der sie glaubten, es handele sich um ein wirkungsvolles neues, die Atemwege erweiterndes Medikament, kam es nicht zu einer solchen Beeinträchtigung der Atmung. Bei beiden inhalierten Substanzen handelte es sich aber in Wahrheit lediglich um Wasserdampf. Hier wurde also die Verengung der Atemwege allein durch den Glauben ausgelöst oder verhindert.

In Australien fand man heraus, daß Patienten, die sich einer Lumbalpunktion unterziehen müssen, Kopfschmerzen bekommen, wenn man sie vorher davor warnt, daß dabei Kopfschmerzen auftreten können. Obwohl die physiologische Ursache dafür unklar ist, sind Kopfschmerzen eine seit langem als üblich betrachtete Nebenwirkung dieses Untersuchungsverfahrens, bei dem mit einer Spritze Flüssigkeit aus dem Spinalkanal entnommen wird. Doch 1981 fanden Mediziner in Kiribati, zu einer Zeit, als die Lumbalpunktion dort noch etwas sehr Neues war, heraus, daß nur einer von 13 Patienten innerhalb von 24 Stunden nach der Punktion Kopfschmerzen bekam, wenn man die Patienten vorher nicht auf diese mögliche Nebenwirkung hingewiesen hatte. Wurden die Patienten dagegen vor möglicherweise auftretenden Kopfschmerzen gewarnt, bekamen sieben von 15 Patienten tatsächlich Kopfschmerzen.

Doch der Einfluß des Glaubens macht sich in vielen Lebensbereichen bemerkbar, nicht nur im medizinischen Umfeld. Wer hätte vermutet, daß etwas scheinbar so Belangloses wie unsere Lieblingsfarben gesundheitliche Auswirkungen haben könnte? Das chinesische Feng shui ist eine Innenarchitektur, die sich nach einem bestimmten System von Farben and Formen richtet, von denen, nach Überzeugung der Chinesen, bestimmte Reaktionen und Schwingungen in uns ausgelöst werden. Anhänger des Feng Shui behaupten, daß sich durch sorgfältige Farbenauswahl und das richtige Plazieren der Möbel beispielsweise der Erfolg eines Geschäftes steigern läßt, weil so die unbewußten Vorlieben und Erwartungen der Kunden befriedigt werden.

Tatsächlich scheinen Farben einen Einfluß darauf zu haben, wie wir die Segnungen der Medizin wahrnehmen und von ihnen profitieren, auch wenn beweiskräftige Studien hierzu noch aus stehen. Italienische Forscher stellten fest, daß Patienten mit Schlafstörungen eher auf blaue Schlafmittelkapseln ansprachen als auf orangefarbene, doch diese Vorliebe war weitgehend abhängig vom Geschlecht des Patienten. Wissenschaftler von der University of Alabama fanden heraus, daß weiße Tabletten im allgemeinen mit einer betäubenden oder schmerzlindernden Wirkung assoziiert werden, lavendelfarbene mit einer halluzinogenen Wirkung, während Patienten von orangefarbenen und gelben Pillen eine stimulierende oder antidepressive Wirkung erwarten. Andererseits wurde festgestellt, daß Dunkelgrün keine gute Wahl für schmerzlindernde Tabletten darstellte, Schwarz nicht sehr anregend wirkte, und Blau nicht mit einer dämpfenden, beruhigenden Wirkung assoziiert wurde. Ein englischer Rheumatologe kam zu dem Ergebnis, daß Rot die wirkungsvollste Farbe bei der Schmerzbehandlung von Gelenkrheumatismus darstellt.

Möglicherweise gilt in der Medizin, daß »größer« auch »besser« ist, denn eine Studie der University of Alabama zeigte, daß Patienten Kapseln für wirkungsvoller als Tabletten halten. Eine Lancet-Studie von 1972 ergab, daß in der Placebo-Therapie die Gabe von zwei Kapseln eine stärkere Wirkung erzielte als eine einzelne Kapsel. In einer anderen Studie sprachen Patienten auf süß schmeckende Placebos besser an als auf bittere. Wir wissen noch nicht, welche Gesetzmäßigkeit hinter den Vorurteilen steht, mit denen unser Gehirn Sinneseindrücke bewertet. Doch die unsere Wahrnehmung beeinflussenden Erwartungen und Ideale werden auch durch unsere Mitmenschen, unsere Umwelt und die Herausforderungen geprägt, mit denen uns das Leben konfrontiert. Kultur und ethnische Zugehörigkeit sind ebenfalls prägend für unsere Weltanschauung. So kann die Art unserer Erziehung auf faszinierende Weise darüber bestimmen, wie groß unsere Schmerzempfindlichkeit ist.

Kulturelle Unterschiede

Seit langem ist bekannt, daß die Fähigkeit, Schmerz zu ertragen, bei den Menschen unterschiedlich groß ist. Doch mehrere Studien zeigen, daß Überzeugungen, die sich während unserer Sozialisation gebildet haben, mit darüber entscheiden, wie hoch unsere Schmerzschwelle ist. 1965 faßten Dr. Richard A. Sternbach und mein Mentor Bernard Tursky von der Harvard Medical School die Ergebnisse früherer Studien zusammen, in denen die Haltung gegenüber Schmerzen von »alteingesessenen Amerikanern« (damit waren Protestanten englischer Abstammung gemeint), Juden, Italienern und Iren untersucht worden waren:

> Jede Gruppe hat ihre eigene Haltung gegenüber schmerzhaften Stimuli und der Frage, welche Reaktionen auf Schmerzen angemessen sind ... Alteingesessene Amerikaner besitzen eine phlegmatische, nüchterne, dem Arzt gegenüber hilfsbereite Orientierung; Juden geben ihrer Sorge über die möglichen Implikationen ihrer Schmerzen Ausdruck und mißtrauen schmerzlindernden Medikamenten; Italiener bitten um eine Linderung ihrer Schmerzen; und die Iren versuchen, ihre Schmerzen zu unterdrücken, und geben ihrer Sorge über die möglichen Implikationen der Schmerzen Ausdruck.

Sternbach und Tursky führten ihre eigene Studie durch, in der 60 sogenannten »Hausfrauen« irischer, jüdischer, italienischer und alteingesessen amerikanischer Herkunft Elektroschocks an den Unterarmen verabreicht wurden, um ihre Wahrnehmung und die Fähigkeit zu testen, Schmerzen zu ertragen. Als alteingesessen amerikanisch wurden jene Frauen eingestuft, deren Eltern und Großeltern in den USA geboren waren. Als irisch, jüdisch und italienisch galten solche, deren Eltern in die USA eingewandert waren.

Entsprechend den Ergebnissen früherer Studien stellte sich heraus, daß Italienerinnen am schlechtesten Schmerzen ertragen konnten und sich mehr auf die momentane Schmerzempfindung konzentrierten. Jüdische Teilnehmerinnen zeigten sich fast ebenso schmerzempfindlich, waren aber stärker wegen der möglichen Folgen der Schmerzen besorgt, darüber, welche Nachwirkungen die Elektroschocks haben würden, obwohl man ihnen versichert hatte, daß das Experiment keine bleibenden Schäden verursachte. Alteingesessene Amerikanerinnen ertrugen die Schmerzen bereitwilliger und äußerten dabei, sie würden »das schon schaffen«. Die Irinnen ertrugen die Schmerzen ähnlich gut, sagten aber, sie würden sich »so gut wie möglich zusammennehmen«, während sie zugleich »das Schlimmste befürchteten«.

Bei chronischen oder lange anhaltenden Schmerzen, wie sie bei Arthritis oder bei Verspannungen im unteren Rücken auftreten, bestätigte eine Studie aus dem Jahr 1993, daß die ethnische Zugehörigkeit eines Patienten seine Schmerzwahrnehmung und damit auch die Intensität seiner Schmerzen beeinflußt. Dr. Maryann S. Bates und ihre Kollegen dokumentierten später, daß spanische Patienten die größte Schmerzempfindlichkeit aufwiesen, gefolgt von den Italienern. Bei Polen und Franzosen war die Schmerzwahrnehmung am geringsten, und alteingesessene Amerikaner und Iren lagen in der Mitte. (Asiaten, Afrikaner und amerikanische Ureinwohner wurden bei diesen Studien nicht berücksichtigt.)

Bei diesen Forschungsreihen ging es keineswegs darum, Klischees zu erzeugen oder zu bestätigen. Vielmehr sollen diese wissenschaftlichen Beweise uns zeigen, daß Schmerz immer Schmerz ist, wie wir ihn kennen. Unsere Erziehung und unser kulturelle Erbe tragen zu unserer Wahrnehmung bei und damit auch zu unserer Fähigkeit, bestimmte unangenehme Wahrnehmungen zu ertragen. Die Bedeutung der erwähnten Studien liegt nicht nur darin, daß sie Aufschluß über die Beziehung zwischen Sozialisation und Schmerzwahrnehmung geben, sondern auch darin, was sie uns über die Wahrnehmung und die Natur des Schmerzes an sich enthüllen. Das, was Sie wahrnehmen, die Ansammlung von Sinneseindrücken »in Ihrem Kopf«, ist die Realität. Da Wahrnehmungen reale Ergebnisse zeitigen, können Sie Ihre Schmerzen nicht ausschließlich einem arthritischen Gelenk oder verspannten Rückenmuskeln zuschreiben. Statt dessen müssen alle Einflüsse, einschließlich der Tradition Ihrer ethnischen Gruppe und Kultur, in Betracht gezogen werden.

Meine Mutter machte eine Erfahrung durch, die diesen Punkt sehr schön verdeutlicht. Sie wurde im orthodoxen jüdischen Glauben erzogen. Inzwischen hat sie die Neunzig überschritten, da sie allerdings diesbezüglich gern ein wenig schwindelt, wird über ihr tatsächliches Alter immer wieder debattiert. Sie ist eine sehr aktive Frau, die jeden Tag kilometerlange Spaziergänge unternimmt und anschließend in ihrer Wohnung, wo sie immer noch selbständig lebt, Yoga praktiziert. Vor ein paar Jahren bekam sie immer wiederkehrende Ohnmachtsanfälle, Folge einer Herzklappenverengung, die manchmal im Alter auftritt. Als die Ohnmachtsanfälle begannen, spielte Mom noch aktiv Golf und mußte mehr als einmal mit dem Krankenwagen vom Golfplatz abgeholt werden.

Obwohl oder insgeheim vielleicht weil ich Arzt bin, vermeidet Mom nach Möglichkeit alle medizinischen Untersuchungen und nimmt Medikamente nur ein, wenn ihre Familie darauf besteht. Nach der Diagnose wurde meiner Mutter dann aber strikt geraten, sich einer Herzoperation zu unterziehen, durch die der ungehinderte Blutfluß vom Herzen durch die Aorta und von dort in ihren ganzen Körper wiederhergestellt werden sollte. Widerstrebend stimmte Mom dem Eingriff zu, bei dem ihre geschädigte Herzklappe durch eine Klappe aus einem Schweineherzen ersetzt werden sollte. Außerdem entnahmen die Chirurgen Venen aus ihren Beinen, um damit vier Bypässe an verstopften Herzarterien zu legen.

Nach dieser sehr komplizierten Operation stellten die Ärzte bei ihr innere Blutungen fest. So wurde Mom nur einen Tag nach dem ersten Eingriff ein zweites Mal operiert. Insgesamt benötigte sie 22 Bluttransfusionen.

Zwei Tage nach dieser Tortur erwachte sie, umgeben von einem Netz aus Pumpen und Schläuchen, angeschlossen an Herzmonitore und Sauerstoff-Katheter neben ihrem Bett. Ich fragte Mom, wie sie sich fühlte, worauf sie ärgerlich und mit Nachdruck entgegnete: »Mir ist übel.« Ich versuchte, sie zu beruhigen: »Es ist ganz natürlich, daß du dich unwohl fühlst. Immerhin hast du zwei schwere Operationen überstanden.« Meine Mutter schaute mir in die Augen und brachte mich mit einer Handbewegung zum Schweigen. Dann deutete sie empört auf ihre Brust und sagte ein sehr wichtiges Wort: »Schwein.«

Mom, die in ihren über neunzig Lebensjahren nie Schweinefleisch zu sich genommen hatte, beklagte sich also über ein Unwohlsein, das nicht etwa durch das Trauma der chirurgischen Eingriffe verursacht wurde, sondern durch den Gedanken, sie hätte gegen ein religiöses Gebot verstoßen. Ich holte den Krankenhaus-Rabbi, der ihr versicherte, daß diese Operation keine religiöse Übertretung darstelle. Er erzählte mir, daß jüdische Patienten sich nicht selten unbehaglich fühlen, wenn ihnen eine solche Schweineherzklappe eingesetzt wird. Als er meiner Mutter seinen Segen dafür gab, daß die Operation keinen Verstoß gegen ihre religiöse Tradition bedeute, verschwand ihre Übelkeit rasch. Heute ist ihr Herz gesund, und sie hat ihre täglichen Spaziergänge wieder aufgenommen, bei denen sie alle Leute ihres Alters mühelos überholt.

Welche Rolle Tabus spielen

Von Kind an füttern Eltern, Lehrer und Schulfreunde, Kirchen, Regierungen und unser sonstiges soziales Umfeld uns mit Informationen darüber, was wir fürchten und meiden sollen und welche Verhaltensweisen schädlich und unerwünscht sind. Wir machen uns nicht klar, daß diese Lektionen auf der körperlichen Ebene umgesetzt werden. Man bringt uns bei, vor dem Überqueren einer Straße nach links und rechts zu schauen und nichts zu essen, was wir nicht genau kennen. Japanische Kinder lernen, wegen möglicher allergischer Reaktionen keine Lack- oder Wachsbäume anzufassen. Die japanischen Forscher Yujiro Ikemi und Shunji Nakagawa waren fasziniert von der Tatsache, daß Patienten, schon wenn sie lediglich unter Lack- oder Wachsbäumen herspazierten oder an einer Fabrik vorbeikamen, in der Japanlacke gewonnen wurden, schwere Hautausschläge oder andere Dermatitis-Symptome wie Brennen, Juckreiz und Schwellungen entwickelten.

Da sie herausfinden wollten, ob so minimale Mengen Wachs oder Lack solche Reaktionen hervorrufen konnten, führten Ikemi und Nakagawa eine Studie mit 57 Oberstufenschülern durch, in der sie deren Empfindlichkeit gegenüber den beiden allergischen Substanzen testeten. Die Schüler mußten in Fragebögen Auskunft darüber geben, ob sie schon Erfahrungen mit den giftigen Bäumen gemacht und auf sie allergisch reagiert hätten, ob sie unter anderen Allergien litten und ob es in ihrer Familie Allergiker gab. Anhand ihrer in den Fragebögen gemachten Angaben über ihre allergische Empfindlichkeit wurden die Schüler dann in verschiedene Gruppen eingeteilt.

Jungen, die angegeben hatten, schon einmal allergisch auf Lackbäume reagiert zu haben, wurden die Augen verbunden. Dann wurde ihnen mit Lackbaumblättern über den einen Arm gestrichen, wobei man ihnen sagte, es handele sich um harmlose Kastanienblätter. Dann strich man ihnen mit Kastanienblättern über den anderen Arm und sagte ihnen dabei, es handele sich um Blätter vom Lackbaum. Nach wenigen Minuten zeigte sich auf dem Arm, von dem die Jungen glaubten, er sei mit den giftigen Blättern berührt worden, eine Reaktion. Die Haut rötete sich, bildete Blasen, begann zu jucken und zu brennen. Der Arm, der tatsächlich mit dem Gift in Berührung gekommen war, reagierte dagegen in den meisten Fällen überhaupt nicht.

Die Forscher schlossen daraus, daß die Reaktion der Patienten sowohl von konstitutionellen Faktoren wie der Empfindlichkeit der Haut einem Gift gegenüber und der Menge des fraglichen Giftes abhängt als auch von suggestiven Wirkungen oder dem, was ein Patient über das Gift denkt. Doch in 51 Prozent der Fälle war die Suggestion mächtiger als die konstitutionellen Faktoren. Hautreaktionen, die sich von tatsächlichen allergischen Reaktionen nicht unterscheiden ließen, wurden durch den *Glauben* ausgelöst, mit einem Gift in Berührung gekommen zu sein.

Überzeugungen bezüglich Schmerz und Behinderung

Die lange gehegte Auffassung, Biologie und Glauben hätten nichts miteinander zu tun, erscheint mir heute unhaltbar. Man kann sie nicht völlig voneinander isolieren, um ihre Wirksamkeit zu demonstrieren; diese beiden Kräfte sind untrennbar verbunden. Das zeigte sich auch in einer 1988 von Dr. John F. Riley mit seinen Kollegen an der Brown University durchgeführten Studie. Sie kamen zu dem Ergebnis, daß Patienten mit chronischen Schmerz-Symptomen dann am ehesten in ihrer Bewegungsfähigkeit behindert waren, unabhängig von der Schwere ihrer Schmerzen, wenn sie glaubten, daß Schmerz zwangsläufig Behinderung nach sich ziehe.

Dr. Rileys Team beobachtete, daß Patienten mit chronischen Schmerzen oft eine »allgemeine Lebensuntüchtigkeit« entwickeln und oft »unfähig sind, weiterhin eine Erwerbstätigkeit auszuüben«. Medikamentenabhängigkeit, emotionale Probleme, eheliche und familiäre Zerwürfnisse und berufliche Schwierigkeiten sind oft die Kennzeichen einer abwärts führenden Spirale im Leben chronischer Schmerzpatienten. Und meistens überbeanspruchen sie das Gesundheitswesen mit ihren wiederholten und oft frustrierenden Versuchen, von ihren Schmerzen befreit zu werden.

Die Wissenschaftler untersuchten bei 56 Patienten, die unter Schmerzen in verschiedenen Körperteilen litten – wobei die durchschnittliche Dauer der Beschwerden bei 35,1 Monaten lag –, deren Einstellung zu Schmerzen und Behinderung. Sie baten die Patienten, täglich Buch über ihre Beschwerden zu führen, und testeten ihre Körperkraft und Beweglichkeit. Dabei stellte sich heraus, daß unabhängig davon, wie groß die Schmerzen nach ihren eigenen Angaben waren, diejenigen Patienten, die glaubten, die Schmerzen müßten sie zwangsläufig in ihrer Bewegungsfähigkeit einschränken, auch tatsächlich am stärksten eingeschränkt waren.

Das Forschungsteam argumentierte, daß Ärzte und Pflegepersonal möglicherweise zu der von chronischen Schmerzpatienten erlebten Abwärtsspirale beitragen, indem sie die Patienten in dem Glauben bestärken, Schmerzfreiheit sei das endgültige Ziel. In Wahrheit lassen sich aber chronische Schmerzen nur selten völlig beseitigen. Dr. Riley und seine Kollegen faßten zusammen, daß den Patienten in unserem Gesundheitswesen offensichtlich beigebracht wird, »daß Schmerzen zwangsläufig eine körperliche Behinderung bedeuteten, sei es direkt (z. B. mit der Anweisung, sich zu schonen, wenn Schmerzen auftreten) oder indirekt (indem akute Maßnahmen zur Schmerzlinderung ergriffen werden, sobald der Patient über seine Schmerzen klagt).« Die Medizin – und eine Gesellschaft, die mit Werbung für »Hilfe in Sekundenschnelle« und »Wunderkuren« bombardiert wird – kultiviert offenbar körperliche Behinderung dadurch, daß sie übertriebene Hoffnungen auf Schmerzfreiheit weckt. Statt dessen sollte größeres Augenmerk auf eine verbesserte Aktivität und Beweglichkeit der betroffenen Patienten gelegt werden.

Wenn man den Körper mit Vorstellungsbildern über Bewegungsunfähigkeit und Verzweiflung füttert, akzeptiert er diese Beschränkungen als wahr und reagiert, indem er tatsächlich seine Beweglichkeit einschränkt. Das ist der Nocebo-Effekt. Absorbiert der Körper dagegen Vorstellungen von Aktivität und Beweglichkeit, verändert er sein Selbstbild positiv. Das ist erinnertes Wohlbefinden.

In jedem Augenblick wird Ihr Gehirn mit unzähligen neuen Informationen und Überzeugungen konfrontiert, einem dynamischen und unaufhörlichen Input aus der Umwelt und aus dem Inneren Ihres Körpers. Dieser Input besteht nicht nur aus visuellen Eindrücken und Tönen, Temperaturen und Gerüchen, Nahrung und Sauerstoff, sondern auch aus Gebeten und neuen Ideen, aus Büchern, die Sie lesen, Unterhaltungen mit Freunden, Ratschlägen Ihres Arztes und Anweisungen Ihres Chefs, der liebevollen Berührung durch Ihren Partner oder dem Jubel der Menge bei einem Fußballspiel. Unser so außergewöhnlich komplexes Gehirn und seine Hilfstruppen im Nervensystem bewerten die hereinkommenden Daten nicht nur, sondern organisieren sich selbst buchstäblich immer wieder neu, in ständiger Reaktion auf das Aufzeichnen oder »Erinnern« dieses aus dem Körper und von draußen kommenden Inputs. Und dieser Prozeß läuft unaufhörlich weiter.

Oft kann unser Gehirn jedoch die äußere nicht von der inneren Wirklichkeit unterscheiden. Wenn Sie träumen, daß Sie verfolgt werden, beschleunigt sich Ihr Puls genauso, als würden Sie tatsächlich verfolgt. Für Ihr Gehirn, und damit auch für Ihr Herz, ist die Verfolgung real.

Ich erinnere mich noch, wie ich 1962 den Film »Lawrence von Arabien« im Kino sah. Wegen seiner Länge wurde er in zwei Teilen gezeigt, mit einer Pause dazwischen. Ich werde nie vergessen, wie die Besucher sich in dieser Pause am Getränkestand drängten, nachdem sie fast zwei Stunden Bilder einer heißen, trockenen Wüstenszenerie gesehen hatten. Später erfuhr ich, daß bei diesem Film der Getränkeumsatz in den Kinos enorm gewesen war. Natürlich sind wir alle es gewohnt, daß wir in traurigen Filmen einen Kloß in der Kehle spüren oder daß gewalttätige oder spannende Filme in uns Adrenalinstöße auslösen und unseren Puls beschleunigen. Aber es war eindrucksvoll, wie dieser Film echten Durst verursachte, so als wären wir alle tatsächlich an der Seite von Peter O'Toole und Omar Sharif in der Wüste unterwegs gewesen.

Glauben kann ernste Konsequenzen haben. Ich wage zu vermuten, daß fast jeder von uns Geschichten von Leuten kennt, die an ihrem Geburtstag oder anderen wichtigen persönlichen Terminen beziehungsweise kurz davor oder danach starben. In der Medizin ist dieses Phänomen als »Jubiläums-Reaktion« bekannt geworden. Von Platon heißt es, er sei an seinem Geburtstag gestorben, und von Buddha wird das gleiche berichtet. Die Gründerväter Thomas Jefferson und John Adams starben beide am 50. Jahrestag der Unabhängigkeitserklärung. Die Rivalität der beiden ist bekannt, und John Adams letzte Worte lauteten: »Ist Thomas Jefferson noch am Leb ...«, die von Jefferson: »Ist heute der vierte Juli?« Jeffersons und Adams' Überzeugungen formten ihre gesamte Karriere, ihr ganzes Leben, ja trugen sogar zur Geburt einer Nation bei. Bis zum letzten Atemzug hielten beide an diesen Überzeugungen fest, und vielleicht bewirkte gerade das diesen letzten Atemzug.

In ihrem treffend überschriebenen Artikel »The Birthday: Lifeline or Deadline?« berichten Dr. David Phillips und seine Mitarbeiter von der University of California, daß einer statistischen Erhebung unter über zwei Millionen Menschen zufolge Frauen in der Woche nach ihrem Geburtstag eine höhere Sterblichkeit aufweisen als in allen anderen Wochen des Jahres. Todesfälle bei Männern häufen sich dagegen kurz vor ihrem Geburtstag. Offenbar scheinen viele Männer den Geburtstag als eine Art Stichtag zu empfinden. Die Autoren vertreten die Auffassung, daß Frauen Geburtstage eher für einen fröhlichen Anlaß zum Feiern halten, an dem die Beziehungen zu nahestehenden Menschen erneuert werden können. Männer dagegen betrachten ihren Geburtstag möglicherweise als eine Zeit, um Bilanz des bisher im Leben Erreichten zu ziehen, als Stichtage, bis zu denen sie bestimmte Ziele erreichen wollten. Ihre Überzeugungen ermöglichen es Frauen offenbar, ihr Leben zu verlängern, um den freudigen Anlaß zu feiern, während Männer aus Angst vor dem heranrückenden Stichtag den Lebenswillen verlieren.

Berühmte Männer sind offenbar eher fähig, sich dieser Wirkung zu entziehen. Dr. Phillips' Team erklärt das damit, daß bekannten Persönlichkeiten an ihren Geburtstagen eher positive Aufmerksamkeit zuteil wird und sie deshalb mehr Vertrauen in ihre bisherige Lebensleistung haben.

Andere Untersuchungen haben ergeben, daß die Sterblichkeit von Chinesen vor dem chinesischen Neujahrsfest absinkt und unmittelbar danach ansteigt. Gleiches trifft auch auf Todesfälle bei Juden unmittelbar vor und nach dem

Passahfest zu. Eine andere Studie ergab, daß Frauen an jenem Tag, an dem ihr abgetriebenes Kind eigentlich geboren worden wäre, unter großem seelischem und körperlichem Streß stehen.

Traumatische Erlebnisse und der Nocebo-Effekt

Schwierige und traumatische Erfahrungen verfügen über erstaunliche Macht. Die *New York Times* veröffentlichte 1995 einen Bericht über eine Frau, die nach dem Erdbeben in der japanischen Stadt Kobe taub geworden war. Ohne einen physiologisch erkennbaren Grund für ihre Taubheit hatte die Frau ihr Gehör verloren, nachdem sie die Hilfeschreie eines Nachbarn hatte ertragen müssen, eines Tierarztes, der unter Haustrümmern verschüttet war. Die Frau hatte dem Mann zu gerufen, daß sie ihm helfen werde, war dann aber weggegangen, um zunächst an anderer Stelle Hilfe zu leisten, nachdem der Mann ihr versichert hatte, er sei unverletzt und könne noch etwas warten. Doch ehe sie wieder zu ihm zurückkehren konnte, brach ein Feuer aus und schloß das eingestürzte Haus des Tierarztes ein. Die Frau konnte nichts mehr tun, als hilflos dabeizustehen und zu hören, wie die Schreie des Mannes immer verzweifelter wurden und schließlich verstummten. Ihr einziger Weg, diese Erfahrung zu bewältigen, bestand darin, ihre Ohren zu verschließen, das Gehör zu verlieren.

Unser Gehirn ist so beschaffen, daß es Überzeugungen und Erwartungen körperlich umsetzt. Wenn der Körper entsprechend aktiviert wird, kann er, als sei die Überzeugung Wirklichkeit, mit Taubheit oder Durst reagieren, Gesundheit oder Krankheit hervorbringen. Die von mir im ersten Kapitel bereits erwähnte Antonia Baquero, die so stark unter den seelischen Folgen eines operativen Eingriffs litt, machte später ein weiteres Mal die Erfahrung, daß ihr von einer nicht vertrauenswürdigen Quelle etwas Negatives suggeriert wurde.

Einige Zeit nachdem sie damit begonnen hatte, regelmäßig die Entspannungsreaktion bei sich zu aktivieren und die beruhigende Wirkung des spanischen Gebetes ihrer Mutter zu genießen, ging Mrs. Baquero für mehrere Monate nach Hongkong. Dort wurde sie von Freunden überredet, mit ihnen einen chinesischen Heiler aufzusuchen. Als dieser sie zum erstenmal sah, sagte er ihr, er könne in ihrem Gesicht lesen, daß es ihr nicht gut gehe. Sie erinnert sich: »Er riet mir, bestimmte Kräuter einzunehmen. Ich war sehr beunruhigt. Schließlich befand ich mich in einem fremden Land, weit weg von meinen Ärzten. Ich geriet in Panik und hatte wieder das Gefühl, die Kontrolle zu verlieren.« Ihre Krebsangst kehrte zurück.

Tief beunruhigt rief mich Mrs. Baquero aus Hongkong an. Ich sagte ihr, sie solle der aus dem hohlen Bauch geäußerten Meinung dieses Heilers keinen Glauben schenken. »Dr. Benson sagte mir, ich solle die Kräuter ins Klo schütten oder wegwerfen«, erinnert sie sich an unser Telefonat. »Er war sehr einfühlsam. Und ich vertraute ihm. Obwohl ich so beunruhigt war, vertraute ich der Art, wie er es sagte. Ein Jahr später ging ich wieder zu dem chinesischen Heiler, der mir solche Angst eingejagt hatte. Er erzählte mir, er sei zu jenem Zeitpunkt ziemlich krank gewesen und nachlässig bei seiner Diagnose. Wenn man bedenkt, wie felsenfest er damals behauptet hatte, es ginge mir nicht gut, hätte die ganze Sache wirklich sehr schädlich für mich sein können.« Die Beobachtung, Mrs. Baquero sehe nicht gut aus, weckte ihre schlimmsten Ängste und löste eine vorübergehende Rückkehr jener Symptome aus, die ihr einige Monate zuvor so zu schaffen gemacht hatten. Doch ihr Glaube an die von mir vertretene Meinung stellte ihr Wohlbefinden wieder her.

Mrs. Baquero entschied sich dafür, stärker an Gesundheit als an Krankheit zu glauben. Und heute, mit 46 Jahren, erfreut sie sich einer ausgezeichneten Gesundheit, läuft dreimal pro Woche drei bis vier Meilen, nimmt begeistert Yoga-Unterricht und benötigt keinerlei Medikamente. Sie leidet nicht mehr unter übersteigerter Krebsangst.

Es gehört zur Verantwortung des Arztes, seine Patienten zu gesunder Ernährung und Körperertüchtigung zu ermutigen, sie über die zerstörerische Wirkung des Rauchens aufzuklären, ihre Medikation zu überwachen und sie bei der Entwicklung eines gesünderen Lebensstils zu beraten. Das schließt ein, positive, hoffnungsvolle Erwartungen in den Patienten zu nähren und sie von potentiell zerstörerischen Überzeugungen abzubringen. Es schließt auch ein, sie von solchen Leuten wegzulotsen, die den Glauben eines Patienten ausnutzen und manipulieren und ihren eigenen materiellen Gewinn über das Wohl des Patienten stellen.

Auch hierbei gilt, daß die meisten Ärzte diese positive Rolle instinktiv verstehen und auch einzusetzen wissen. Dieser Instinkt verursachte sicher auch mein Unbehagen in bezug auf die möglichen psychischen Folgen von Diagnosen. Wir haben gesehen, daß die Überzeugungen eines Menschen einen beträchtlichen Einfluß auf seine Gesundheit ausüben, und daß die Versicherungen eines Arztes beim Patienten meßbare physiologische Veränderungen bewirken können. Nun werden wir die Mechanismen im Gehirn untersuchen, die dem Körper erinnertes Wohlbefinden übermitteln und bewirken, daß unser Glaube, unsere Überzeugungen so eindrucksvoll Gesundheit und Wohlbefinden beeinflussen.

4. KAPITEL

Das Privileg des Gehirns

Der Psychologe und Philosoph William James hat einmal gesagt: »Wenn die menschliche Geschichte irgend etwas beweist, dann die extreme Langsamkeit, mit der der akademische und kritische Verstand Wahrheiten anerkennt, die als ungezähmte Wahrheiten daherkommen und sich in keine bestehende Schublade einordnen lassen, oder als Wahrheiten, die eine Bedrohung für das bisher akzeptierte System darstellen.« Dr. James hätte keine treffenderen Worte finden können, um die zögerliche Aufnahme der Geist/Körper-Forschung in die westliche Medizin zu beschreiben.

Das von James kritisierte Schubladendenken hat unseren Fortschritt behindert. In meinem Bemühen, so objektiv und distanziert zu bleiben, wie es das akzeptierte System von uns verlangt, tat ich etwas, das manche Leute für seltsam halten. Obgleich ich gemeinsam mit Kollegen und Mitarbeitern schon vor zwanzig Jahren wissenschaftliche Artikel über die Zuverlässigkeit und Wirksamkeit der Entspannungsreaktion veröffentlichte, habe ich selbst erst vor fünf Jahren begonnen, sie regelmäßig anzuwenden. Gewiß würde es seltsam anmuten, wenn ein Forscher die positive gesundheitliche Wirkung einer neuen und harmlosen Substanz bewiesen hätte, sich selbst aber weigert, von der Einnahme dieses Mittels zu profitieren. Doch vom Wert der Selbstfürsorge und des erinnerten Wohlbefindens läßt sich die medizinische Fachwelt viel schwerer überzeugen als von der Wirksamkeit irgendeines neuen Medikaments. Daher mußte ich unbedingt genügend Distanz zu meinem Forschungsgegenstand bewahren, um meine Glaubwürdigkeit bei Kollegen und Patienten nicht aufs Spiel zu setzen.

Um anderen zu beweisen, daß Geist/Körper-Interaktionen real sind und daß die Medizin diese Verbindungen nutzen kann, um Menschen zu heilen, mußte ich objektiv bleiben. Ich hielt diese konservative Haltung für angebracht, weil die Medizin üblicherweise Forschungen am menschlichen Körper für wichtig und bahnbrechend erachtet, während die objektive Erforschung des menschlichen Geistes als undurchführbar oder belanglos angesehen wird.

Die Dichotomie zwischen Geist und Materie läßt sich historisch bis zu Denkern wie Platon zurückverfolgen. Am besten wurde diese Unterscheidung im 17. Jahrhundert von dem französischen Philosophen und Mathematiker René Descartes formuliert. Descartes behauptete als erster, daß der Körper den Geist nicht benötige, um zu funktionieren. Damit erhöhte er den Respekt vor den maschinenähnlichen Eigenschaften des Körpers, auf die die heutige westliche Medizin ihr Hauptaugenmerk richtet.

Das Instrumentarium der modernen Technologie hat uns schließlich in die Lage versetzt, die Ähnlichkeiten und die Verflochtenheit zwischen Geist und Körper zu entdecken. In diesem Kapitel fasse ich wichtige neue Informationen über das Gehirn zusammen. Mit diesen Erkenntnissen habe ich meine Hypothese untermauert, daß alle menschlichen Körper über eine innere Heilkraft verfügen.

Dr. Antonio R. Damasio von der University of Iowa ist ein Pionier der Gehirnforschung. In seinem großartig geschriebenen und wissenschaftlich fundierten Buch *Descartes' Irrtum* tadelt Dr. Damasio Descartes dafür, daß durch ihn die biologische Erforschung des Geistes verzögert wurde – sie hat, sagt Damasio, gerade erst begonnen –, und daß er die westliche Medizin zu ihrer besonderen Art der Erforschung und Behandlung von Krankheiten inspirierte. Wenn die westliche Medizin sich weiterentwickeln wolle, dürfe sie die physikalischen Wurzeln und Auswirkungen geistiger Funktionen nicht länger unberücksichtigt lassen. Er schreibt:

> Das ist Descartes' Irrtum: die vollkommene Trennung zwischen Körper und Geist, zwischen meßbarer, klar begrenzter, mechanisch funktionierender, unendlich teilbarer körperlicher Substanz auf der einen Seite und der nicht meßbaren, diffusen, nicht mechanisch hin und her bewegbaren, unteilbaren geistigen Substanz auf der anderen Seite; die Annahme, daß Vernunft, moralisches Urteilsvermögen und das Leid, das durch physische Schmerzen oder emotionalen Aufruhr erzeugt wird, getrennt vom Körper existieren. Insbesondere: die Trennung der subtilen geistigen Vorgänge von den Strukturen und Vorgängen in einem biologischen Organismus.

Das Jahrzehnt des Gehirns

Fast, als sollte damit die frühere Nichtbeachtung kompensiert werden, ernannte der ehemalige US-Präsident George Bush die neunziger Jahre zum »Jahrzehnt des Gehirns«. Noch nie war die Gehirnforschung so fruchtbar. Doch selbst im Licht all dessen, was wir inzwischen gelernt haben, bleibt das Gehirn – ein drei Pfund schwerer Klumpen aus gallertartigem Gewebe – weitgehend rätselhaft. Anscheinend ist es in der Mitte in zwei verschiedene Sphären unterteilt. In gewissem Maß, allerdings weniger, als die Neurologen ursprünglich annahmen, lassen sich geistige und körperliche

Funktionen in bestimmten Bereichen der linken oder rechten Gehirnhälfte lokalisieren.

Das Gehirn ist so kompliziert, so unaufhörlich in Bewegung, so mega-facettiert und vernetzt, daß alle unsere Versuche, seine Arbeitsweise zu beschreiben, zwangsläufig stark

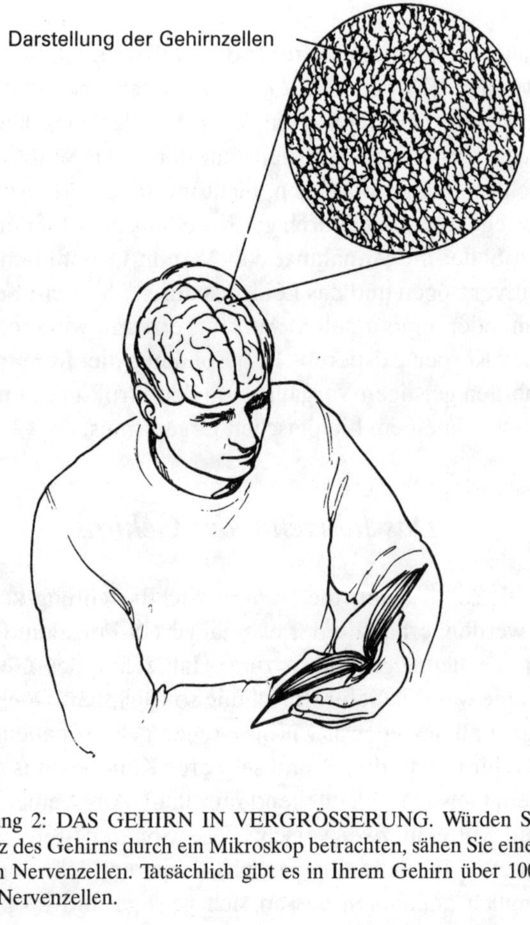

Abbildung 2: DAS GEHIRN IN VERGRÖSSERUNG. Würden Sie die Substanz des Gehirns durch ein Mikroskop betrachten, sähen Sie eine Vielzahl von Nervenzellen. Tatsächlich gibt es in Ihrem Gehirn über 100 Milliarden Nervenzellen.

vereinfachend sind. Jede neue bemerkenswerte Entdeckung zeigt nur um so deutlicher, wie erstaunlich mächtig und kompliziert das Gehirn und seine Schaltkreise sind – was uns Leben und Gesundheit, Bewegung und Erinnerung, Intuition und Weisheit ermöglicht. Das Gehirn besteht immerhin aus ungefähr 100 Milliarden Neuronen oder Nervenzellen (siehe Abb. 2). Auf einer mikroskopisch kleinen Ebene sind diese Nervenzellen Signalgeber, zwischen denen Nachrichten hin und her wandern. Doch zu Gruppen zusammengefaßt – und diese Gruppen wiederum zu größeren Gruppen vereinigt –, bilden Nervenzellen einen Makrokosmos, ein Gehirn, dessen Regionen klar erkennbare Funktionen aufweisen: Eine Region steuert unser Sehvermögen, während eine andere Emotionen registriert, andere Regionen ermöglichen uns, unsere Muskeln zu beugen, oder sie steuern unseren Herzschlag. All die Fähigkeiten, die wir gewöhnlich als »Geist« oder »Bewußtsein« bezeichnen, mit deren Hilfe wir Signale auswerten und entscheiden, was diese Signale für uns bedeuten, entstammen diesem Makrokosmos des Gehirns.

Was Wissenschaftler über die Arbeitsweise des Gehirns annehmen

Das Gehirn ist eine außergewöhnliche Schaltzentrale, in der eine gigantische Zahl von Signalen gleichzeitig übermittelt, verknüpft, ausgewertet und beantwortet wird. Unaufhörlich »feuern« oder senden Nervenzellen Botschaften an andere Nervenzellen, und zwar Hunderte von Botschaften pro Sekunde. Diese Nervenzellen sehen aus wie winzige, dreidimensionale Puzzleteile mit fadenartigen, Axone und Dendriten genannten Auswüchsen an den Enden (siehe Abb. 3). Das Axon sendet Botschaften an andere Nervenzellen, während die Dendriten den Input anderer Axone empfangen.

Eine Nervenzelle ist sehr gut mit anderen verbunden, so daß sie mit 1000 bis 6000 anderen Nervenzellen kommunizieren kann, was bedeutet, daß jederzeit etwa 100 Billionen solcher Verbindungen existieren. Aber die Axone übermitteln all diese Botschaften nicht persönlich, sondern verlassen sich dabei auf eine Art chemischen Kurier, Neurotransmitter genannt. Axone sondern diese Chemikalien an den Synapsen ab, den Verbindungsstellen zwischen den Dendriten und den Axonen der benachbarten Nervenzelle (siehe Abb. 4). Jede Nervenzelle besitzt zwischen 1000 und 500 000 Synapsen. Jeder Gedanke, den Sie denken, jede Bewegung, die Sie machen, jeder Sinneseindruck und jedes Gefühl, das Sie erleben, entstammt aus diesen Verbindungen, den Billionen von Signalen, die im Bruchteil einer Sekunde zwischen Axonen, Neurotransmittern und Dendriten hin und her fließen, und zwar zu jeder Stunde des Tages, solange das Gehirn Botschaften formuliert, sendet und empfängt.

Bislang hat man mehr als fünfzig verschiedene Neurotransmitter identifiziert. In diesem Buch wurde bereits der Neurotransmitter Adrenalin erwähnt, der zum Teil dafür zuständig ist, die Herztätigkeit zu stimulieren, wie es bei der Kampf-oder-Flucht-Reaktion geschieht. Manche Neurotransmitter werden mit psychischen Störungen in Verbindung gebracht – Dopamin beispielsweise mit Schizophrenie und Serotonin mit Stimmungsschwankungen –, aber dessen ungeachtet sind Neurotransmitter für das normale Funktionieren des Gehirns von entscheidender Bedeutung, indem sie Botschaften zwischen den Myriaden von Nervenzellen hin und her transportieren.

Um die Sache noch weiter zu komplizieren, kann jede Synapse mit unterschiedlicher Stärke kommunizieren, so wie eine Stimme gedämpft oder angehoben werden kann. Professor Paul M. Churchland von der University of California in San Diego schreibt in seinem Buch The *Engine of Reason,*

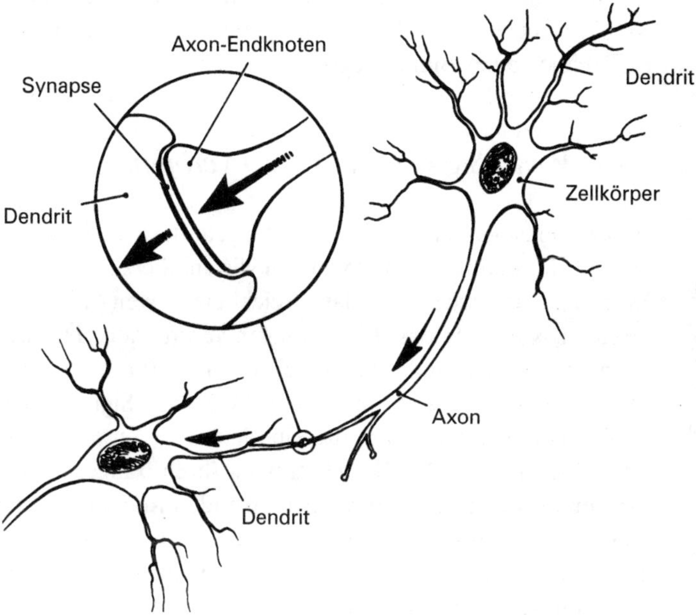

Abbildung 3: DIE KOMMUNIKATION DER NERVENZELLEN. Wenn man, wie in dieser Zeichnung, einige der Milliarden Nervenzellen des Gehirns isoliert, sieht man, daß sie aus Zellkörpern, Dendriten und Axonen bestehen. Zur Kommunikation zwischen den Zellen übermitteln die Axone Botschaften aus dem Zellkörper. Diese Botschaften überqueren eine Verbindungsstelle, die Synapse, und werden zu den Dendriten anderer Zellen transportiert. In der Einfügung ist eine Synapse vergrößert dargestellt. Die Pfeile geben die Richtung an, in der die Botschaft übermittelt wird. In jeder Millisekunde unseres Lebens werden durch dieses außergewöhnliche System in unserem Gehirn Billionen über Billionen solcher Botschaften gesendet und übermittelt.

The Seat of the Soul: »Wenn wir annehmen, konservativ geschätzt, daß jede synaptische Schaltung in zehn unterschiedlichen Stärken erfolgen kann, ergibt sich daraus eine Gesamtzahl von im Gehirn möglichen unterscheidbaren Konfigurationen synaptischer Gewichte, die, grob geschätzt, bei 10 hoch einer Billion liegt.«

Wenn Sie sich die Finger verbrennen

Nun ein Beispiel dafür, wie dieses System der Nachrichtenübermittlung funktioniert: Nehmen wir an, Sie zünden eine Kerze an und lassen dabei das Streichholz zu weit herunterbrennen, so daß Sie sich die Finger verbrennen. Die für Schmerzreize zuständigen Nervenzellen in Ihren Fingern reagieren, Axon auf Axon sendet Signal auf Signal, alles mittels Neurotransmittern, die eine Vielzahl von Synapsen durchqueren, um die Botschaft von Ihren Fingern zum Rückenmark und von dort in die denkenden Regionen Ihres Gehirns weiterzuleiten. Diese verschiedenartigen Regionen des Gehirns, von denen noch nicht alle identifiziert und in ihrer Funktion verstanden sind, zeichnen für bestimmte Handlungen verantwortlich – eine interpretiert Schmerzreize und befiehlt schmerzlindernde Rettungsmaßnahmen, eine andere bewertet die emotionale Bedeutung eines Ereignisses und löst emotionale Reaktionen aus.

Doch ganz gleich, welche Nervenzellen in Verbindung treten, welche Synapsen durchquert werden und welche Gehirnregionen die Botschaft empfangen, in jedem Fall bewahrt das Gehirn eine Erinnerung an die Aktivierungen und Interaktionen von Nervenzellen, die mit dem Ereignis, daß Sie sich die Finger verbrannt haben, verbunden waren. Bei jedem dieser Ereignisse, von denen das Gehirn jederzeit Abermilliarden verarbeitet, wirken Nervenzellen zusammen

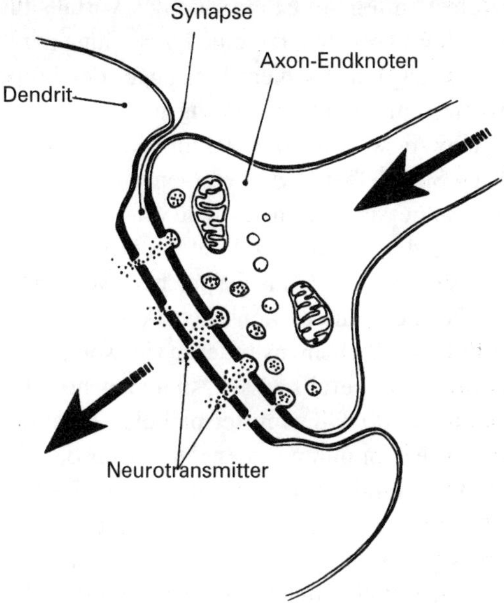

Abbildung 4: EINE SYNAPSE IN GROSSANSICHT. Die kleinen Pünktchen, die an der Synapse freigesetzt werden, sollen Neurotransmitter darstellen, jene chemischen Botenstoffe, die vom Axon der einen Zelle durch die Synapse zum Dendriten einer anderen Nervenzelle wandern. Abhängig von der Menge der freigesetzten Neurotransmitter und der Aufnahmefähigkeit des Dendriten, der auf den Neurotransmitter reagiert, können Botschaften in unterschiedlicher Intensität übermittelt werden.

und lösen eine Fülle von Reaktionen aus. Und das alles geschieht im Bruchteil einer Sekunde!

Das Gehirn reagiert auf Botschaften und bewertet aus drei unterschiedlichen Quellen: aus der Umwelt, aus dem Körper und aus dem Gehirn selbst. Als Sie sich verbrannten, registrierte Ihr Gehirn demnach, womit Sie sich verbrannten – das Streichholz –, was dem Körper dabei geschah – eine Verletzung- und was das Bewußtsein erlebte – Schmerz und

Unbehagen. Von nun an ist ein Bild des Vorfalls für immer in Ihrem Gehirn gespeichert – eine Darstellung der Umweltfaktoren, die zu dem Problem beitrugen, der körperlichen Wirkung, der emotionalen Wirkung und der an der Übermittlung und Auswertung der vielfältigen durch den Vorfall ausgelösten Signale beteiligten Nervenzellen.

Unsere Sinne sind offensichtlich verantwortlich für die Aufzeichnung der vielen Einzelheiten eines Ereignisses, die dann in unserem Gedächtnis gespeichert werden. Aber ein Sinn, der bei dem einen Menschen besonders scharf und dominant ist, kann bei einem anderen viel weniger aktiv sein. Wie Sie vermutlich bereits wissen, sind manche von uns sehr visuell orientiert, so daß zum Beispiel die Gischt der heranrollenden Meeresbrandung oder das Lesen der Worte auf dieser Seite besonders tiefe Eindrücke in Ihrem Gehirn hinterläßt. Andere Menschen dagegen, die stärker auditiv orientiert sind, brauchen das Tosen der Brandung oder müssen einen Text auf Tonband hören, damit eine Erfahrung sich ihnen tief einprägt.

Die Konzentration auf ein visuelles Bild nennt man »Visualisieren«. Ich empfehle den Leuten häufig, sich einen sehr friedlichen, schönen Ort ins Gedächtnis zu rufen, den sie schon einmal vielleicht während eines Urlaubs besucht haben oder mit dem schöne Kindheitserinnerungen verbunden sind. Ebenso empfehle ich auch, »Affirmationen« zu benutzen, positive, bejahende Botschaften, die man entweder in Gedanken wiederholt oder laut vor sich hin spricht, nachdem man die Entspannungsreaktion aktiviert hat. Beide Methoden dienen dazu, dem Gehirn eine neue sensorische Idee zu vermitteln, besonders dann, wenn Ihr Gehirn an einen Strom negativer Gedanken oder an ständige Selbstkritik gewöhnt ist.

Unsere sensorischen Lernerfahrungen erklären vielleicht auch, warum Menschen sich von New-Age-Symbolen und unkonventionellen Therapien angezogen fühlen und warum manche Leute die Aromatherapie besonders wohltuend empfinden, während andere sich Kristalle kaufen. Wie wir noch sehen werden, können die Schaltkreise unseres Gehirns äußerst einflußreich sein, wenn man es versteht, sie auf richtige Weise anzuzapfen.

Unabhängig davon, auf welche Weise Sie das Gehirn stimulieren, werden die Einzelheiten Ihres Erlebnisses und die dabei gebrauchten Sinne von ihm registriert. Das, was wie ein roher Gallertklumpen aussieht, gestaltet und speichert jeden Augenblick, jeden Atemzug, jedes Ereignis, das Ihnen je zu gestoßen ist oder zustoßen wird ebenso wie alle Ihre Gedanken und Träume. Und, damit werden wir uns noch ausführlicher beschäftigen, es trägt auch die Weisheit früherer Generationen in sich – die im Laufe der menschlichen Evolution erworbenen Richtlinien, die Ihnen helfen zu überleben.

Von unten nach oben, von oben nach unten

Sich die Finger zu verbrennen ist ein »Von-unten-nach-oben«-Ereignis, ebenso wie das Betrachten einer schönen Landschaft (siehe Abb. 5). Die Wissenschaft erkennt seit langem an, daß das Gehirn fähig ist, »Von-unten-nach-oben«-Ereignisse zu interpretieren – also auf Reize aus der Umwelt oder aus dem Körper zu reagieren. Erst in jüngster Zeit hat die Gehirnforschung herausgefunden, daß auch »Von-oben-nach-unten«-Ereignisse möglich sind. Diese Ereignisse haben ihren Ursprung in unseren Gedanken (siehe Abb. 6). Sie sind entweder Erinnerungen an vom Gehirn gespeicherte frühere Ereignisse oder neue Gedanken, die Sie sich bewußtmachen. Stellen Sie sich vor, daß Sie Wochen nach dem ursprünglichen Vorfall ein brennendes Streichholz in die Hand nehmen oder daß Sie sich, Monate nachdem Sie sie zum erstenmal sahen, an die schöne Landschaft erinnern. Im erstgenannten Fall kann die Erinnerung an die verbrannten Finger so lebhaft sein, daß in Ihnen für einen kurzen Moment das damalige Unbehagen wieder hoch steigt. Und ganz ähnlich können Sie bei der Erinnerung an die Landschaft erneut von jener friedlichen Stimmung ergriffen werden, die Sie bei dem damaligen Erlebnis verspürten. Das Gehirn neigt dazu, diese von oben nach unten übermittelten

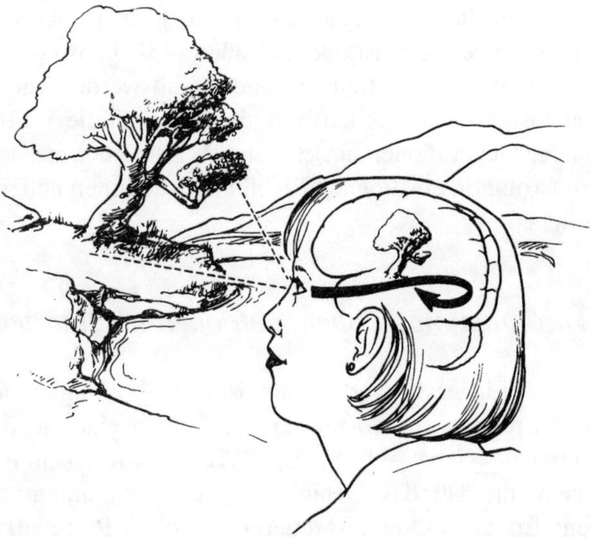

Abbildung 5: EIN VON-UNTEN-NACH-OBEN-EREIGNIS. Die Frau betrachtet eine Landschaft. Die Landschaft befindet sich außerhalb des Körpers der Frau, wird aber durch die Tätigkeit der Nervenzellen zu einem vom Gehirn registrierten Bild und dann zu einer gespeicherten Erinnerung. Da dieses Bild seinen Ursprung außerhalb des Gehirns hat, nicht »oben«, also in den Gedanken oder der Phantasie, spricht man von einem Von-unten-nach-oben-Ereignis. Andere solcher Ereignisse entstehen in unserem Körper – als Empfindungen in unseren Fingern, unserem Magen, den Ohren oder der Nase.

Botschaften so zu interpretieren, als wären die imaginierten oder projizierten Szenen real.

Solche Von-oben-nach-unten-Ereignisse kommen häufig vor. Haben Sie sich beim Autofahren auch schon einmal vorgestellt, daß ein Unfall passieren könnte? Nach dieser in Ihrem Geist auftauchenden Phantasie werden Sie vermutlich feststellen, daß Sie die Geschwindigkeit unwillkürlich gedrosselt haben, während Ihr Puls sich gleichzeitig beschleu-

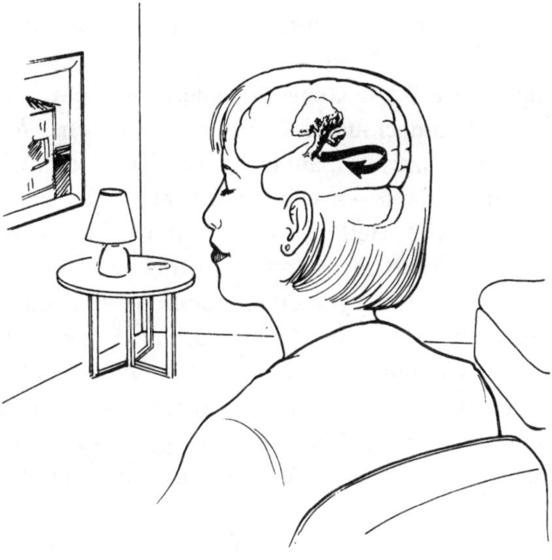

Abbildung 6: EIN VON-OBEN-NACH-UNTEN-EREIGNIS. Die Frau sitzt mit geschlossenen Augen im Zimmer und stellt sich die gleiche Landschaft vor, die sie zuvor gesehen hat. Ihr Gehirn rekonstruiert das im Gedächtnis gespeicherte Bild, indem es jenes Nervenzellen-Aktivitätsmuster erneut auslöst, das auftrat, als die Frau die Landschaft tatsächlich sah. Doch nun stammt dieses Bild aus ihrem Gehirn, aus ihren Gedanken und Erinnerungen. Es handelt sich um ein Von-oben-nach-unten-Ereignis. Träume sind ebenfalls Von-oben-nach-unten-Ereignisse.

nigte. Ohne den aus der Umwelt kommenden Reiz eines wirklichen Unfalls, ohne quietschende Reifen und gegeneinander krachende Autos, ohne die physische Einwirkung eines solchen Ereignisses haben Ihre Nervenzellen dennoch reagiert. Ihr Gehirn hat die gleiche Kampf-oder-Flucht-Reaktion ausgelöst wie bei der Bedrohung durch einen realen Unfall. Und ohne daß Sie es merkten, hat es Ihren Fuß veranlaßt, das Gaspedal weniger durchzutreten.

Lebhafte Erinnerungen als Auslöser

Auf die gleiche Weise können Erinnerungen sehr folgenreiche Von-oben-nach-unten-Ereignisse auslösen. Während meiner Assistenzarztzeit am damaligen King County Hospital in Seattle erlebte ich selbst eine Kampf-oder-Flucht-Reaktion von solcher Heftigkeit, daß sie mir tief im Gedächtnis geblieben ist. Eines Tages arbeitete ich in der Ambulanz, wo Patienten untersucht werden, die keine Notfallbehandlung brauchen. Ein Asiate weit jenseits der Siebzig kam in mein Sprechzimmer, und sein Erscheinen löste bei mir sofort eine heftige Reaktion aus. Ich fing an zu schwitzen, fühlte mich scheußlich, und mein Herz klopfte heftig. Dieser Mann jagte mir, ohne daß ich einen Grund dafür nennen konnte, furchtbare Angst ein.

Ich bemühte mich, rasch die Fassung wiederzugewinnen, überprüfte die Krankengeschichte des Mannes und untersuchte ihn. Am Ende der Untersuchung gestand ich diesem Patienten: »Ich glaube nicht, daß wir uns schon einmal begegnet sind, aber als ich Sie in mein Sprechzimmer kommen sah, spürte ich eine seltsame, heftige Reaktion.« Der Mann lächelte, ballte die rechte Hand zur Faust, bewegte den Daumen vor und zurück und sagte mit einer bedrohlich vertrauten Stimme: »Okay, Yank, jetzt mach dein Testament!« Er erzählte mir, daß er Filmschauspieler gewesen war und zu Beginn des Zweiten Weltkriegs die Rolle des »Tokyo Joe« in Hollywood-Filmen gespielt hatte, die ich damals als leicht zu beeindruckender sechs- oder siebenjähriger Junge häufig angeschaut hatte. In der Szene, die er mir im Sprechzimmer noch einmal vorspielte, war er ein Jagdbomberpilot gewesen, der mit der Maschinenkanone seines Flugzeugs amerikanische Flugzeuge und ihre Piloten abschoß. Man hatte ihn, wie er mir sagte, immer als Schurken besetzt, so daß er später in vielen Charlie-Chan-Filmen mitspielte, von denen ich als Kind ebenfalls etliche gesehen hatte.

Mein Unterbewußtsein hatte Erinnerungen abgespeichert – so tief vergraben, daß sie mir gar nicht mehr bewußt zugänglich waren –, die bei mir eine Kampf-oder-Flucht-Reaktion auslösten, als dieser Mann das Sprechzimmer betrat. Er stellte überhaupt keine Bedrohung für mich dar, aber mein Körper reagierte, als sei dieser Schurke geradewegs von der Kinoleinwand in die Krankenhausambulanz spaziert, so daß die Gefahr für mich vollkommen real wirkte.

Kino-Magie

Kinofilme werden in diesem Buch immer wieder eine Rolle spielen. Das liegt vermutlich daran, daß ich ein visuell orientierter Mensch bin, der sich von Filmen sehr stark beeindrucken läßt. Wir messen Filmen deshalb eine so große Bedeutung bei, weil sie auf großen Leinwänden in dunklen Sälen vor einem Publikum gezeigt werden, das gewissermaßen *als Ganzes* emotional darauf reagiert. Doch ich möchte Sie dazu anregen, Filme, Fernsehen und all die anderen »Nervenkitzel« in Ihrem Leben in einem völlig anderen Licht zu sehen. Wenn Sie berücksichtigen, wie das

Gehirn arbeitet, und daß die Informationen, mit denen Sie es füttern, Ihre biologische Struktur verändern und sich auf Ihre Gesundheit und Ihr Wohlbefinden auswirken, wie ich Ihnen in diesem Kapitel verdeutlichen werde, dann sollten Sie den Stimuli in Ihrem Leben weit mehr Bedeutung beimessen. Um die Wichtigkeit intellektueller und spiritueller Stimuli aufzuzeigen, muß man Menschen der westlichen Kultur zunächst klarmachen, welche physischen Auswirkungen sie haben.

Für mich selbst und viele andere Menschen sind Filme so lebendige Eindrücke, daß wir das Gefühl haben, Schauspielerinnen und Schauspieler persönlich zu kennen, weil ihre Bilder und Dialoge sich in unseren Gehirnen physikalisch materialisieren. Sie werden buchstäblich zu einem Teil von uns. Wie Sie gleich sehen werden, wenn wir über den unglaublichen Einfluß von Gefühlen auf die Verarbeitung und Auswahl von Gedanken sprechen, werden diese Schauspieler zu Akteuren in einer kognitiven Welt, in der wir Bilder von uns selbst projizieren, die die physischen Steuersignale in unserem Körper verändern.

Die virtuelle Realität ist ein weiterer machtvoller Stimulus. All diese Video- und Computerspiele werden oft in einer Weise benutzt, durch die sich die Grenzen zwischen innerer und äußerer Erfahrung verwischen. Ärzte verwenden zum Beispiel heute Cyberspace-Helme, um Patienten zu helfen, die unter Akrophobie, extremer Höhenangst, leiden. In dieser virtuellen Realität sehen die Patienten in ihren Helmen computererzeugte Bilder von Brücken, Hochhäusern und Sprungbrettern, die sie erkunden und von deren Rand sie gefahrlos in die immens erscheinende Tiefe schauen können. Ich meine es nicht als Wortspiel, wenn ich in diesem Zusammenhang die Terminologie des »Von-oben-nach-unten« und »Von-unten-nach-oben« benutze. Mit Hilfe der virtuellen Realität können Patienten Von-unten-nach-oben-

Ereignisse in ihrem Gehirn speichern – simulierte Höhenerfahrungen. Allmählich wird ihnen dann das Von-oben-nach-unten-Ereignis, also der Gedanke, in den vierzigsten Stock eines Gebäudes hinauffahren zu müssen, weniger Angst machen. Künftige reale Höhenerlebnisse werden für sie weniger traumatisch sein. Wie man mir sagte, unternahm einer dieser mit virtueller Realität behandelten Patienten hinterher eine Fahrt mit dem Heißluftballon, schwebte hoch über der Erde und genoß jede Minute dieses Erlebnisses ohne jede Angst oder körperliches Unbehagen.

Meine Mitarbeiterin Marg Stark und ihr Mann machten ihre erste Erfahrung mit virtueller Realität in einem hiesigen Vergnügungspark. Sie erlebten eine Slalom-Abfahrt, die auf einer echten olympischen Skipiste gefilmt worden war. Dazu wurden sie in einer dunklen Kabine festgeschnallt, die synchron zu den Bildern des projizierten Films schwankte und rüttelte, so daß die beiden das Gefühl hatten, jederzeit in die Zuschauer des Abfahrtslaufes oder über eine Klippe geschleudert werden zu können. Obwohl die Vibrationen und das Schwanken der Kabine nicht so heftig waren, daß Marg und ihr Mann sich hätten verletzen können, schmerzten doch nachher bei beiden die Muskeln im Rücken und in den Beinen genau so, wie sie es vom wirklichen Skifahren her kennen. Und sie verspürten anschließend einen Bärenhunger. Offenbar war ihr Metabolismus von dieser virtuellen physischen Herausforderung, die sie durchgestanden hatten, kräftig angeregt worden. Bei beiden hatte das Gehirn die Körperkräfte mobilisiert, weil es nicht zwischen einer realen physischen Herausforderung und einer vom Computer simulierten unterscheiden konnte.

Die Szenen, an die wir uns erinnern oder die wir uns vorstellen, sind für das Gehirn real. Mein Kollege Dr. Stephen M. Kosslyn, Psychologieprofessor in Harvard, führte ein Experiment durch, bei dem die Versuchspersonen aufgefordert wurden, ein Gitternetz aus parallelen und horizontalen Linien zu betrachten. Während sie das taten, benutzten Dr. Kosslyn und seine Mitarbeiter ein besonderes Röntgenverfahren namens PET (Positronen-Emissions-Tomographie), eines dieser von mir erwähnten neuen Instrumente der modernen Technologie, um festzustellen, in welchen Gehirnregionen dabei Nervenzellen aktiviert wurden. PET ermöglicht es, das Gehirn in Aktion zu beobachten, weil die Patienten eine sehr kleine Dosis einer radioaktiven Substanz erhalten, die den mit gesteigerter Nervenzellenaktivität einhergehenden erhöhten Blutfluß sichtbar macht. Mit Hilfe dieser Röntgenbilder konnte Dr. Kosslyns Team jene Brutstätten der Gehirnaktivität identifizieren, die in Aktion traten, wenn die Versuchspersonen das Gitternetz betrachteten.

Dann wurde das Bild mit dem Gitternetz entfernt, und die Teilnehmer wurden aufgefordert, die Augen zu schließen und sich den Anblick des Gitternetzes ins Gedächtnis zu rufen. Während sie das taten, wurden erneut PET-Aufnahmen gemacht. Die zweiten Aufnahmen zeigten, daß dieselben Gehirnregionen in Aktion traten, dieselben Nervenzellen zu reagieren begannen, als die Versuchspersonen sich, statt das Gitternetz zu sehen, lediglich an seinen Anblick erinnerten.

Ein Bild entsteht demnach, wenn eine bestimmte Gruppe von Nervenzellen aktiviert wird. Um die Erinnerung an ein solches Bild zu ermöglichen, rekonstruiert das Gehirn jene Nervenzellenaktivität, die beim tatsächlichen Anblick des betreffenden Bildes stattgefunden hat. Aktivitätsmuster des

Gehirns werden gespeichert und beim Erinnern abgerufen: Um eine Erinnerung auszulösen, in diesem Fall das erinnerte Gitternetz, aktiviert das Gehirn dieselben Akteure – Nervenzellen, Synapsen, Schaltkreise – wie bei der ursprünglichen Erfahrung. Das Muster der Gehirnaktivität, das erforderlich ist, um sich an ein Bild zu erinnern, wird auch Neurosignatur genannt. Alle Erlebnisse und Emotionen unseres Lebens besitzen Neurosignaturen, stenographische Notizen, die das Gehirn speichert und wieder abruft. Mit Hilfe dieser unzähligen Notizen über unzählige Systeme führt unser Gehirn einen ständigen Dialog mit unserem Nervensystem, der unsere Erinnerungen, Emotionen, Charakterzüge, ja sogar unsere Ethik und Moral kultiviert und aufrechterhält. Da jeder Mensch sein eigenes Leben führt, besitzen wir alle einzigartige, unverwechselbare Neurosignaturen.

Die unglaubliche Macht der Gefühle

Wir sind es nicht gewohnt, uns Emotionen und Persönlichkeitsmerkmale als etwas Biologisches vorzustellen. Wir glauben, daß Gefühle ziemlich willkürlich über uns kommen. Und wir glauben, daß unser Charakter durch unsere Lebenserfahrungen geformt wird, nicht dadurch, daß bestimmte Schaltkreise im Gehirn häufig benutzt werden und uns auf besondere Muster der Gehirnaktivität und des Verhaltens festlegen. Aber genau das zeigen die neuesten Ergebnisse der Gehirnforschung. Gefühle sind natürliche Ausdrucksformen des Gehirns bei seinem Bestreben, ein umfassendes Bild des Körpers und seiner Umwelt zu gewinnen. Sie sind viel wichtiger für die Gehirnfunktion und für unsere Gesundheit, als unsere Gesellschaft in ihrer Betonung des objektiven Verstandesdenkens es je für möglich gehalten hätte.

Wie passen Emotionen in jene Schnellfeuer-Kommunikation hinein, die in dem oben erwähnten Beispiel der verbrannten Finger zwischen Körper und Gehirn abläuft? Sie werden auch weiterhin in der Lage sein, Kerzen und Kaminfeuer und Gartengrills anzuzünden, ohne vor Angst gelähmt zu sein. Daß Sie dazu in der Lage sind, trotz der Erinnerung an das Feuer und das damit verbundene schmerzhafte Erlebnis, verdanken Sie zum Teil Ihren Emotionen; sie helfen dem Gehirn, die Bedeutung eines Ereignisses einzuschätzen, und überzeugen es in diesem Fall davon, daß kein Grund zur Panik besteht, wenn Sie erneut zum Streichholz greifen.

Wissenschaftler sind der Ansicht, daß einige emotionale Reaktionen im Gehirn stattfinden, *bevor,* nicht nachdem wir Zeit hatten, über eine Sache nachzudenken und uns für eine bestimmte Gefühlsreaktion zu entscheiden. Psychologen haben einen Test entwickelt, mit dessen Hilfe sich diese augenblicklichen Reaktionen nachweisen lassen. Sie konfrontierten Versuchspersonen mit Bildern, Geräuschen und Worten, zu denen sie unmittelbar ihr Gefallen oder Mißfallen äußern sollten. Dabei verwendeten sie auch Nonsens-Wörter wie »juvalamu«, das die meisten Leute als sehr angenehm empfanden, und »chakaka«, das bei englischsprachigen Personen auf Ablehnung stieß.

»Wir haben noch nichts gefunden, worauf das menschliche Bewußtsein völlig gleichgültig reagiert, ohne die leiseste Sympathie oder Antipathie«, berichtete Dr. Jonathan Bargh, ein New Yorker Psychologe, der erforscht, wie im Gehirn Gefühle entstehen, kürzlich in einem Artikel der *New York Times.* Dr. Bargh behauptet, daß »die Leute alles, was sie wahrnehmen, sofort beurteilen«. Dabei werden sogar Dinge, denen sie nie zuvor begegnet sind, zum Beispiel abstrakte Formen oder Nonsens-Wörter, mit emotionalen Bewertungen versehen.

»Das alles ist Teil einer vorbewußten Verarbeitung, bei der

das Gehirn Informationen registriert und organisiert, ehe sie unsere bewußte Wahrnehmung erreichen«, erläutert Dr. Bargh. Da diese Urteile in Sekundenbruchteilen gefällt und damit Teil unseres ersten Eindrucks von einer Sache werden, sagt er, »vertrauen wir ihnen so, wie wir unseren Sinnen vertrauen«. So merken wir gar nicht, daß schon unser erster Eindruck voreingenommen ist. Daraus schließen er und andere Forscher, daß es so etwas wie Objektivität nicht gibt, nur objektives Denken, das aus einem subjektiven Bewußtsein entspringt.

Synästhesie

Emotionen werden auch mit einem anderen Phänomen in Verbindung gebracht, der Synästhesie, beschrieben von Dr. Richard E. Cytowic in seinem Buch *Farben hören, Töne schmecken. Die bizarre Welt der Sinne.* Nur zehn unter einer Million Menschen sind Synästheten, die, weil sie einen alltäglichen Vorgang im Gehirn bewußt wahrnehmen, sagen können, daß Hühnerfleisch rund schmeckt, daß eine Symphonie grün klingt oder ein Glockenklang schokoladig ist.

Wenn sie das tun, scheinen die Synästheten einen für die meisten von uns unbewußten physiologischen Vorgang bewußt mitzuerleben – die Konvergenz von Signalen oder Sinneseindrücken und deren dynamisches Aussortieren und Ordnen, mit dem unsere Gehirne unablässig beschäftigt sind. Mit anderen Worten, beim ersten Bissen Hühnerfleisch oder vielleicht schon, wenn ihm beim Kochen der entsprechende Duft in die Nase steigt, erlebt ein Synästhet mit, wie im Gehirn, in einer Art kognitivem Kartenmischen, die Sinneseindrücke sortiert werden.

Dr. Cytowic sagt, daß Emotionen dabei wie ein Ventil funktionieren und darüber entscheiden, was Ihre Aufmerksamkeit erregt und was nicht. Aber Emotionen besitzen »ihre eigene Logik«, so daß wir möglicherweise nicht in der Lage sind vorherzusagen, wie unser Gehirn Wahrnehmungen »etikettiert«. Von ihren, wie Dr. Cytowic glaubt, einzigartigen emotionalen Impulsen gelenkt, sind Synästheten – die er »kognitive Fossile« nennt – gezwungen, multisensorische Eindrücke bewußt zu verarbeiten, eine Fähigkeit, die die meisten Menschen schon vor langer Zeit verloren haben. Diese Eigenschaften des Gehirns lassen vermuten, wie Dr. Cytowic sehr überzeugend darlegt, daß unser bewußtes Selbst nur »die Spitze des Eisbergs« unserer wahren Natur darstellt. »Was wir für bewußt ausgewählte Verhaltensweisen halten, von unserem freien Willen veranlaßt, wird in Wahrheit von einem anderen, uns nicht bewußten Teil unseres Selbst in Gang gesetzt.« Daher kommt er zu dem Schluß:

> Wir wissen mehr, als wir zu wissen glauben. Die multisensorische, synästhetische Sicht der Wirklichkeit ist nur *ein* Aspekt, von dem wir mit Sicherheit wissen, daß er unserer bewußten Wahrnehmung abhanden gekommen ist. Es könnte noch viele andere solcher Aspekte geben. Wenn Sie sich etwas von diesem tieferen Wissen wieder zugänglich machen möchten, empfehle ich Ihnen, bei Ihren Gefühlen zu beginnen, denn sie scheinen ihren Sitz an der Schnittstelle zwischen jenem Teil des Selbst zu haben, der unserer bewußten Aufmerksamkeit zugänglich ist, und jenem, der sich ihr entzieht.

In diesem Buch werden wir uns sehr ausführlich mit diesem inneren Wissen befassen, mit der Intuition und unseren Emotionen und damit, wie man sie in einer Gesellschaft respektiert, die uns nicht gerade dazu ermutigt. Doch einstweilen genügt es, die Tatsache festzuhalten, daß Gefühle keine Launen einer unkörperlichen Seele sind. Vielmehr handelt es sich bei ihnen um Botschaften des Gehirns, die es erzeugt, während es die Alltagserfahrungen des Körpers interpretiert, die Herausforderungen in der physischen Umwelt ebenso wie die Werte, Sorgen und Erlebnisse, die unser Dasein bereichern. Sie spielen für unsere Physiologie eine viel entscheidendere Rolle, als den meisten Menschen bewußt ist.

Einige besonders wichtige Hinweise für den Beitrag der Gefühle zur Gehirntätigkeit kommen von Neurologen, die sich speziell mit Patienten befassen, die Hirnverletzungen im Bereich der Stirnlappen erlitten haben. Bei diesen Menschen fällt auf, daß sie als Folge der Verletzung jede Fähigkeit zu emotionaler Teilnahme am Leben eingebüßt haben. In *Descartes' Irrtum* schreibt Dr. Damasio ausführlich über einen Patienten, den er Elliott nennt. Diesem Patienten mußte ein apfelsinengroßer Tumor aus dem Gehirn entfernt werden, und von diesem Zeitpunkt an entwickelte Elliott eine extrem gleichgültige Haltung. Vor der Operation war er ein guter Ehemann und Vater gewesen und beruflich erfolgreich; nach der Operation gelang es ihm nicht mehr, einen Arbeitsplatz längere Zeit zu behalten. Er investierte Geld in riskante Unternehmungen und ruinierte sich dabei finanziell, ließ sich scheiden und heiratete eine andere Frau. Doch auch diese Beziehung endete rasch mit einer Scheidung. Um hinter die Ursache für diese Unruhe in Elliotts Leben zu kommen, führte Dr. Damasio mit ihm eine Reihe von Tests durch. Bei einem Versuch mußte Elliott Fotos betrachten, auf denen stark emotionsgeladene Situationen zu sehen waren, etwa brennende Häuser oder Menschen, die bei einer Flutkatastrophe ertrinken. Obwohl Elliott sich erinnerte, daß solche Bilder ihn früher, vor der Operation, aufgewühlt und verstört hätten, spürte er jetzt bei ihrem Anblick wenig oder gar keine Emotionen.

Dr. Damasio schreibt über diese unglaubliche Verwandlung: »... die Kaltblütigkeit von Elliotts Gedankengängen hinderte ihn daran, verschiedene Situationen emotional entsprechend zu bewerten, so daß seine Entscheidungs-Landschaft hoffnungslos verflachte.« Der Umstand, daß sowohl Elliotts Gefühlsleben als auch seine Fähigkeit, vernünftige Entscheidungen zu treffen, nach der Operation beeinträchtigt waren, weckte Dr. Damasios Neugierde. Er erforschte daraufhin die Mechanismen des rationalen Denkens und fand heraus, daß Gefühle beim Fällen von Entscheidungen eine wichtige Rolle spielen, weil wir mit ihrer Hilfe bestimmten Erinnerungen und Gedanken Werte zuordnen. Gerade unsere Gefühle, von denen uns gesagt wurde, wir sollten uns bei vernünftigen Entscheidungen nicht von ihnen leiten lassen, sind, wie sich herausstellte, wesentlich dafür, daß wir die richtigen Prioritäten setzen und entsprechend angemessene Entscheidungen treffen. Dr. Damasio zufolge »kann emotionale Verarmung eine wichtige Quelle für irrationales Verhalten sein«.

Hartnäckige Angst

Doch welche von unseren vielen Emotionen haben großen Einfluß auf unser Leben? Angst ist offenbar ein besonders starkes Gefühl, und häufig spüren wir ihre körperlichen Auswirkungen sehr deutlich. Die Angst ist vermutlich genauer wissenschaftlich erforscht worden als jedes andere Gefühl, und, wic es scheint, werden angstvolle Erinnerungen dauerhaft im Gehirn gespeichert. Phobien rühren möglicherweise von einer Funktionsstörung der Amygdala her, die an der Umwandlung von Emotionen im Gehirn beteiligt ist. Diese kleinen Strukturen tief im Inneren der beiden Gehirnhälften helfen mit, Erinnerungen herzustellen und den emotionalen Gehalt dieser Erinnerungen zu speichern, mit Hilfe der bereits erwähnten Neurosignaturen.

Angst scheint eine wichtige Rolle bei den geheimnisvollen

plötzlichen Todesfällen unter Hmong-Flüchtlingen zu spielen, Angehörigen der laotischen Volksgruppe, die während des Vietnamkrieges von Südostasien in die Vereinigten Staaten flüchteten. Das Syndrom plötzlicher und unerwarteter nächtlicher Todesfälle (SUNDS) ist unter männlichen Hmong-Flüchtlingen zwischen 25 und 44 Jahren alarmierend häufig. Auf 100 000 männliche Flüchtlinge kommen 92 solcher Todesfälle, was das Phänomen bei ihnen zur fünfthäufigsten natürlichen Todesursache macht. Offenbar sterben die Opfer an einer seltenen Störung im Reizleitungssystem des Herzens, die während des Schlafs auftritt. Doch die anschließenden Autopsien ergaben keine strukturellen Anomalien am Herzen. Die meisten dieser Todesfälle ereignen sich unter männlichen Flüchtlingen, die sich noch nicht länger als zwei Jahre in den USA aufhalten. In Laos selbst tritt dieses Phänomen nicht auf.

Dr. Shelley Adler von der University of California in San Francisco hat dieses Syndrom im Kontext der Hmong-Kultur untersucht. Sie kommt zu dem Schluß, daß eine ganz besondere emotionale Reaktion, eine böse Mischung aus »Angst, Ohnmacht und Erniedrigung« bei den Betroffenen eine »katastrophale psychologische Not« hervorruft, die für die plötzlichen Todesfälle verantwortlich ist. Was ist nun der Grund für diese außergewöhnliche, aber sehr reale Angst? Männer, die nach durch SUNDS ausgelösten Herzstillständen wiederbelebt wurden, gaben an, sich an einen schrecklichen Alptraum zu erinnern, nicht bloß an einen gewöhnlichen schlechten Traum, sondern eine besondere, extreme Version, die sie *tsog tsuam* nennen. In ihrer Kultur ist dies ein allseits bekannter böser Geist, der seine Opfer in der Nacht heimsucht, sich auf die Brust der Betroffenen setzt, sie am Atmen hindert und sie dadurch schließlich erstickt.

Chia, einer der von Dr. Adler befragten Patienten, berichtete, sich während der ersten Monate in den USA große

Sorgen wegen seiner Familie und seines Lebensunterhalts gemacht zu haben. Er erinnert sich:

> Ein paar Monate nach meiner Ankunft in den Staaten lag ich nachts schlafend im Bett. Ich hatte das Licht ausgeschaltet und immer weiter nachgedacht, nachgedacht, nachgedacht, und dann … spürte ich plötzlich, daß ich mich nicht mehr bewegen konnte. Ich spürte es, konnte aber nichts sehen. Ich versuchte meine Hand zu bewegen, aber das ging nicht. Ich versuche es immer wieder, aber ich kann mich nicht bewegen. Ich weiß, daß es *tsog tsuam* ist. Ich habe schreckliche Angst. Ich kann kaum atmen. Ich denke: »Wer hilft mir? Was ist, wenn ich sterbe?«

Adler glaubt, daß sich die von SUNDS betroffenen Männer in einer besonders verunsichernden sozialen Situation befinden. Für gewöhnlich sind sie deprimiert über den Umstand, daß sie die für Hmong-Haushalte übliche traditionelle Männerrolle nach der Ankunft in den USA nicht aufrechterhalten können. Vermutlich stellen ihre Frauen und Kinder die Macht und Vorherrschaft in Frage, die Hmong-Männer üblicherweise zu Hause genießen. Und die Männer fühlen sich weniger in der Lage, ihre Familien vor bösen Geistern und Eindringlingen zu schützen, weil in der amerikanischen Gesellschaft ihre traditionellen schamanischen Praktiken und religiösen Opferrituale nicht gern gesehen sind.

Wenn Angst durch ein Gefühl der Machtlosigkeit verstärkt wird, kann sie ernste physische Auswirkungen hervorrufen. Angst hinterläßt offenbar eine besondere Prägung in der Amygdala unseres Gehirns. Diese physische Signifikanz kann sich zwar mit der Zeit abschwächen, läßt sich aber nicht völlig beseitigen, außer wenn die Amygdala beschädigt wird. Als man Amygdala-Schäden bei Ratten wissenschaftlich untersuchte, stellte sich heraus, daß die betroffenen Tiere tatsächlich vergessen, Angst zu haben. Dr. Damasio und viele andere Forscher haben ähnliche Reaktionen bei Opfern von Schlaganfällen oder Unfällen und bei anderen Patienten beobachtet, die Schädigungen an bestimmten Teilen des Gehirns erlitten. Abhängig von der jeweiligen Verletzung, machen diese Opfer mitunter so einschneidende Persönlichkeitsveränderungen durch, daß Angehörige und Kollegen ebenso wie die Patienten selbst Schwierigkeiten haben, sich an das neue »Selbst« zu gewöhnen. Menschen mit bilateralen Schäden an der Amygdala werden furchtlos; sie laufen nachts allein herum, ohne sich bewußtzumachen, daß das gefährlich sein könnte, und verwickeln sich in alle möglichen Schwierigkeiten.

Erinnertes Wohlbefinden und Gefühle

Warum ist es wichtig, daß wir die Rolle der Angst und anderer Emotionen verstehen? Weil erinnertes Wohlbefinden eine emotionsgeladene Erinnerung ist, genau wie der Voodoo-Tod und andere Beispiele für den Nocebo-Effekt. Wenn man uns eine Krankheitsdiagnose mitteilt oder uns einwandfreie Gesundheit bescheinigt, versieht unser Gehirn diese Nachricht mit emotionalen Wertungen. Und es zeigt sich, daß unsere Gefühle bezüglich dieser Information für die gesundheitliche Reaktion des Körpers bedeutsamer sind als die objektiven Fakten. Krebs-Statistiken können einen weniger starken Eindruck in unserem Gehirn hinterlassen als die warmherzigen, beruhigenden Worte eines freundlichen Arztes oder die Erinnerung an eine Freundin, die ihre Haare verlor und durch die Krankheit sehr geschwächt wurde, es aber schließlich schaffte, sich vom Krebs zu befreien.

Die gewaltige Anhäufung von Nervenzellen in der Amygdala und anderen Gehirnregionen speichert alle Arten von Erinnerungen und ordnet den Ereignissen Emotionen zu, die auf der umfangreichen Lebensgeschichte, den Umwelteinflüssen und Erfahrungen basieren, denen Sie ausgesetzt waren. Wenn Ihre bisherigen Erlebnisse mit Ärzten positiv waren, wird medizinische Hilfe in Ihnen positive emotionale Reaktionen auslösen. Die Nervenzellen, die an Ihrer Neurosignatur beteiligt sind, werden mit anderen Nervenzellen im Gehirn interagieren, um die positive Deutung des Erlebnisses weiterzuleiten und zu speichern. Wenn Sie dagegen, wie es bei Voodoo der Fall ist, von einem Medizinmann verflucht werden, von dessen Kräften Sie vollkommen überzeugt sind, ebenso wie die anderen Menschen des Dorfes, in dem Sie von Geburt an leben, dann kann Ihre Angst auf tragische Weise andere Neurosignaturen aktivieren, die Ihren plötzlichen Tod verursachen.

Dr. Stephen M. Oppenheimer von der Johns Hopkins University Medical School hat im Gehirn eine kleine Stelle namens Insular-Kortex identifiziert. Sie scheint für jene plötzlichen Todesfälle verantwortlich zu sein, die man extremer Angst zuschreibt, wie es auf Voodoo- oder Verbrechensopfer zutrifft, aber auch auf jene Menschen, von denen gesagt wird, sie seien an »gebrochenem Herzen« gestorben. Wenn der Insular-Kortex durch extreme Verzweiflung oder Panik aktiviert wird, verursacht er offenbar einen Herzschaden, so wie bei jenen Menschen, die von einer lebensbedrohlichen Herzrhythmusstörung, Kammerflimmern genannt, betroffen sind. Diese beiden Erkenntnisse – daß Von-obennach-unten-Ereignisse, also durch Gedanken ausgelöste Ereignisse, möglich sind und daß Gefühle dem Gehirn dazu dienen, die Bedeutung der in Neurosignaturen gespeicherten und abrufbaren Ereignisse zu bewerten – können uns das Potential von erinnertem Wohlbefinden und seinem Gegenteil, dem Nocebo-Effekt, verdeutlichen.

Programmierung und Überlebenswille

Eine andere wichtige Komponente für unser Verständnis vom erinnerten Wohlbefinden ist jene oberste Priorität des Gehirns, die schon vor unserer Geburt in uns angelegt wurde, unser Wille zu überleben. Wir kommen mit einigen bereits »vorfabrizierten« Elementen auf die Welt, mit einigen Neurosignaturen, die bereits in unserem Gehirn gespeichert sind. Diese angeborene Programmierung enthält die Richtlinien für unser körperliches Gedeihen, für Blutkreislauf und Atmung, das Funktionieren des Immunsystems, unsere Sinneswahrnehmung und andere grundlegende Überlebensmechanismen. Diese Programmierung wird durch unsere Gene bestimmt, durch Chemikalien, die im embryonalen Zustand in uns zirkulieren.

Eines unserer angeborenen Charakteristika ist die Angst vor der Höhe. In einem Experiment wurden Kleinkinder auf eine durchsichtige Plexiglasplatte gelegt, die auf einem dunklen Tisch befestigt war, jedoch an beiden Seiten über diesen Tisch hinausragte. Obgleich es bei diesem Versuch für die Kleinkinder keinen tastbaren Unterschied zwischen dem ins Freie ragenden Teil des Plexiglases und dem über der Tischplatte befindlichen gab, krabbelten sie nie über den Rand des Tisches hinaus. Von Natur aus erkannten sie die Gefahr der drohenden Tiefe, obwohl diese Gefahr in diesem Fall gar nicht wirklich gegeben war.

Bei Menschen ist die Angst vor Schlangen fast genauso allgemein verbreitet wie die Höhenangst. Auch mir selbst ist dieses Phänomen durchaus vertraut. Als ich einmal im Herbst Tulpenzwiebeln in unserem Garten pflanzen wollte, machten mir Eichhörnchen einen Strich durch die Rechnung, indem sie die Zwiebeln ständig wieder ausgruben. Um die Eichhörnchen abzuschrecken, kaufte ich eine über einen Meter lange, aufblasbare Plastikschlange und legte sie neben das Tulpenbeet. Die Eichhörnchen fielen auf diesen Trick herein und wagten sich nicht mehr an die Zwiebeln heran. Als im nächsten Frühling der Schnee geschmolzen war, fegte ich im Garten das Herbstlaub zusammen und stieß dabei auf meine falsche Schlange. Im ersten Moment bekam ich einen furchtbaren Schrecken, schrie auf und machte einen Satz rückwärts. Nachher war ich erleichtert, daß mich niemand dabei gesehen hatte.

Diese peinliche Fehlreaktion verdanke ich etwas, das die Wissenschaft »genetische Programmierung« nennt – angeborene Verhaltensmuster, die unser Überleben sichern sollen. Seit Jahrzehnten streiten sich die Wissenschaftler, ob die Furcht vor Schlangen genetisch programmiert oder erlernt ist. Dr. Charles Pellegrino, ein Archäologe und Anthropologe, ist der Ansicht, unsere Angst vor Schlangen sei angeboren. Diese Angst reiche 65 bis 100 Millionen Jahre zurück in eine Zeit, als für die Urahnen des Menschen riesige Schlangen die gefährlichsten Feinde darstellten. Laut Dr. Pellegrino ist diese angeborene Angst der Grund dafür, daß Schlangen-und Drachen-Folklore in so vielen verschiedenen Kulturen verbreitet ist.

Natürlich unterstellte der Psychiater Dr. Sigmund Freud, daß Schlangen Phallus-Symbole seien und unsere Angst vor ihnen sexueller Natur sei. Doch 1979 verteilten Dr. Edward J. Murray und Dr. Frank Foote vom University of Miami Department of Psychology Fragebögen an sechzig College-Studenten. Darin wurden die Studenten nach ihrer Angst vor Schlangen befragt, nach ihren tatsächlichen Erlebnissen mit Schlangen und ihrer Konditionierung in bezug auf Schlangen (mit Konditionierung war gemeint, was sie über Angriffe von Schlangen gelesen, in Filmen gesehen oder bei anderen Menschen beobachtet hatten). Murray und Foote fanden heraus, daß die Angst vor den Reptilien immer mehr abnahm, je häufiger die Teilnehmer selbst mit Schlangen in

Berührung gekommen waren. Umgekehrt zeigten gerade jene Teilnehmer, die über keine oder nur wenige persönliche Erfahrungen mit Schlangen verfügten – was auf den größten Teil der beteiligten Studenten zutraf –, die meiste Angst vor diesen Tieren.

Weil diese Phobie so weit verbreitet ist, obwohl sie nur selten von der Realität bestätigt wird, kamen die Wissenschaftler zu dem Schluß, daß »eine Bereitschaft zur Entwicklung der Angst vor Schlangen« im Menschen angelegt ist. Wir können spekulieren, so wie Dr. Pellegrino, daß unsere Gehirne wegen der Gefahr, die Schlangen einst für unsere entfernten Vorfahren darstellten, genetisch auf die Angst vor Schlangen programmiert sind. Im Laufe unserer Entwicklung, als wir Gebiete besiedelten, in denen Schlangen keine solche Gefahr darstellen, und beruhigt durch die Entdeckung wirksamer Gegengifte, hat dieser neurale Instinkt vielleicht an Kraft verloren und ist heute nicht mehr ganz so ausgeprägt. Dennoch läßt sich diese Angst immer noch leicht auslösen und durch entsprechende Schauergeschichten wachhalten.

Ein erneuter Blick auf die Kampf-oder-Flucht-Reaktion

Auch die Kampf-oder-Flucht-Reaktion scheint genetisch programmiert zu sein. Der Nobelpreisträger Dr. Walter Hess demonstrierte, daß die Kampf-oder-Flucht-Reaktion durch Stimulation einer bestimmten Gehirnregion ausgelöst werden kann, eine Entdeckung, die auf Tiere und Menschen gleichermaßen zutrifft. Wir haben die Fähigkeit, die Gefahr zu bekämpfen oder wegzulaufen, von früheren Generationen ererbt, weil unsere Vorfahren ohne sie kaum eine Überlebenschance gehabt hätten. Auch wenn sich, wie bei der

Angst vor Schlangen, unsere Lebensbedingungen von denen unserer Ahnen unterscheiden mögen, bewahren wir doch ein genetisches Erfahrungswissen, das dazu bestimmt ist, unser Überleben auf der Erde zu sichern.

Wir wissen schon seit langem, daß die Gene über unsere Augenfarbe und unser Geschlecht entscheiden. Die Wissenschaft identifiziert in rascher Folge Gene, die Individuen und Familien anfällig für Krebs und andere Krankheiten machen, Entdeckungen, die mitunter ziemlich beunruhigend sind. Neuerdings beginnt die Genforschung sogar, der genetischen Veranlagung einen Stellenwert einzuräumen, der unsere Vorstellung vom freien Willen in Frage stellt. Es wird behauptet, daß von sexueller Orientierung bis zur Fettleibigkeit, vom Alkoholismus bis zur Intelligenz alles biologisch determiniert sei. Wir fürchten Schlangen und Höhen, weil unsere Gene es uns befehlen. Wir besitzen gewalttätige Neigungen, haben einige Wissenschaftler vermutet, weil es uns an Serotonin fehlt. Manche Unterschiede zwischen den Geschlechtern resultieren daraus, daß Männer und Frauen ihr Gehirn auf unterschiedliche Weise gebrauchen. Menschliche Gefühle, unsere Persönlichkeit, sogar exzentrische Eigenschaften und Marotten scheinen nichts weiter zu sein als die alltäglichen Absonderungen eines biologischen Organismus.

Man muß zwar nicht gleich annehmen, daß alles biologisch bestimmt sei, daß die Natur, wie in dieser abgedroschenen Debatte immer wieder behauptet, stärker als die Erziehung sei, und dennoch liegt hier eine bemerkenswerte Wahrheit. Das Gehirn verändert sich ständig, von einer Millisekunde zur nächsten, und paßt sich den Erfahrungen des Lebens an. Auch wenn wir mit einem bestimmten Grundstock von Verhaltensregeln und Neurosignaturen zur Welt kommen, verwendet das Gehirn doch ständig neue Nervenzellen und Nervenzellen-Aktivierungsmuster, um seinen täglichen Input zu bewältigen – angefangen mit Ihrem Frühstück, dem Lächeln Ihres kleinen Kindes, Ihrer Fahrt zur Arbeit durch strömenden Regen bis hin zu den Terminen und Quoten, die Sie am Arbeitsplatz einzuhalten haben. Jedes Detail unseres Lebens wird unaufhörlich von unserem Gehirn absorbiert und ausgewertet, wobei es sich stetig neu modifiziert, um allen Gefahren gewachsen zu sein, die unser Lebensstil möglicherweise nach sich zieht.

Das Gehirn ist also nicht nur der leistungsfähigste Datenspeicher der Welt, ein Chronist und Bibliothekar, mit dessen Effizienz und Schnelligkeit es bislang kein Computer auch nur ansatzweise aufnehmen kann. Das Gehirn ist nicht nur ein Trampolin, aus dem all unsere Gedanken und Handlungen emporspringen. Nicht nur sind Sie vom Tag Ihrer Geburt an mit Überlebensinstinkten ausgestattet, sondern das Gehirn ist auch sein eigener Künstler, sein eigener Chemiker und Ingenieur und erneuert und reorganisiert sich ohne Pause. Jetzt in diesem Augenblick sind Sie ein anderer Organismus, als Sie es noch vor Sekunden waren und als Sie es schon in wenigen Sekunden sein werden. Die für das Entscheiden zuständigen Strukturen Ihres Gehirns regulieren diesen ganzen Verkehr und verlassen sich dabei nicht nur auf bewährte Routen der Nervenzellenaktivität, sondern erzeugen auch ständig neue Kombinationen von Nervenzellen und Neurotransmittern, um Ihr Überleben zu sichern und Ihnen dabei zu helfen, Neues zu lernen.

Gehirn-Plastizität

Wissenschaftler nennen diese Fähigkeit zur Veränderung »Plastizität«. Eine vor kurzem veröffentlichte Studie ergab, daß Ratten, die in Käfigen mit Spielzeugen und Labyrinthen aufwachsen, mehr neuronale Verbindungen entwickeln als

Ratten in leeren Käfigen. Dank der Gehirn-Plastizität gilt Ähnliches auch für den Menschen. Avi Karni und Leslie Underleider vom National Institute of Mental Health führten ein Experiment durch, bei dem die Teilnehmer gebeten wurden, täglich für zehn Minuten eine einfache Übung auszuführen, die darin bestand, nacheinander mit den Fingern – vom Zeigefinger bis zum kleinen Finger – gegen den Daumen zu klopfen. Die Teilnehmer wurden darin immer besser, so daß sie am Ende der vierwöchigen Studie ihre Geschwindigkeit und Präzision verdoppelt hatten. In regelmäßigen Abständen wurden, während sie die Übung ausführten, ihre Gehirne abgetastet – in diesem Fall mit Hilfe funktionaler magnetischer Resonanzbilder, die es den Forschern ermöglichten, die während der Übung von den Teilnehmern benutzte Gehirnregion zu identifizieren. Während ihre Gehirne abgetastet wurden, bat man die Teilnehmer, die Übung auch umgekehrt zu machen – vom kleinen Finger bis zum Zeigefinger –, was sie zwischendurch nicht trainiert hatten.

Bei den zu Beginn der Studie aufgezeichneten Resonanzbildern stellten Karni und Underleider fest, daß die eigentliche Übung und ihre Umkehrung gleich große Aktivitätszonen im sogenannten Motor-Kortex des Gehirns erzeugten. Doch nach dem vierwöchigen Training zeigte die Aufnahme während der trainierten Bewegungsfolge eine größere Aktivitätszone im Motor-Kortex als bei der umgekehrten, nicht trainierten Bewegungsfolge. Die Wissenschaftler schlossen daraus, daß durch die regelmäßige Wiederholung der Übung, die häufige Aktivierung gleich ausgerichteter Nervenzellen, weitere Nervenzellen im Motor-Kortex angeregt wurden und sich die anfangs beteiligten neuralen Verbindungen dadurch erweiterten und veränderten.

Ähnlich wie wir bei unseren Computern von Hardware und Software sprechen, besitzen unsere Gehirne fest installierte, angeborene Programme und solche, die im Laufe unseres Lebens zusätzlich gespeichert werden. Angeborene Programme sind unsere Angst vor der Höhe, vermutlich auch vor Schlangen und allen anderen Dingen, die das Überleben unserer Vorfahren bedrohten. Die Kampf-oder-Flucht-Reaktion und die Fähigkeit, uns durch die Entspannungsreaktion zu regenerieren, sind ebenfalls angeborene Programme. Doch wir können uns auch neue Programme aneignen, was uns befähigt, dazuzulernen und neue Denkweisen zu praktizieren, die allmählich die gewohnten Muster ersetzen, auf deren Grundlage das Gehirn bislang Informationen auswertete und handelte.

Wir alle besitzen unterschiedliche Neurosignaturen – für Wohlbefinden, für Krankheit, Stärke und Ausdauer, für Kopfschmerzen und Übelkeit, für Bewegung und Vergnügen, für Schmerz und Behinderung, für jene Symptome, die Sie mit Arthritis oder Angina pectoris assoziieren, und für alle anderen Aktivitäten und Situationen, die Sie in Ihrem Leben bisher kennengelernt haben. Vergleichbar einer guten oder schlechten Angewohnheit aktivieren immer wiederkehrende Von-oben-nach-unten-Gedanken mit ihren entsprechenden emotionalen Wertungen im Gehirn immer wieder die gleichen, zuvor benutzten Nervenzellen-Aktivitätsmuster zur Steuerung des Körpers. Auf diese Weise werden unsere Gedanken zu sich selbst erfüllenden Prophezeiungen, und so können unsere Überzeugungen unserem Körper das großartige Potential erinnerten Wohlbefindens erschließen.

Bisher können wir unsere angeborenen genetischen Veranlagungen und Instinkte noch nicht durch bewußte Verhaltensänderungen beeinflussen, wenigstens nicht in einer Zeitspanne, die für uns selbst, unsere Kinder oder etwa unsere Enkelkinder erfahrbar wäre. Und auch falls Genmanipulationen sich als durchführbar erweisen sollten, bliebe die Frage nach den möglichen Konsequenzen und der ethischen

Vertretbarkeit. Einstweilen sollten wir alles daransetzen, die wunderbare Anpassungsfähigkeit und Wandelbarkeit unserer in diesem Leben erworbenen Programme zu nutzen.

Wenn wir unser Bewußtsein verändern, buchstäblich und im übertragenen Sinne, können wir damit unsere Gesundheit entscheidend verbessern. Unser Körper und unser Geist stellen ganz eindeutig eine Komposition aus genetischen Veranlagungen und Anpassungen an unsere Lebenserfahrungen dar. Natur und Erziehung sind untrennbar und voneinander abhängig, Vorherbestimmung und freier Wille mischen sich in unserem Leben auf natürliche Weise. Unsere Neurosignaturen – die Schaltkreise unseres Gehirns, die es uns ermöglichen, über unseren Körper und unser Dasein nachzudenken – werden von beiden Elementen gestaltet. Die Debatte, ob nun der Geist über den Körper herrscht oder umgekehrt, ist daher lächerlich, die Argumente beider Seiten bleiben strittig.

Phantomgliedmaßen

Es gibt wohl kaum ein faszinierenderes Beispiel für das Zusammenspiel zwischen genetischer Programmierung und der Plastizität des Gehirns als die Erfahrungen von Menschen, denen Gliedmaßen amputiert werden mußten. Eine wissenschaftliche Studie belegt, daß bei Menschen, denen eine Hand amputiert wurde, jene Region im Gehirn verschwindet, die zuvor die Empfindungen dieser Hand registrierte. Und doch schreibt Dr. Ronald Melzack, ein Psychologe von der McGill University in Montreal, im *Scientific American,* daß 70 Prozent der Menschen mit Amputationen über ein Phänomen berichten, daß man »Phantomschmerz« nennt – brennende, krampfartige und stechende Schmerzen in dem fehlenden Körperteil. Andere Empfindungen an dem fehlenden Glied sind Druck, Wärme oder Kälte, Nässe, Schwitzen, Juckreiz, Empfindlichkeit und Prickeln. Diese Empfindungen erscheinen den Patienten so real, schreibt Melzack, daß sie sie nicht nur lebhaft beschreiben und präzise lokalisieren können; es geht sogar so weit, daß Patienten versuchen, mit einer nicht existierenden Hand eine Tasse hochzuheben, oder daß sie mit einem Fuß aus dem Bett steigen wollen, der gar nicht mehr da ist.

Viele verschiedene Funktionen des Nervensystems sind für dieses Phänomen verantwortlich. Es kommt übrigens auch bei Kindern vor, die mit fehlenden Gliedmaßen geboren werden. Laut Dr. Melzack wird die Empfindung der Phantomgliedmaßen und der daran auftretenden Phantomschmerzen mit der Zeit schwächer, verschwindet aber nie ganz und tritt manchmal sogar nach Jahrzehnten erneut auf. Selbst wenn jene Gehirnregion verschwindet, die ursprünglich die Empfindungen registrierte, ist es doch möglich, daß andere Nervenzellen und Schaltkreise des Gehirns eine Erinnerung an das amputierte Glied bewahren. Viele Gehirnforscher glauben, daß Menschen mit einem Gefühl für Gliedmaßen zur Welt kommen – als angeborenes Programm des Gehirns. Mit anderen Worten, unser Gehirn liefert uns das Bild unseres Körpers, sagt uns, daß wir einen Körper haben. Oder, wie Dr. Melzack es ausdrückt: »Wir brauchen keinen Körper, um einen Körper zu spüren.«

Diese Forschungsergebnisse legen eine radikal andere Sicht der Welt nahe, eine Abkehr von Descartes' Idee vom wunderbaren maschinengleichen Körper und dem winzigen Geist, die von unserer Kultur so rückhaltlos aufgegriffen wurde. Das Gehirn bringt die Körpererfahrung hervor, nicht nur indem es Reize aus Körper und Umwelt interpretiert, sondern auch indem es eigene Wahrnehmungen erzeugt, unabhängig von Körper und Umwelt, und damit auch unabhängig von dem, was wir immer für die »Realität« gehalten haben. Dr. Damasio stimmt darin überein, wenn er schreibt: »Wir wissen nicht, was die absolute Realität ist, und es ist unwahrscheinlich, daß wir es je herausfinden.« Er erklärt: »Alles, was Sie mit Sicherheit wissen können, ist, daß [Bilder] für Sie real sind und daß andere Geschöpfe vergleichbare Bilder erzeugen.«

Wir erkennen uns selbst also nur, weil das Gehirn existiert, das uns sagt, wer wir sind, das Signale aus der Umwelt, Signale aus unserem Körper und Signale aus unseren Gedanken und Phantasien interpretiert und selbst Signale übermittelt. Unser Gehirn betrachtet alle diese Komponenten als »real« und wichtig. Unsere Emotionen und Phantasien sind für es nicht weniger bedeutsam als unser Blutkreislauf und unser Tastsinn.

In uns gibt es ein System der Balance, bei dem die uns angeborenen Programme »klug« genug sind, den anderen, später erworbenen Programmen zu erlauben, sich an unsere täglichen und lebenslangen Erfahrungen anzupassen. Gleichzeitig üben die angeborenen Programme aber, so wie es Eltern mit einem Kind tun würden, Einfluß auf die anpassungsfähigen Schaltkreise des Gehirns aus und setzen grundlegende Richtlinien, die im Interesse des Überlebens befolgt werden müssen. Es ist eine unheimliche Vorstellung, daß diese blitzschnelle Kommunikation, bei der alle gleichzeitig reden, beständig in uns abläuft und unser Schicksal formt und festlegt. Und das gilt nicht nur, wie wir es bislang zu sehen gewohnt waren, auf der körperlichen Ebene, sondern auch, wie uns die neuen Ergebnisse der Gehirnforschung nahelegen, für den Menschen insgesamt.

Wir können mit Hilfe unserer Gedanken die Arbeitsweise unseres Gehirns beeinflussen und unseren Nervenzellen Erfahrungen und Ereignisse aufprägen, die emotional befriedigend und nicht bedrohlich sind. Wir können die neu entdeckte Kraft der von oben nach unten, also durch Gedanken, aktivierten Gehirnfunktionen in vollem Umfang zu unserem Vorteil nutzen. Das ist erinnertes Wohlbefinden. Seine Möglichkeiten erscheinen grenzenlos, wenn wir erkennen, daß wir nachweislich Kontrolle über Gehirnaktivitäten ausüben können, daß wir in Diagnose und Medizin Prioritäten setzen können und daß wir Affirmationen, Visualisierungen und andere Übungen anwenden können, um die Zahl jener Nervenzellen zu erhöhen, die Signale an Herz, Lunge und Gliedmaßen senden.

Was steht dem im Wege? Nur die allgemein akzeptierte, schwerfällige wissenschaftliche Lehre von einer Zweiteilung zwischen Geist und Materie, die von dieser Fülle neuer Entdeckungen der Gehirnforschung schließlich zu Fall gebracht werden wird. Wie wir im folgenden Kapitel sehen werden, befindet sich die heutige Medizin in einer Krise. Erinnertes Wohlbefinden und die noch ungenutzten Ressourcen unseres brillanten Gehirns und unserer innersten Seele könnten sich als das beste Heilmittel gegen diese Krise erweisen.

5. KAPITEL

Die geistige Krise der Medizin

Das Tempo des Wandels in der westlichen Medizin ist schwindelerregend. Es gibt weltweit über 3500 medizinische Fachzeitschriften, von denen Ärzte und Forscher wöchentlich und monatlich mit neuen Entdeckungen geradezu bombardiert werden – die Identifizierung eines Genes, das Fettsucht hervorruft, die Erprobung einer neuen Medikamenten-Kombination, die bei Aids-Infizierten den Ausbruch der Krankheit hinauszögern soll, Theorien darüber, daß das weibliche Denken anders funktioniert als das männliche, und Schritte zu einem besseren Verständnis von Brustkrebs. Ganz zu schweigen von den Umwälzungen in der Finanzierung des amerikanischen Gesundheitswesen, den Kürzungen bei Personal- und Material kosten und der Umstrukturierung der Krankenhäuser.

Seit die Versicherungen eine strikte Begrenzung der Aufenthaltsdauer in Krankenhäusern durchgesetzt haben, sind die Kliniken dazu übergegangen, gesündere Patienten, die sich in einer weniger kritischen medizinischen Situation befinden, chirurgischen Ambulanzen und anderen ambulanten Einrichtungen zu überlassen. Lehrkrankenhäuser wie das Deaconess Hospital in Boston, an dem ich tätig bin, kümmern sich jetzt um schwerkranke Patienten, die eine intensivere oder risikoreichere Betreuung benötigen. Zwar mag das Tempo in Michael Chrichtons Fernsehserie »Emergency Room« übertrieben sein, aber die Anforderungen an Ärzte und Pflegepersonal sind enorm gestiegen. Ich fürchte, daß das, was dem Leben unserer Patienten Sinn gibt – jene Werte, Ängste und Quellen des Trostes, an die ein Mensch sofort denkt, wenn er krank wird –, in all diesem hektischen Wandel häufig außer acht gelassen wird.

Meine Suche nach etwas Beständigerem und Substantiellerem als jenen Weisheiten, die ich bis dahin in der Medizin kennengelernt hatte, war im Grunde eine Reaktion auf dieses medizinische System und seine Verwirrungen. Ich spürte, daß sowohl auf der übergeordneten, systemischen Ebene als auch auf der persönlichen Ebene der Einfluß geleugnet wurde, den der einzelne Mensch und seine Gedanken, Gefühle und Überzeugungen auf die Heilung haben könnten. Immerhin bereitete es mir große Probleme, meine Kollegen davon zu überzeugen, daß Streß zu erhöhtem Blutdruck beitrug, wie ich in einem meiner frühen Experimente mit Affen gezeigt hatte. Und als ich 1968 Menschen, die Transzendentale Meditation praktizierten, ins Labor holte, um die Physiologie der Meditation zu untersuchen, rieten mir mehrere meiner Mentoren, jede weitere wissenschaftliche Beschäftigung mit TM sofort einzustellen. Sie sagten, daß ich meine vielversprechende Karriere aufs Spiel setzte.

Ich bin zu der Ansicht gelangt, daß diese Geringschätzung der Selbstheilungskräfte des Patienten Symptom einer tieferen Krise im amerikanischen Gesundheitswesen ist. Um diese Krise zu lindern, mußte ich die Faktoren untersuchen, die zu dem von Ärzten, Pflegepersonal und Patienten gleichermaßen erlebten Unbehagen beigetragen haben. Zunächst habe ich die Symptome und Probleme umrissen und dann die Geschichte der Erforschung von Geist/Körper-Effekten aufgearbeitet. Ich werde Ihnen in diesem Buch zeigen, wie es dazu kam, daß die Medizin ein wunderbares

Element der menschlichen Physiologie unbeachtet ließ, ein Element, von dem ich glaube, daß es eine bessere Gesundheit sowohl des medizinischen Systems als auch der Patienten bewirken kann.

Eine privilegierte Position

Von Anfang an muß ich aber darauf hinweisen, daß wir das amerikanische Gesundheitswesen aus einer ungeheuer privilegierten Position bewerten und kritisieren. Die meisten unserer Bürgerinnen und Bürger haben Zugang zu einer weit besseren medizinischen Versorgung als die Mehrzahl der Menschen auf dieser Welt. Bei aller Kritik an unserem Gesundheitswesen sollte man doch berücksichtigen, daß wir uns immer noch der weltweit fortschrittlichsten, meistbewunderten medizinischen Betreuung erfreuen.

Dafür kann ich mich persönlich verbürgen, denn vor drei Jahren erlitt ich an Halloween einen Unfall, der mich fast das Leben gekostet hätte. Ich hatte gerade die Deckenlüfter der Klimaanlage mit Plastikfolie abgedeckt, um uns vor der kalten Zugluft zu schützen, die der lange Winter Neuenglands mit sich bringt. Als ich Richtung Bad ging, um mich zu duschen, bemerkte ich, daß an dem Lüfter in der Küche in einer Ecke die Folie nicht richtig befestigt war. Unvernünftigerweise stieg ich auf einen Stuhl, der vor dem Tisch auf Metallschienen vor- und zurückgeschoben wird. Ehe ich die Plastikfolie befestigen konnte, rutschte der Stuhl unter mir weg, so daß ich wie eine Rakete rückwärts geschleudert wurde. Ich fiel hin und schlug mit den Rippen gegen die Längsseite einer Anrichte. Wie sich später herausstellte, brach ich mir dabei fünf Rippen, und die Lunge wurde punktiert. Dadurch kollabierte ein Lungenflügel, und meine rechte Brustseite füllte sich mit Blut und anderen Flüssigkeiten.

Als meine Frau den Lärm hörte, eilte sie herbei und fand mich schmerzgepeinigt und nur noch flach atmend am Boden liegend. Sie rief den Notarzt an, und der Rettungswagen kam sofort. Ich wurde in die Notaufnahme der benachbarten Lahey Clinic gebracht. Dort schoben mir die Chirurgen eine Kanüle in die Brust, mit der sie den kollabierten Lungenflügel wieder ausdehnten und die angesammelte Flüssigkeit absaugten. Ich konnte wieder normal atmen, aber wegen der gebrochenen Rippen nahm meine Genesung noch längere Zeit in Anspruch.

Als mich die Rettungssanitäter aus unserem Haus trugen, bemühte ich mich, wie es meine Art ist, den schrecklichen Unfall auf die leichte Schulter zu nehmen. Unter starken Schmerzen flüsterte ich meiner besorgten Frau krächzend zu: »Das ist viel schlimmer als Kinderkriegen!« Die Mutter unserer beiden Kinder schaute mich mit etwas weniger Mitgefühl an und entgegnete: »Woher willst du das wissen?« Damit war meine Hoffnung dahin, in diesem Schlagabtausch zwischen den Geschlechtern das letzte Wort zu behalten, und ich beschränkte mich während der Fahrt ins Krankenhaus auf unverständliches Ächzen und Stöhnen.

Ich erzähle Ihnen diese Geschichte aus zwei Gründen. Zum einen empfand ich, nachdem ich etwas so Törichtes getan hatte, das mich beinahe das Leben kostete, einen besonderen Drang, dieses Buch zu schreiben und mein Wissen über erinnertes Wohlbefinden mit Ihnen zu teilen. Zum anderen – auch wenn einige Leute vielleicht meinen, daß dieses kleine Wortgefecht mit meiner Frau mir half, den Schock zu überwinden – hätte keine Form erinnerten Wohlbefindens meine Lungenfunktion wiederherstellen und mein Leben retten können. Um wieder normal atmen zu können, brauchte ich die Hilfsmittel der modernen Medizin. Dafür gibt es keinen Ersatz.

Es ist für uns eine Selbstverständlichkeit, daß die Notfallmedizin Patienten dem Tod entreißt, daß moderne Früherkennungsmethoden uns Monate oder sogar Jahre Zeit geben, um schleichende Krankheiten aufzuhalten, und daß Antibiotika und Impfstoffe uns vor Menschheitsgeißeln schützen, von denen unsere Vorfahren bedroht waren und noch heute Menschen in vielen Ländern bedroht sind. Dank der Wunder der Medizin erfreuen sich die Amerikaner heute einer viel höheren durchschnittlichen Lebenserwartung als in früheren Generationen. Im Durchschnitt leben weiße Frauen heute 79,6, schwarze Frauen 73,8, weiße Männer 72,9 und schwarze Männer 64,6 Jahre. Je mehr die Medizin die Quantität unserer Jahre sichert, wollen wir von ihr auch mehr über die Qualität unseres Lebens wissen, doch wir sind enttäuscht, daß sie so oft unsere »Seele« leugnet.

Wie bei einem Gott, der sich als gar nicht so göttlich erwiesen hat, scheint auch die Rüstung der Medizin Risse zu bekommen. Die Medikamente und technischen Hilfsmittel, die uns vor allen erschreckenden Fakten des Lebens schützen sollten, haben versagt, zumindestens bei vielen Krebsarten, Aids und anderen bislang unüberwindlichen Plagen. Die roten und rosafarbenen Solidaritätsbänder, die wir am Revers tragen, erinnern uns daran, daß wir längst noch nicht alle Krankheiten so beherrschen, wie die Wissenschaft es uns einst zu versprechen schien.

Sogar unser Erfolg wendet sich gegen uns. Alltägliche Bakterien werden resistent gegen antibiotische Therapien und mutieren, um unseren Wunderwaffen standzuhalten. Dr. Mitchell Cohen vom Center for Disease Control and Prevention, dem amerikanischen Zentrum für Seuchenkontrolle und -verhütung, wies kürzlich darauf hin, daß in Krankenhäusern, Pflegeheimen und zum Teil auch schon in der breiten Bevölkerung medikamentenresistente Bakterien existieren, die Infektionen an Operationswunden sowie in Harn- und Atemwegen verursachen. Er sagt: »... das Problem [kann] sehr, sehr ernst werden ... Es treten bereits nicht mehr behandelbare Infektionen auf, und einige Bakterienstämme sprechen nur noch auf einzelne Antibiotika an und stehen kurz davor, völlig resistent zu werden.«

Gewaltige Meinungsumschwünge

Die Medizin ist auch berüchtigt für ihre häufigen Kehrtwenden. Während man einst überzeugt war, daß eine ballaststoffarme Diät die beste Behandlung bei Divertikulitis, einer Entzündung dcs Darmes, sei, wurde einige Jahrzehnte später Patienten mit dieser Erkrankung ballaststoffreiche Kost empfohlen. Anfangs hieß es, daß eine Hormontherapie bei Frauen nach der Menopause das Risiko für Brustkrebs nicht erhöhe, neue Studien kommen jedoch zu einem genau gegenteiligen Ergebnis. Die Herausgeber des *New England Journal of Medicine,* Dr. Marcia Angell und Dr. Jerome Kassirer, fragten in Anbetracht dieses Problems kürzlich: »Was soll die Öffentlichkeit noch glauben?« Gesundheitsbewußte Amerikaner, schreiben die Herausgeber, »werden immer häufiger mit widersprüchlichen Empfehlungen konfrontiert. Gerade erst sind die Ergebnisse einer Studie veröffentlicht worden, schon hören sie von einer anderen, die das genaue Gegenteil aussagt.« Während Angell und Kassirer der Presse und der Öffentlichkeit vorwerfen, »unrealistische Erwartungen« an die medizinische Wissenschaft zu hegen, vertreten für die *Science*-Ausgabe vom 14. Juli i995 befragte Epidemiologen die Auffassung, daß epidemiologische Studien in sich Mängel aufweisen. Überschrift und Untertitel des *Science*Artikels sprechen das Problem klar aus: »Epidemiologie stößt an ihre Grenzen: Die Suche nach subtilen Zusammenhängen zwischen Krankheiten und Ernährung oder Lebensweise und Umweltfaktoren ist eine unendliche

Quelle der Angst – bringt aber nur selten klare Ergebnisse hervor.«

Wir erwarten, daß neue medizinische Erkenntnisse Veränderungen in Vorbeugung, Diagnose und Therapie nach sich ziehen. Wir haben bereits Kehrtwendungen um 180 Grad erlebt. Außerdem muß man die Tatsache berücksichtigen, daß sogar innerhalb der westlichen Welt Medizin sehr unterschiedlich praktiziert wird – US-amerikanische Ärzte raten zum Beispiel viel öfter zu Gebärmutterentfernungen und Bypass-Operationen als ihre europäischen Kollegen. Dies alles legt für viele Menschen einen beunruhigenden Schluß nahe: Die Medizin ist viel weniger wissenschaftlich, als wir immer geglaubt haben. Der Autor eines Artikels in der *New York Times* vom 25. Juni 1995 ging sogar noch weiter und bezeichnete die Annahme, medizinische Methoden fußten auf unumstößlichen Beweisen, als »so weit hergeholt, daß die Bezeichnung medizinische Wissenschaft praktisch ein Widerspruch in sich ist«. Dr. David Eddy von der Jackson Hole Group schätzt, daß nicht mehr als 15 Prozent der medizinischen Behandlungsmethoden auf »zuverlässigen wissenschaftlichen Beweisen« beruhen.

Tatsächlich werden Beweise deutlich von Kultur, Vorurteilen, persönlichen Erfahrungen und Emotionen beeinflußt. Einer der Gründe für widersprüchliche Versuchsergebnisse liegt darin, daß wir nie sämtliche Überzeugungen und Erwartungen der beteiligten Personen kontrollieren können. Wie ich bereits dargelegt habe: Würde die Medizin stärker nach einzelnen Übereinstimmungen suchen, statt Universalität anzustreben, würde sie akzeptieren, daß verschiedene Gruppen und verschiedene Köpfe auch verschiedene Ergebnisse produzieren, weil die Menschen eben verschieden sind, würde sie vielleicht zu schlüssigeren Resultaten gelangen.

Irren ist menschlich

Wie alle menschlichen Unterfangen ist auch die Medizin anfällig für Irrtümer. Die Maxime der Medizin, auf keinen Fall Schaden anzurichten, wird dadurch untergraben, daß in amerikanischen Krankenhäusern jährlich 180 000 Patienten durch Fehler des Krankenhauspersonals sterben. Das sind alle zwei Tage so viele Menschen, wie beim Absturz dreier voll besetzter Jumbojets ums Leben kommen würden, rechnete im Dezember 1994 Dr. Lucian L. Leape von der Harvard School of Public Health im *Journal of the American Medical Association (JAMA)* vor. Die Öffentlichkeit ist entsetzt über Fälle, in denen die falschen Beine amputiert oder Medikamente in toxischer Dosierung verabreicht wurden, Fälle, wo ganze Krankenhaus-Teams in tragische Irrtümer verwickelt sind. In der *JAMA* Ausgabe vom Juli 1995 veröffentlichte Dr. Leape die Ergebnisse einer sechsmonatigen Untersuchung über die Praxis der Medikamentenverordnung und -verabreichung in Bostoner Krankenhäusern. Danach kam es zu 334 Fehlern – einer auf 15 Patienten –, von denen 39 Prozent auf das Konto der verordnenden Ärzte gingen, 38 Prozent vom Pflegepersonal, das die Medikamente verabreichte, verschuldet wurden, und der Rest von den Sekretärinnen, die die Verordnungen abschrieben, oder von den Apothekern. Auch wenn die meisten dieser Fehler rechtzeitig bemerkt wurden oder keinen Schaden anrichteten, zeigt sich daran doch, daß die Kontrolle in diesem Bereich verbessert werden muß.

Noch besorgniserregender ist die Tatsache, daß die Medizin bezüglich ihrer Fehler eine »Vogel-Strauß-Haltung« einnimmt, wie es Dr. David Blumenthal nennt, Professor für Medizin an der Harvard Medical School. »Fehler sind als selten und untypisch behandelt worden. Als Gegenmittel hielt man die traditionellen Zwischenfall-Berichte, die Morbiditäts- und Mortalitäts-Konferenzen für ausreichend«, schreibt Dr. Blumenthal in der oben genannten Ausgabe der *JAMA* von 1994.

Diese »Vogel-Strauß-Haltung« ist nicht neu. Dr. Lawrence A. Altman, Medizin-Journalist der *New York Times,* schrieb kürzlich angesichts einer Flut von öffentlich angeprangerten medizinischen Irrtümern: »Vor fast einem Jahrhundert machte Dr. Ernst A. Codman in Boston den Vorschlag, sich bei Patienten ein Jahr nach ihrer Entlassung aus dem Massachusetts General Hospital schriftlich nach ihrem Befinden zu erkundigen, um so die Effektivität der medizinischen Behandlung zu überprüfen. Seine Kollegen empfanden diesen geradezu bahnbrechenden Vorschlag als Bedrohung, und Dr. Codman, Mitglied einer alten, wohlhabenden Bostoner Familie, war daraufhin gezwungen, ein eigenes Hospital zu eröffnen.«

Morbiditäts- und Mortalitäts-Konferenzen und Autopsien dienten den Ärzten lange Zeit als wichtigste Qualitätskontrolle. Auf diesen Sitzungen erklären Ärzte anderen Ärzten, warum Therapien fehlschlugen, überprüfen Pathologie-Berichte und, bei Todesfällen, Autopsie-Ergebnisse, um aus Fehlern zu lernen und die Versorgung der Patienten zu verbessern. Unabhängig davon befragen die Krankenhausverwaltungen Patienten über die Sauberkeit der Zimmer, das Essen, die Aufnahme- und Entlassungsformalitäten und die Freundlichkeit des Personals. Obwohl schon lange Beweise dafür existieren, daß zufriedene Patienten schneller gesund werden, weniger zu Komplikationen neigen und früher entlassen werden können, wurden bei den Krankheits- und Todesraten von Kliniken bislang nur selten Zusammenhänge mit dem Grad der Patientenzufriedenheit hergestellt.

Andere Dienstleistungsunternehmen haben schon lange erkannt, daß die Beziehung zu den Kunden genauso wichtig ist wie die erstklassige Qualität der angebotenen Produkte. Die Mediziner waren jedoch immer der Ansicht, es käme auf die von ihnen gelösten Probleme an – bei Verletzungen oder Krankheiten. Alles andere sei im Vergleich dazu eher nebensächlich. Wenn Sie nach einem Verkehrsunfall blutüberströmt ins Krankenhaus eingeliefert werden, ist Ihnen das Können und die Schnelligkeit des Personals in der Notaufnahme wichtiger als das Ambiente und ein freundlicher Umgangston. Patienten, denen eine Krebstherapie bevorsteht, wünschen sich Mitgefühl, aber sie werden eine schroffe Bemerkung weit eher tolerieren, wenn sie von einem der führenden Krebsspezialisten kommt.

Desillusionierte Patienten und Ärzte

Die überwiegende Mehrzahl der Patienten – jene, die die übliche Routine-Betreuung benötigen – wünschen sich eine bessere Beziehung zu ihrem Arzt. Und, was nicht überrascht, Ärzte wünschen sich das ebenso, insbesondere mehr Zeit, um das für die Heilung so wichtige Vertrauen des Patienten zu gewinnen. Dreiviertel der Ärzte in den USA sagen, daß die Belastungen ihres Berufes sie daran hindern, sich genug Zeit für die Patienten zu nehmen, wie aus einer Studie der Mark Clements Research Inc. hervorgeht. Stellen Sie sich das einmal vor: Sie benötigen acht bis dreizehn Jahre für Studium und Weiterbildung und häufen dabei Zehntausende von Dollar an Schulden für die Ausbildungsgebühren an, nur um dann festzustellen, daß Sie genau für das zu wenig Zeit haben, was Sie am meisten wollten – sich gut um Ihre Patienten kümmern. Bedenken Sie, daß die Partnerschaft, die Ärzte sich mit ihren Patienten wünschen, oft von einer dritten Partei kontrolliert wird, den Krankenversicherungen, die Zeitlimits für das Patientengespräch aufstellen und verlangen, daß es ordnungsgemäß berechnet und verbucht wird.

So schmerzlich und hart wirtschaftliche Zwänge für die Krankenhäuser sind, der heftige ökonomische Wettkampf hat auch seine guten Seiten. Das Gesundheitswesen wurde gezwungen, seine Behandlungsmethoden auf unvorhergesehene Weise zu hinterfragen und zu verbessern. Medizinische Einrichtungen haben in der letzten Zeit begonnen, genau wie andere Dienstleistungsunternehmen, die Zufriedenheit der Kunden, also der Patienten, stärker in den Mittelpunkt zu stellen. In der *New York Times* vom 2. Juli 1995 war zu lesen, daß Krankenhäuser dazu übergehen, Patienten kleine Aufmerksamkeiten zukommen zu lassen, wie man sie sonst nur aus Hotels kennt. In einigen New Yorker Kliniken werden neuen Patienten inzwischen sogar Obstkörbe und Sekt gebracht, und in den Aufenthaltsräumen gibt es Nachmittagstee und Live-Klaviermusik.

»Wir vergessen manchmal völlig, welchen Eindruck wir nach außen machen«, sagt Lorraine Tredge, Verwaltungschefin des North Central Bronx Hospital, wo man bemüht ist, den Kundenservice zu verbessern. »Wir wissen noch nicht einmal, wie man sich am Telefon benimmt. Statt bloß North Central Bronx zu sagen, sollte es sich so anhören: North Central Bronx. Was können wir für Sie tun? So eine kleine Veränderung kann im Hinblick darauf, wie die Öffentlichkeit uns wahrnimmt, viel bewirken.«

Gleichzeitig konfrontieren die eskalierenden Gesundheitskosten die Medizin und die ganze Nation mit kaum zu beantwortenden Fragen, nämlich: »Wie können wir einer Nation teure Behandlungsmethoden vorenthalten, die glaubt, einen Anspruch darauf zu haben?« Und: »Wie können wir Dienstleistungen kürzen, von denen wir wissen, daß sie für eine qualitativ gute Patientenbetreuung wichtig sind?« In menschlicher Hinsicht sind solche Fragen extrem problematisch. Braucht eine alte Frau wirklich noch ein neues Hüftgelenk? Hat ein alkoholkranker Patient Anspruch auf eine Lebertransplantation? Sollen wir Geld einsparen, indem wir Mütter nach der Entbindung rascher nach Hause schicken – auch wenn das für sie eine größere Belastung bedeutet, sie weniger Zeit haben, den richtigen Umgang mit dem Neugeborenen zu lernen, und sich die Kindersterblichkeit erhöht, weil Dehydration und Gelbsucht der Säuglinge möglicherweise unerkannt und unbehandelt bleiben? Kann es sich das Gesundheitssystem überhaupt leisten, daß Patienten und Ärzten weniger Zeit zugebilligt wird, ein gegenseitiges Vertrauensverhältnis aufzubauen?

Eine geistige Krise

Der Schriftsteller John Updike wies einmal darauf hin, daß Amerika nicht Opfer seiner Grenzen, sondern seiner Träume sei: »Wir können nie genug bekommen. Eines jener Wörter, mit denen Amerikaner sich sehr schwertun, ist das Wort genug.« Genau das ist der Kern des Dilemmas, in dem sich die Medizin befindet. Mediziner und Patienten schwanken zwischen heftiger Leugnung und der Notwendigkeit, sich den Realitäten der neunziger Jahre zu stellen – den enormen Gesundheitskosten, unseren offen zutage tretenden menschlichen Schwächen und den Grenzen, die unseren Träumen gesetzt sind.

Das ist eine geistige Krise. Der Gott der Medizin, von dem wir einst glaubten, er könnte alle Krankheiten ausrotten und unseren unvermeidlichen Tod möglichst lange hinauszögern, erweist sich nun als unzulänglich. Für unsere Vorfahren grenzte es an ein Wunder, daß menschliche Intelligenz und wissenschaftliche Methoden Gott abtrotzen konnten, was man bis dahin als rein göttliche Entscheidung betrachtet hatte, nämlich wer leben durfte und wer sterben mußte. Ihnen konnte die wissenschaftliche Medizin neue Hoffnung schenken. Aber jene Entdeckungen, die einst ehrfürchtiges Staunen hervorriefen, erscheinen uns heute als Selbstverständlichkeit. Das wohl Frustrierendste daran ist, daß die Medizin ihre Definition dessen, »was wir sind«, auf Zellen und Knochen beschränkt hat. Die reiche Skala unserer Stimmungen und Ideen, Leidenschaften und Werte, von denen wir tief in uns spüren, daß sie zu einem gewissen Grad organisch gesteuert sind, findet praktisch keine Beachtung.

Ein wenig Geschichtsunterricht

So war es nicht immer. Tatsächlich mußte sich die Medizin in früheren Zeiten ganz auf den menschlichen Geist und andere scheinbar geheimnisvolle Wunderquellen verlassen. Sehen wir den Tatsachen ins Auge: Am Anfang war das Placebo. Und für die primitive Medizin gab es nichts als den Placebo-Effekt. Die frühe Medizin und ihre Vertreter in den verschiedenen Kulturen – Priester, Heiler, Magier, Medizinmänner, Zauberdoktoren, Hexen, Schamanen, Kräuterkundige, Hebammen, Ärzte und Bader – verließen sich ausschließlich auf wissenschaftlich unbewiesene Substanzen und Verfahren, von denen die meisten aus sich heraus keinerlei heilende Wirkung besaßen, einige sogar mehr schadeten als nützten. Die Tatsache, daß der Zustand einiger Patienten sich tatsächlich besserte, hatte mehr mit dem natürlichen Verlauf der jeweiligen Erkrankung und mit der Macht des Glaubens zu tun als mit der tatsächlichen Wirksamkeit der verabreichten Medizin.

Der Placebo-Experte Dr. Arthur Shapiro von der Mount Sinai School of Medicine schrieb, daß vor dem Aufkommen der wissenschaftlichen Medizin im 20. Jahrhundert Patienten folgende Kuren ertragen mußten: »Abführ- und Brechmittel, Vergiftung, Schröpfen, Zugpflaster, Aderlaß, extreme Kälte oder Hitze, Ausbrennen, Schwitzkuren, Blutegel, Schocktherapie.« Und zur Einnahme wurde ihnen verordnet: »Eidechsenblut, Krokodilkot, Schweinezähne, fauliges Fleisch, Fliegendreck, Froschsperma, gemahlene Steine, menschlicher Schweiß, Würmer, Spinnen, Tierhaare und Federn.« Beinahe alle Formen von menschlichen oder tierischen Ausscheidungen wurden eingenommen oder bei medizinischen Behandlungen benutzt. Den Erfahrungen von Generationen, die das Gesicht verzogen, ehe sie ihre Medizin schluckten, entstammt wahrscheinlich das Sprichwort: »Gute Medizin muß bitter schmecken.«

Menschen unterzogen sich Behandlungsmethoden, die wir heute als »exotisch« bezeichnen würden. Auf schmerzenden Körperteilen wurden Tätowierungen angebracht. Der 1991 in den Tiroler Alpen entdeckte, 5000 Jahre alte Leichnam des sogenannten »Gletschermannes« wies Tätowierungen auf seinen Unterschenkeln auf. Röntgenaufnahmen zeigten, daß er an diesen Stellen unter Knochenentzündung gelitten hatte. Laut Dr. Torstein Sjovoid von der Universität Stockholm bestanden diese Tätowierungen aus Ruß, der in die aufgeritzte Haut eingebracht wurde.

Bis vor gar nicht langer Zeit waren Medizin und Aberglaube eng verbunden. Eine Aura des Geheimnisvollen umgab Behandlungsmethoden, die im wesentlichen auf dem Placebo-Effekt beruhten. Wie Wayland D. Hand, Professor an der University of California, in seinem Buch *Magical Medicine* umfassend dokumentierte, waren »Übergangsrituale« in der primitiven Medizin weit verbreitet. Um den Menschen zu helfen, aus dem Tunnel der Krankheit ins Freie zu finden, schoben Heiler Kinder durch Baumlöcher und zogen Erwachsene durch Felsöffnungen oder Erdhöhlen. Wegkreuzungen wurden als wichtige Orte der Heilung angesehen, daher forderte man Patienten auf, sich dort mit Salz einzureiben oder die Krankheit mit einigen abgeschnittenen Fingernägeln an der Kreuzung zurückzulassen. Um Malaria zu heilen, mußten Kranke dreimal um einen Topf herumgehen, unter dem eine Kröte saß. Bei entzündeten Augen verabreichte man Urin von einer »treuen Ehefrau«. Patienten mit Arthritis ließ man nach Garn suchen, gesponnen von einem Mädchen, das nicht älter als sieben Jahre sein durfte. Und der Stunde um Mitternacht wurden immer besondere Kräfte zugeschrieben. Den Leuten wurde empfohlen, um diese Zeit heilendes Wasser zu schöpfen oder Heilkräuter zu pflücken.

Weil diese Wunderkuren und Märchen von den Menschen akzeptiert und von den Heilern angepriesen wurden, trugen sie zweifellos dazu bei, erinnertes Wohlbefinden zu aktivieren. Und bis vor hundert Jahren war erinnertes Wohlbefinden das wichtigste Heilmittel. Einige alte Kräuterarzneien enthielten Substanzen, die möglicherweise heilkräftig wirkten. Der Medizinhistoriker Dr. Erwin H. Ackerknecht schätzt, daß immerhin 25 bis 50 Prozent der Kräuter, die zu Heilzwecken verwendet wurden, Heilkraft besaßen. Da jedoch diese Kräuter ungezielt und auf Verdacht verordnet wurden, für ganz unterschiedliche Krankheiten und Beschwerden, ist es unwahrscheinlich, daß wirksame Substanzen auf eine wirklich heilende Weise verabreicht wurden. Ganz zu schweigen davon, daß die Wirksamkeit einzelner Substanzen oft durch fehlerhafte Zubereitung, fehlende Kühlmöglichkeiten und die Vermischung mit toxischen Zutaten beeinträchtigt wurde.

Die Akupunktur, die so oft als Beispiel für eine alte, heute noch angewandte Behandlungsmethode herhalten muß, hat im Lauf ihrer Geschichte möglicherweise mehr geschadet als genützt. Es trifft zu, daß die westliche Medizin die Wirksamkeit dieser in China seit 2500 Jahren gebräuchlichen Heilmethode bei der Linderung bestimmter Schmerzen und der

Symptome des Drogenentzugs nachgewiesen hat – aber letztlich wird sich vermutlich herausstellen, daß diese angebliche Wirkung vor allem dem Placebo-Effekt, also erinnertem Wohlbefinden, zuzuschreiben ist. Weil aber Akupunktur während dieser 2500 Jahre meistens mit unsterilen Nadeln praktiziert wurde, ist sie zweifelsohne mit verantwortlich für Chinas Hepatitis-Epidemien.

Medizin war gleichbedeutend mit dem Placebo-Effekt

Im großen und ganzen ist die Geschichte der Medizin die Geschichte des Placebo-Effekts. Weit ins 20. Jahrhundert hinein bot die Medizin, trotz des Einflusses, den die Wissenschaft zu dieser Zeit bereits auf andere Bereiche der Welt ausübte, ihren Patienten mehr Betreuung als Behandlung, mehr menschliche Zuwendung als Technologie. Ironischerweise beruht das Ansehen, das Ärzte zu allen Zeiten und in allen Kulturen genossen, auf dem Erfolg erinnerten Wohlbefindens und den drei Formen des vom Glauben inspirierten Heilens: dem Glauben des Kranken an die Therapie, dem Glauben des Behandlers und ihrem wechselseitigen Glauben.

Galen, der 130 n. Chr. geborene griechische Arzt, war sich dessen offensichtlich bewußt. Ihm wird folgender Ausspruch zugeschrieben: »Die meisten heilt der, dem das meiste Vertrauen entgegengebracht wird.« In der frühen Medizin und in Kulturen, die sich heute dem Einfluß der westlichen, wissenschaftlichen Medizin widersetzen und ihre eigenen Traditionen aufrechterhalten, ist die Beziehung zwischen Heiler und Patient heilig und mystisch. Der afrikanische Medizinmann trägt ein spezielles Gewand, sagt Zaubersprüche auf und hält sich streng an bestimmte Rituale, was der

Behandlung eine besondere Aura und Wichtigkeit verleiht. Sie ist beeindruckender als Tabletten und medizinische Kuren und steht offenbar in engerem Bezug zur dortigen Umwelt. Josiah Gregg, einem Händler aus Santa Fe, der um 1840 Kontakt zu den Komantschen hatte, fiel auf, wie stark der Glaube der Indianer an die Medizinmänner ihres Stammes war. Gregg beobachtete, daß die Rituale die Imagination des Patienten ansprachen und oft eine rasche Genesung bewirkten. Wissenschaftlich erwiesen oder nicht, die indianische Tradition ständig wiederholter Gesänge wurde benutzt, um krankmachende Dämonen zu verjagen, und hatte offenbar eine heilende Wirkung auf die Patienten.

Das Volk der Shona in Rhodesien sucht traditionell Hilfe bei seinen Heilern, die dort »Nganga« genannt werden. Dr. Michael Gelfand, der viele Jahre als Mediziner in Südafrika praktizierte, berichtet, daß die dort übliche gegenseitige Achtung und Sympathie zwischen Heiler und Patient Welten von jener sterilen, hektischen medizinischen Abfertigung entfernt sei, wie sie im Westen leider heute üblich ist.

Der römische Philosoph Seneca, der von 5 bis 65 n. Chr. lebte, betonte, wie wichtig die Hoffnung ist. »Sich Heilung zu wünschen ist Bestandteil der Heilung«, schrieb er. Schließlich trugen die Menschen während des größten Teils der aufgezeichneten Geschichte selbst die Verantwortung für ihre Gesundheit; sie versuchten, durch richtige Lebensweise ihre Körpersäfte – schwarze und gelbe Galle, Blut und Phlegma – im Gleichgewicht zu halten, was die Garantie für körperliche und geistige Gesundheit war. Äußere Faktoren wie das Klima oder die Lebenssituation konnten diese Balance stören, aber die Menschen glaubten an ihre Kraft, das Gleichgewicht selbst wiederherstellen zu können. Wenn ihnen das nicht gelang und sie krank wurden, wurde der Arzt gerufen, um die Körpersäfte wieder ins richtige Verhältnis zu bringen.

Krankheit als Gottesurteil

In seinem Buch *The Limits of Medicine* schreibt der Historiker Edward S. Golub, daß die Menschen über lange Zeit glaubten, Infektionen und andere Krankheiten träten dann auf, wenn jemand die Gunst Gottes oder der Götter verlor. Diese Haltung hat sich in anderer Form bis heute bewahrt, indem die moderne Gesellschaft Krankheiten nach dem Ursache-Wirkung-Prinzip betrachtet. Danach wird eine Erkrankung durch Viren, Bakterien, Giftstoffe oder ungesunden Lebenswandel verursacht – zu viel Alkohol, Rauchen, falsche Ernährung, zu viel oder zu wenig körperliche Bewegung oder falscher Umgang mit Streß. Viele Amerikaner betrachten, bewußt oder unbewußt, Krankheit und Sterben als charakterliches Versagen. Ebenso sehen Ärzte in Krankheit und Sterben des ihnen anvertrauten Patienten ein »berufliches Versagen«. Später in diesem Buch werden wir uns mit den verheerenden Schuldgefühlen befassen, die aus einer solchen Denkweise resultieren. Einstweilen genügt der Hinweis, daß man glaubte, die ärztliche Kunst sei machtlos, da der Tod Gottes Wille war, vorherbestimmt durch göttliches Urteil.

Selbstdiagnose und -behandlung waren die Norm. Bis in die Mitte des 19. Jahrhunderts hatte in Europa nur die Oberschicht Zugang zu Ärzten. Arm und Reich verließen sich gleichermaßen auf Elixiere und Salben, die überall bei Straßenhändlern und Ladenbesitzern zu erwerben waren. Aber weder der sich allmählich entwickelnde Ärztestand noch die Nachbarsfrau mit ihren Hausrezepten konnten viel ausrichten gegen Tod und Verderben, die damals in Europa wüteten. Bis zu Beginn des 20. Jahrhunderts starb ein Viertel aller Kinder vor Vollendung des ersten Lebensjahrs, und die durchschnittliche Lebenserwartung betrug dreißig Jahre. Angehörige der Arbeiterklasse hausten im Dreck, ohne

Bäder und Kanalisation, ohne die Möglichkeit, Abfälle, tierische und menschliche Exkremente, verrottendes Fleisch und Gemüse, nicht einmal Leichen, angemessen zu entsorgen. 1840 erreichte der englische Landadel, dessen Häuser über bessere sanitäre Einrichtungen verfügten, das reife Durchschnittsalter von 43 Jahren, während Arbeiter durchschnittlich schon mit 23 starben.

Hygiene und Wissenschaft

Im Zuge der Hygienebewegung erkannte die westliche Welt zum erstenmal, daß Krankheiten sich auf eine bestimmte Ursache zurückführen ließen. Aus dem Gleichgewicht geratene Körpersäfte und der Wille Gottes ließen sich kaum für bakteriell verseuchtes Wasser und verdorbenes Essen verantwortlich machen. In ganz Europa begann man in der Mitte des 19. Jahrhunderts damit, Wasserwerke und Abwasserkanäle zu bauen. Gesetzliche Vorschriften für Bestattungswesen und Abfallbeseitigung, befestigte Straßen und eine bessere medizinische Versorgung der sozial Benachteiligten sorgten für bemerkenswerte Erfolge im Kampf gegen Menschheitsgeißeln wie Cholera und Typhus. 1853, fünf Jahre nachdem man in 284 englischen Städten erste maßvolle hygienische Verbesserungen eingeführt hatte, war die Sterblichkeit in der Arbeiterklasse um die Hälfte gesunken, von 30 auf 13 Todesfälle je 1000 Einwohner.

Weitere radikale Veränderungen ließen nicht lange auf sich warten. Wissenschaft und Technik drangen in alle Lebensbereiche ein, Dampfmaschinen revolutionierten Verkehrswesen und Industrie, der elektrische Strom bescherte der Zivilisation Telegrafen und Glühbirnen. Der Mensch begann die Welt besser zu verstehen. Kräfte, die man zuvor für geheimnisvoll und allmächtig gehalten hatte, wurden nun gezähmt und kontrolliert.

Das Leben in den Städten war viel stärker organisiert und strategisch geplant, als es im ländlichen Raum je nötig gewesen war. Die Aufklärung, schreibt Golub, gab den Menschen die Macht zu handeln, statt nur nachzudenken, die Umwelt zu beherrschen, statt um Erlösung von ihren Härten zu beten. Berauscht von unserer wachsenden Beherrschung der Elemente, begannen die Leute zum erstenmal, von der Medizin Heilung und nicht bloß Fürsorge zu erwarten.

Als die Menschheit lernte, daß die Erde sich um die Sonne dreht und nicht umgekehrt und daß die sogenannte Schwerkraft uns auf unserer Welt festhält, fingen wir an, einer bislang nebulösen Wirklichkeit Namen zu geben und sie auf neue Weise zu erklären. Im Verlauf dieses Prozesses verloren der Lebenssinn und die religiösen Überzeugungen, die die Menschheit zuvor durch Kriege, Seuchen und so viele unerklärliche Perioden der Geschichte getragen hatten, ihr Geheimnis und damit ihre Macht. Die Fragen, die sich Männer und Frauen über das Universum stellten, nahmen kein Ende, und in jener Zeit schien man auf alle Fragen Antworten zu finden. Wenn der menschliche Glaube und erinnertes Wohlbefinden sich auch nicht unterdrücken ließen, büßten sie doch immer mehr an Bedeutung ein. Da man ihren Einfluß auf die menschliche Gesundheit nicht messen konnte, betrachtete man ihn als unwesentlich.

Die großen Entdeckungen

Über Jahrtausende verließ sich die Medizin ziemlich planlos ganz auf erinnertes Wohlbefinden und erzielte damit gelegentliche Erfolge. Dann, scheinbar über Nacht, beginnend mit Louis Pasteur und Robert Koch, jagte der Tachometer von Null auf hundert Stundenkilometer hoch, und das Gaspedal klemmte bei diesem Tempo fest. 1854 entdeckte der französische Chemiker Louis Pasteur, daß Hefe für die Gärung von destillierten Zuckerrüben verantwortlich ist. Damit begründete er die moderne Keimtheorie, unser Verständnis jener mikroskopisch kleinen Organismen, die in uns leben und mit uns in Wechselwirkung stehen. 1874 identifizierte der deutsche Arzt Robert Koch jenes Bakterium, das bei Schafen Milzbrand verursacht. Später entdeckte Koch, daß sowohl Tuberkulose als auch Cholera von bestimmten Bakterien ausgelöst werden. Nachdem man festgestellt hatte, daß ganz bestimmte Bakterien ganz bestimmte Krankheiten verursachen, setzte sich jeder Wissenschaftler zum Ziel, gesundheitliche Probleme exakt zu spezifizieren und Arzneimittel zur Bekämpfung der verantwortlichen Bakterien zu entwickeln. Diese neue Sicht der Ursache und der Behandlungsmethoden von Krankheiten war erheblich zielgerichteter als die bisherige.

Zum erstenmal in der Geschichte schien der Glaube bei der Heilung von Krankheiten keine Rolle mehr zu spielen. Wenn jemand sich an einem rostigen Nagel verletzte, erhielt er nun, seit der Entdeckung von Dr. Emil Behring und Dr. Shibasaburo Kitasato aus dem Jahr 1890, eine kleine Dosis vom Toxin des Tetanus-Bakteriums, um Tetanus oder Wundstarrkrampf zu verhindern. Dabei war es gleichgültig, ob er daran glaubte, ob der Arzt, der ihm die Spritze verabreichte, sich dabei lautstark über die Behandlung lustig machte oder er ihn nicht ausstehen konnte.

Die moderne Medizin erwartete von nun an, daß sich alle Krankheiten durch das richtige Medikament heilen ließen. Man brauchte dazu nicht länger Geister oder Götter zu beschwören. Die Menschheit konnte sich, mit Entdeckung der Vitamine, ganz allein von Krankheiten wie Skorbut, Beriberi, Pellagra und Rachitis befreien. Nach der Entdeckung des Insulins durch Sir Frederick G. Banting, Dr. Charles H. Best und Dr. John J. R. Macleod in Toronto im

Jahre 1922 konnten junge Diabetiker, von denen zuvor viele nicht das Erwachsenenalter erreichten, durch tägliche Injektionen lebendig und wohlauf erhalten werden.

1929 kehrte Sir Alexander Fleming nach einem Urlaub in sein Labor am St. Mary's Hospital in London zurück und stellte fest, daß sich die Bakterien in den Petrischalen sehr stark vermehrt hatten. In den Schalen aber, wo Schimmelpilze gewachsen waren, hatten sich die Bakterien nicht vermehrt. Ausgehend von dieser Beobachtung, entdeckte Fleming, daß Schimmelpilze Penicillin erzeugen.

In jener Zeit starb die Hälfte der Menschen über fünfzig Jahren an Lungenentzündung. Dr. Maxwell Finland, einer meiner Lehrer in Harvard, praktizierte in der zweiten Hälfte der dreißiger Jahre, als Dr. Flemings Entdeckung Einzug in die ärztliche Praxis hielt, am Boston City Hospital. Dr. Finland versuchte uns Medizinstudenten, die sich eine Welt ohne Antibiotika gar nicht mehr vorstellen konnten, begreiflich zu machen, was dieser Wandel damals für ihn bedeutete. Patienten, bei denen er bislang davon ausgegangen war, daß sie über Nacht an Lungenentzündung sterben wurden, waren am nächsten Tag wieder munter, aßen und plauderten, und das alles nach einer einzigen Dosis Penicillin. Dieses war damals so rar und teuer, daß das Krankenhauspersonal den Urin der Patienten sammelte, abkochte und dann anderen Patienten zu trinken gab, damit auch diese von Lungenentzündung geheilt wurden.

Seit der Antike war die Gesundheit etwas Mysteriöses gewesen – Krankheiten wurden von seltsamen, unberechenbaren inneren Kräften ausgelöst. Heiler mußten sich demütig der Macht des Schicksals beugen und die Heilung ganz in die Hände Gottes legen. Doch im 20. Jahrhundert produzierte die wissenschaftliche Medizin sogenannte Wunder wie am Fließband. Wie es die Bibel versprochen hatte, wurden die Blinden sehend gemacht, allerdings nicht durch den Glauben, sondern durch die Operation des grauen Stars.

Als Wissenschaft und Hygiene damit begannen, Krankheit und Tod einen Strich durch die Rechnung zu machen, veränderte das die Alltagserfahrung der Menschen und ihr gesamtes Weltbild. Golub sagt, daß noch in der Zeit seiner Großeltern Tod in der Jugend als normal angesehen wurde und daß ein Mensch, der ein hohes Alter erreichte, im Laufe seines Lebens viele seiner Generation sterben sah. Golub erinnert uns daran, daß viele, viele Jahre hindurch Geburt und Heirat viel weniger Bedeutung im familiären Leben hatten als »die Allgegenwart des Todes«. Der Tod war die zentrale Realität im menschlichen Alltag, und die Friedhöfe lagen mitten in der Stadt.

Von allen Errungenschaften, die von der Wissenschaft in jenen Tagen eingeführt wurden – elektrisches Licht, neue Verkehrsmittel, Fotografie, Heißluftballone, Telegrafen, Grammophone, Kino und Röntgenstrahlen –, war die für die Öffentlichkeit wesentlichste, laut Golub, daß die Wissenschaft, »... die Allgegenwart des Todes beseitigte«. Sie befreite die Menschen von dem zuvor erbarmungslosen Ansturm der Bilder, Gerüche und Laute des Leidens und Sterbens. Als Folge, schreibt Golub, wurden die Wissenschaftler zu öffentlichen Idolen. »Nun konnten Kinder vor dem Diphtherie-Tod bewahrt werden; die Ursachen für Tuberkulose, Cholera, Typhus und Syphilis wurden entdeckt; Operationen waren nun weniger gefährlich; und an die Allgegenwart des Todes erinnerten sich nur noch die alten Leute.«

Dennoch behielt die Medizin bis weit ins 20. Jahrhundert hinein einige jener Auffassungen bei, die in der Ära des »allgegenwärtigen Todes« vorherrschend gewesen waren. Der Historiker Charles Rosenberg beschreibt das im ausgehenden 19. und frühen 20. Jahrhundert geltende medizinische Konzept als »umfassend, antireduktionistisch und in der Lage, jeden Aspekt des menschlichen Daseins bei der Erklärung des körperlichen Zustandes zu berücksichtigen«. Krankheit wurde immer noch als natürliches Ungleichgewicht behandelt, als ein Zusammenspiel von biologischen, moralischen, psychischen und geistigen Faktoren.

Die Ärzte verordneten häufig facettenreiche Therapien, die Medikamente, Diätvorschriften, Änderungen der Lebensweise und Ortswechsel beinhalteten – Therapien, die eine intime Kenntnis der persönlichen und familiären Eigenheiten des Patienten voraussetzten. Dr. Rosenberg schreibt: »Mitte des 19. Jahrhunderts zweifelte kein Arzt an der Wirksamkeit von Placebos (ebensowenig wie er daran zweifelte, daß die Wirksamkeit einer Arznei von seinem überzeugenden Auftreten gegenüber dem Patienten abhängen konnte).« Und Dr. Richard C. Cabot vom Massachusetts General Hospital schreibt über seine, noch im 19. Jahrhundert erfolgte Ausbildung an der Harvard Medical School: »Ich lernte, wie wohl damals jeder Arzt, sogenannte Placebos einzusetzen, also Brotpillen, subkutane Injektionen von ein paar Tropfen Wasser (von denen der Patient glaubte, es sei Morphium) und andere Dinge, die alle dazu dienten, die Symptome eines Patienten über dessen Psyche zu beeinflussen.«

Der Siegeszug der Technologie

Trotzdem büßte die therapeutische Anwendung des gesamtheitlichen Wohlbefindens immer mehr an Beliebtheit ein. Wie mein Kollege Dr. Samuel S. Myers und ich 1992 schrieben, betrachteten die Medizin und die Öffentlichkeit Krankheit nicht mehr als ein unnatürliches Ungleichgewicht, sondern als eine Abweichung von der Norm, definiert durch eine immer größere Fülle von spezifischen, meßbaren physiologischen Parametern. Der Reduktionismus erklärte Laborwissenschaftler wie Koch und Pasteur zu Helden, der Körper wurde zur Summe immer kleinerer und komplizierterer Einzelteile. Die medizinische Wissenschaft beschäftigte sich damit, universale Wahrheiten auf den einzelnen Menschen anzuwenden, statt sich auf die Besonderheiten des jeweiligen Patienten zu konzentrieren. Und bei all jenen Krankheiten, für die sich eine spezifische Ursache und Therapie finden ließ, erwies sich dieser Ansatz als überaus erfolgreich.

Rasch folgte eine öffentliche Verdammung des therapeutischen Einsatzes von erinnertem Wohlbefinden. 1910 wurde der Flexner-Report veröffentlicht. Die allopathische Medizin, die Vorläuferin der heutigen westlichen Medizin, machte sich den Flexner-Report zu eigen, der besagte, daß nur medizinische Fakultäten, die wissenschaftliche Medizin lehrten, approbierte Ärzte ausbilden sollten. Die allopathische Medizin war wie andere Formen der Medizin – Homöopathie, Chiropraktik, Hydrotherapie, Naturheilkunde – völlig von erinnertem Wohlbefinden abhängig gewesen. Indem sie sich aber mit der auf wissenschaftlichen Ergebnissen basierenden Medizin verband, grenzte sie sich von ihren Konkurrenten ab und bestritt von nun an, daß der Geist den Körper beeinflußte. Statt dessen behauptete sie, daß sich jede Krankheit auf eine einzige, spezifische Ursache zurückführen ließe. In den dreißiger Jahren dieses Jahrhunderts waren Geist/Körper-Reaktionen und erinnertes Wohlbefinden derartig in Verruf geraten, daß der *Index Medicus*, die Auflistung aller in medizinischen Zeitschriften veröffentlichten Artikel, keinen einzigen Quellenverweis zur Wirkung der geistigen Verfassung auf die Physiologie enthielt.

Erst in den fünfziger Jahren wurde dem Placebo wieder eine von der Medizin legitimierte Rolle zugestanden. Man begann, es als Bewertungshilfe für neue Medikamente und Behandlungsmethoden zu verwenden. Mit anderen Worten, wenn ein neues Medikament oder Verfahren nicht besser wirkte als ein Placebo, betrachtete man es als Mißerfolg. Dabei spielte es keine Rolle, daß Placebos eine Erfolgsquote von 30 bis 90 Prozent besaßen. Man richtete alle Aufmerksamkeit auf die nächste, noch stärkere und aggressivere Therapie, statt das Zusammenwirken von Geist und Körper zur Heilung zu nutzen. Der Placebo-Effekt wurde, wie ich bereits anmerkte, als reine »Einbildung« ab getan.

Trotz Vietnam und Watergate und all der kritischen Fragen, die die amerikanische Öffentlichkeit in den sechziger und siebziger Jahren dem »Establishment« zu stellen begann, blieb die Medizin mit ihrer Betonung spezifischer Behandlungsmethoden im wesentlichen unangreifbar. Ob sie nun Krankheiten besiegte oder einen Menschen auf den Mond schickte, immer wieder inspirierte die Wissenschaft in turbulenten Zeiten die Nation, und der wissenschaftliche Fortschritt blieb eine Quelle des Stolzes. Doch während der Glaube an die wissenschaftliche Medizin wuchs, schwand gleichzeitig der Glaube an die Fähigkeit der Ärzte, ihre Patienten angemessen zu betreuen.

Da vergleiche man einmal Dr. Marcus Welby, dieses einzigartige Beispiel freundlicher, persönlicher Aufmerksamkeit aus der gleichnamigen Fernsehserie, mit der unkonzentrierten Hektik der Ärzte in der Krankenhaussatire »St. Elsewhere« oder dem ganz von technischen Prozeduren besessenen Personal in der neuen Fernsehserie »ER – Emergency Room«.

Diese Serie zeigt eine Mentalität, die heute unter Ärzten und Pflegepersonal weit verbreitet ist: Triumphe oder Mißerfolge werden als persönliche und professionelle Siege oder Niederlagen betrachtet, statt darin unvermeidliche, natürliche Vorkommnisse in einer Welt zu sehen, in der Menschen manchmal krank werden und wieder genesen, und manchmal krank werden und sterben.

Die moderne Sichtweise

Doch so betrachtet die westliche Gesellschaft die Dinge nicht mehr. Man glaubt, die Natur besiegen zu können. Und wenn Sie sich die Art und Weise ansehen, wie Patienten heute oft in den Krankenhäusern sterben, dann ist daran wahrhaftig nicht mehr viel Natürliches. Statt dessen richten wir alle unsere Hoffnungen auf die Medizin – erwarten von ihr Wunder und unmögliche »Rettung«, Zaubereien und rasche Reparaturarbeiten. Die dazu nötige Technologie und Spezialisierung verursacht enorme Kosten. Angesichts von schätzungsweise einer Billion Dollar, die 1995 in den Vereinigten Staaten für das Gesundheitswesen ausgegeben wurde, ist es offensichtlich, daß die Amerikaner immer noch so hohe Ansprüche stellen wie in den achtziger Jahren. Nur haben wir jetzt in den Neunzigern nicht die geringste Ahnung, wie wir diese Ansprüche finanzieren sollen.

Die Amerikaner liebten es schon immer zu gewinnen. Wir mögen es, zuzupacken und Probleme zu lösen. Unsere Erfolge haben wir errungen, indem wir die Wildnis zähmten und Feinde besiegten. So hat auch unsere Medizin militärische Ausdrucksweisen übernommen. Ärzte führen »Krieg« gegen bestimmte Krankheiten und stehen dabei an »vorderster Front«. Sie benutzen »Wunderwaffen« und wehren »Eindringlinge« ab, wie Susan Sontag in *Krankheit als Metapher* anführt. Eine Studie über medizinische Rechtsbegriffe in verschiedenen Kulturen, durchgeführt von den Jura-Professoren George J. Annas und Frances H. Miller von der Boston University School of Law, dokumentiert aus gezeichnet diese besessene Fixierung der Amerikaner auf medizinisches Eingreifen. Sie zitieren darin Dr. Oliver Wendell Holmes, der im 19. Jahrhundert Medizinprofessor an der Harvard Medical School war. Holmes, der den amerikanischen Pioniergeist für unsere aggressive Vorgehensweise in der Medizin verantwortlich machte, schrieb:

> Wie könnte ein Volk, das ... Bowie-Messer und Revolver erfunden hat ... und beharrlich Yachten und Pferde und Männer losschickt, um zu beweisen, das es besser segeln, reiten und kämpfen kann als der Rest der Schöpfung, wie könnte ein solches Volk sich mit etwas anderem als einer »heroischen« Form der Medizin zufriedengeben? Ist es ein Wunder, daß das Sternenbanner über neunzig Gran von schwefelsaurem Chinin weht und daß der Amerikanische Adler einen Freudenschrei ausstößt, wenn einem Patienten drei Drachmen Quecksilberchlorid auf einen Schlag verabreicht werden?

Amerikanern fällt es schwer anzuerkennen, daß Erholung vom Alltagsstreß, Entspannung und Muße heilend wirken. Zum Beispiel schicken europäische Ärzte Patienten »zur Kur«, damit sie sich erholen und gesunden können, eine Praxis, die in den Staaten völlig unbekannt ist. Zudem würde den erschöpften Gästen einer amerikanischen Kurklinik ein ganzer Katalog von Aktivitäten angeboten werden, etwa Aerobic-Kurse, geführte Wanderungen, Krafttraining, ergänzt durch kalorienarme vegetarische Kost, während europäische Kurheime die Betonung auf Schlaf und Entspannung legen und ihren Gästen erlesene Weine, Schokolade und andere Genüsse offerieren.

Der Schriftsteller Luigi Barzini führt den Zwang der Amerikaner, ständig aktiv sein zu müssen, auf unsere Überzeugung zurück, »der hauptsächliche Daseinszweck des Menschen bestehe darin, Probleme zu lösen«. Obwohl der menschliche Körper der großartigste Problemlöser ist, uns still und stetig am Leben erhält und ohne unsere bewußte Anweisung Milliarden Hindernisse bewältigt, vertrauen wir ihm nicht. Statt dessen rennen wir in die Apotheke. Etwas zu verschreiben ist das erste, was unseren Ärzten in den Sinn kommt, und wir erwarten, ihr Sprechzimmer stets mit einem Rezept in der Hand zu verlassen.

Gleichzeitig geben aber immer mehr Amerikaner Rekordsummen für unkonventionelle Heiler aus, für Chiropraktiker, Akupunkteure, Kräuterkundige und andere. Von solchen Heilern fühlen sie sich eher als ganzer Mensch wahrgenommen, nicht nur als Summe verschiedener Körperteile. Wenn auch manche Studien zeigen, daß die Patienten im allgemeinen mit ihren Ärzten zufrieden sind, erschweren die Abrechnungsvorschriften der Krankenversicherer und die für die tägliche Sprechstunde vorgeschriebenen Patientenzahlen doch den Aufbau einer solchen Beziehung zwischen Arzt und Patient.

Der Widerstand der Ärzte

Die heutigen amerikanischen Ärzte, die sich in allen anderen Bereichen dem ständigen Wandel anpassen, tun sich schwer damit, erinnertes Wohlbefinden wieder in ihre Arbeit einzubeziehen, obwohl die Patienten uns immer wieder sagen, daß sie sich genau das wünschten. Laut Dr. Charles K. Hoffling vom College of Medicine, University of Cincinnati, und Dr. Shapiro, von deren intensiven Forschungsarbeiten zum Placebo-Effekt bereits die Rede war, geben Ärzte es nur äußerst ungern zu, daß der Placebo-Effekt zum Erfolg der von ihnen empfohlenen oder durchgeführten Therapien beiträgt. Die für Hofflings und Shapiros Studien befragten Ärzte gaben an, bei ihren Kollegen sei die Wahrscheinlichkeit, daß der Placebo-Effekt eine Rolle spiele, dreifach höher als bei ihnen selbst. Spezialisten nahmen in der Regel ihr eigenes Spezialgebiet aus, wenn sie Beispiele für das Auftreten des Placebo-Effekts in der Medizin nennen sollten. Internisten glaubten, daß bei den von ihnen verordneten Medikamenten der Placebo-Effekt keine Rolle spiele, Psychologen klammerten die Psychologie aus, Psychiater die Psychotherapie und Psychoanalyse, und Chirurgen hielten die Chirurgie für frei davon. Und doch zeigen die in diesem Buch angeführten Beweise, daß alle Formen medizinischer Behandlung von positiven Überzeugungen und erinnertem Wohlbefinden profitieren und daß sie alle gleichermaßen anfällig für die negativen Auswirkungen des Nocebo-Effekts sind.

Warum weigern sich aber nun Ärzte, erinnertes Wohlbefinden anzuerkennen? Warum nutzen Ärzte nicht die Chance, eine therapeutische Beziehung zu ihren Patienten herzustellen und so das Vertrauen in ihre Behandlungsmethoden zu fördern? Zunächst einmal wird ihnen das von den Krankenversicherern nicht sehr hoch »angerechnet«. Wenn Sie das ärztliche Sprechzimmer wieder verlassen haben, füllt der Arzt ein Formular mit seiner Diagnose und den ergriffenen Maßnahmen aus. Sie können sich sicher denken, daß auf diesen Formularen wenig Platz ist für »Magenbeschwerden, hervorgerufen durch die Aufregung vor dem Anwaltsexamen« oder »durch großen Kummer nach dem Tod eines engen Freundes«. Das Formular enthält keine Rubrik für »erinnertes Wohlbefinden« oder »die Zeit heilt alle Wunden«. Zweitens veranlaßt die Angst vor Kunstfehlern und Unterlassungen viele Ärzte dazu, an der bisher üblichen, wenn auch ineffektiven Praxis festzuhalten.

In vielen Fällen verstehen Ärzte den Placebo-Effekt ganz einfach nicht und halten ihn noch immer für eine wissenschaftliche Anomalie oder schlicht für unwissenschaftlich. Manche unterschätzen ihren persönlichen Einfluß auf die Patienten und erkennen nicht, wie hilfreich eine ehrliche, aber optimistische Diagnose sein kann oder wie therapeutisch freundliches Verhalten wirkt. In anderen Fällen hindert ihr Ego die Ärzte daran, sich einzugestehen, daß sie nicht allwissend sind oder für alles eine Erklärung haben.

Ich fürchte, daß Ärzte viel zu oft regelrecht dazu trainiert werden, Allwissenheit zur Schau zu stellen. Wir werden nicht dazu ermutigt, unsichtbare oder etwas unklare Aspekte der Heilung angemessen zu berücksichtigen. Auch bereitet man uns nicht gut darauf vor, Patienten beizubringen, wie sie besser für sich selbst sorgen können. Schon früh während des Studiums und auch noch während der praktischen klinischen Ausbildung werden zukünftige Ärzte laufend vor Mitstudenten und erfahreneren Kollegen mündlich auf ihr Fachwissen geprüft. Jeder angehende Mediziner gerät während der Ausbildung oft in die peinliche Situation, eine Frage nicht oder nur unzureichend beantworten zu können. Natürlich gibt es inzwischen auch fortschrittlichere medizinische Lehrpläne und Schulungsprogramme, aber im großen und ganzen ist der Ausbildungsweg des Arztes noch immer ein ständiges Frage- und Antwortspiel. In diesem Wettrennen um rasche und überzeugende Antworten gewöhnen die Ärzte sich an, Reden für wichtiger als Zuhören zu halten, Patienten nicht ausreden zu lassen, schnelles Handeln höher einzuschätzen als geduldiges Abwarten.

Trotz des Widerstandes vieler Ärzte, erinnertes Wohlbefinden in ihre Berufspraxis einzubeziehen, stehen wir zweifellos an einem Wendepunkt in der Geschichte der Heilkunst. Die Öffentlichkeit ist den Medizinern eindeutig voraus, was die Kritik an dem bestehenden Mangel angeht – dem Mangel an Respekt für die Persönlichkeit des Menschen, für unsere individuellen Überzeugungen und Prioritäten, für die spirituelle Qualität des Lebens, die für Menschen oft wichtiger ist als die physische Realität. Die Medizin wird sich dieser Sehnsucht nach Sinn bald stellen müssen, diesem Verlangen danach, Gesundheit nicht nur über Testergebnisse und meßbare Körpervorgänge zu definieren.

Folgt man, wie wir es auf den vorangegangenen Seiten getan haben, dem roten Faden des Glaubens durch die Geschichte der Medizin, wird deutlich, daß der Kreis sich nun wieder schließt: Vor gut 150 Jahren begann die Menschheit sich von jenen Überzeugungen zu lösen, die seit Urzeiten Männern und Frauen geholfen hatten zu überleben, und heute findet sie wieder zu diesen Überzeugungen zurück. Damit soll der Wert von »Vernunft« und Wissenschaft keineswegs geleugnet werden. Im Gegenteil, wir nutzen sie in diesem Buch, um aufzuzeigen, welche zentrale Rolle der Glaube für unser physisches Überleben spielt. Wissenschaft und Technik, die das erinnerte Wohlbefinden einst in den Schatten gestellt haben, tragen jetzt dazu bei, ihm wieder zu neuem Ansehen zu verhelfen. Die Erklärungen, mit denen wir unserem Dasein Sinn verleihen, erschienen uns zwar oft wirklichkeitsfremd, wirkten aber dennoch überlebensgroß, da sie die Alltagsrealität transzendierten. Doch während dieser ganzen Zeit waren paradoxerweise unsere Überzeugungen in uns aktiv und verbesserten und erhielten auf sehr konkrete Weise unser Leben.

6. KAPITEL

Die Entspannungs-reaktion

Sie werden sich erinnern, daß ich mich zunächst deshalb näher mit erinnertem Wohlbefinden befaßt habe, weil ich aufgefordert wurde, es von jener körperlichen Ruhe abzugrenzen, die ich »Entspannungsreaktion« genannt habe. In guter reduktionistischer Manier gelang mir der Nachweis, daß die Entspannungsreaktion unabhängig von erinnertem Wohlbefinden funktioniert, also ohne den Glauben als Antrieb. Dann fand ich aber heraus, wie Entspannungsreaktion und erinnertes Wohlbefinden sich auf sehr wirksame und sinnvolle Weise ergänzen können.

In diesem Kapitel möchte ich Sie mit der Entspannungsreaktion und Ihrer Bedeutung für die mich zunehmend faszinierenden gesundheitlichen Wirkungen des Glaubens bekannt machen (weitere Einzelheiten bezüglich der Entspannungsreaktion finden Sie in meinem Buch *The Relaxation Response*). Zwar kann die Wissenschaft Glauben und Entspannungsreaktion leicht voneinander abgrenzen, wenn es darum geht, meßbare, wiederholbare Ergebnisse zu erzielen. Dennoch versehen Patienten, wie wir sehen werden, geistige Konzentrationstechniken bereitwillig mit Sinn und Bedeutung, wodurch sich sehr dynamische Heilungseffekte erzielen lassen.

Vor einigen Jahren holte mich an einem Sonntagmorgen um sechs Uhr ein Nachbar zur Hilfe. Paul war ein landesweit bekannter Designer für Herrenanzüge; seine Frau Marie bildete das Rückgrat seiner sehr eng verbundenen italienischen Familie. Wir waren seit 15 Jahren Nachbarn, aber unsere Bekanntschaft hatte sich bislang auf ein freundliches »Wie geht's?« am Straßenrand oder gelegentliche flüchtige Begegnungen auf Partys beschränkt.

An diesem Tag war es eine schwere Krise, die uns zusammenführte. Bei Marie war vor Monaten Nierenkrebs diagnostiziert worden, und die Ärzte konnten nichts dagegen tun. Sie war nach Hause gekommen, um die Zeit, die ihr noch blieb, umgeben von glücklichen Erinnerungen und liebevoll umsorgt von ihrem Mann und ihren Töchtern zu verbringen. An diesem Morgen rief Paul mich an, weil Marie vor Schmerzen schrie; nichts von dem, was man ihm für solche Situationen geraten hatte, half dagegen.

Als ich eintraf, fand ich Marie auf einem Krankenhausbett im Eßzimmer liegend. Die Familie hatte alle Möbel aus dem Zimmer geräumt, damit die Ehefrau und Mutter im »Zentrum« des Hauses liegen konnte, keine Treppen steigen mußte und es nicht weit bis in die Küche und ins Bad hatte. Marie war erschöpft und tränenüberströmt, gequält von den Unterleibsschmerzen, die dieser Krebs im Endstadium ihr bereitete; sie konnte keinen Schlaf mehr finden. Paul schob mich in die Küche, wo eine Unmenge von Tablettenröhrchen auf der Anrichte stand. Alle diese Medikamente sollten Maries Schmerzen lindern, aber keines schien mehr zu helfen. Paul schaute mich an und sagte: »Bitte helfen Sie uns.«

Ich wußte, daß die Familie katholisch war. Daher bat ich Paul, ein Kruzifix aus dem Schlafzimmer zu holen, und wir hängten es im Eßzimmer über Maries Bett. Ich erklärte Marie, daß sie ihre Schmerzen vielleicht lindern konnte, indem sie die Entspannungsreaktion bei sich aktivierte. Als ich ihr erläuterte, daß sie sich zu diesem Zweck auf ein für sie tröstliches Wort oder einen Satz konzentrieren müsse, wählte sie den Rosenkranz. So lag Marie dort, hielt meine Hand, atmete tief durch und konzentrierte sich darauf, still den Rosenkranz zu beten. Allmählich glätteten sich die tiefen Furchen um ihren Mund und die Augen, und ihre Atmung wurde langsamer und gleichmäßiger. Nach etwa zehn Minuten schlief Marie ein. Paul war erleichtert, daß er sich nun ebenfalls ein wenig ausruhen konnte, nachdem er stundenlang die Qualen seiner Frau hilflos mit angesehen hatte.

Ein paar Tage später rief Paul mich an, um mir zu sagen, daß sich Maries Zustand bemerkenswert gebessert hätte. Marie vertraute nun fast ausschließlich auf die Kraft des Gebetes und nahm kaum noch Schmerzmittel ein. Paul berichtete, daß Marie zwar beträchtliche Schmerzen spürte, aber nicht mehr von dieser schrecklichen Unruhe befallen war, unter der sie zuvor so gelitten hatte. Ohne die vielen Medikamente war sie geistig klarer, und ihr Stimmung hatte sich gebessert. Dank dieses inneren psychologischen Beistandes und der Kraft ihres Glaubens fand Marie während ihrer letzten Wochen seelischen Frieden und hatte einen leichten Tod.

Ein anderer meiner Patienten, der sieben Jahre alt war, als ich ihn kennenlernte, erlebte durch die Entspannungsreaktion eine wunderbare Befreiung. Bei Andy war eine angeborene Migräne diagnostiziert worden. Von Geburt an hatte er unter Kopfschmerzen gelitten und als Baby beinahe ständig geweint. Sobald er sprechen konnte, sagte er seinen Eltern, daß ihm der Kopf weh tat.

Als Andy zu mir gebracht wurde, ging er in die dritte Klasse, war aber in seinen Leistungen zurückgeblieben, und es fiel ihm schwer, Freunde zu finden. Das lag vor allem daran, daß Andy oft den ganzen Tag in einem abgedunkelten Zimmer verbringen mußte, weil seine Migräne sich bei hellem Licht verschlimmerte. Andys Eltern wußten keinen Rat mehr. Sie hatten sämtliche Medikamente und Therapien ausprobiert, doch keine davon hatte geholfen.

Auch Andy und seine Familie waren katholisch, und wir wählten ein Gebet aus, mit dem er die Entspannungsreaktion aktivieren sollte. Andy und ich trafen eine Abmachung, daß er sich zweimal täglich 10 bis 20 Minuten still auf dieses Gebet konzentrieren sollte. Außerdem sollte er sich auch beim ersten Anzeichen eines Migräneanfalls für einen kurzen Moment auf sein Gebet konzentrieren. Schon nach wenigen Wochen ließen Dauer und Häufigkeit der Anfälle nach. Nach einigen weiteren Wochen reduzierte sich auch die Heftigkeit der Schmerzen. Ein paar Monate später waren Andys Kopfschmerzen völlig verschwunden. Mit seinen Noten und seiner Beliebtheit bei den Mitschülern ging es von nun an aufwärts, und schon bald spielte er im Hockeyteam der Schule. Als ich zuletzt mit der Familie sprach, nahm Andy keine Medikamente mehr ein und seine Migräne gehörte offenbar endgültig der Vergangenheit an.

Obwohl bei Andy und Marie sehr unterschiedliche Leiden gelindert wurden, erlebten sie doch beide den gleichen körperlichen Vorgang – die Entspannungsreaktion. Es spielt keine Rolle, welche Methode benutzt wird, um diese Reaktion zu aktivieren, die physiologischen Veränderungen sind immer die gleichen. Der menschliche Körper ist von der Natur dafür ausgerüstet, sich in diesen entspannten Zustand zu versetzen – das Gegenteil zur Kampf-oder-Flucht-Reaktion. Dazu ist es lediglich erforderlich, sich für eine Weile geistig zu konzentrieren und dabei störenden Alltagsgedanken keine Beachtung zu schenken. Mit anderen Worten, wenn der Geist zur Ruhe kommt, wird auch der Körper ruhig.

Die Entspannungsreaktion ist so tief in uns verankert, daß der *Glauben,* also erinnertes Wohlbefinden, gar nicht nötig ist, um sie zu aktivieren. Man muß kein Gebet aufsagen oder andere, dem Glauben ansprechende Worte. Es genügt, sich auf irgendein Wort, einen Satz, einen Ton oder eine sich wiederholende Handlung zu konzentrieren. So wie eine Penicillinspritze Streptokokken-Infektionen heilt oder ein Laserstrahl eine gerissene Netzhaut am Auge repariert, wird jede Konzentration auf eine sich wiederholende Aktivität die Entspannungsreaktion aktivieren, ob Sie nun daran glauben oder nicht.

Affengeist

Stellen Sie es sich folgendermaßen vor: Die Kampf-oder-Flucht-Reaktion, die Reaktion Ihres Körpers auf Streß, ist, wie wenn die Feuerwache auf einen Notruf reagiert. Alle Mitspieler müssen Schutzkleidung tragen und für die Feuerbekämpfung ausgerüstet und ausgebildet sein. Ihr Geist und Ihr Körper stellen sich in dramatischer Weise auf einen vermeintlich drohenden Notfall ein. Blutdruck, Atemfrequenz und Stoffwechselrate erhöhen sich; auch die Muskelspannung steigt an, und Ihre Gehirnwellen werden schneller und intensiver. Der Blutfluß in Ihre Arme und Beine nimmt durchschnittlich um 300 bis 400 Prozent zu, damit Sie effektiv kämpfen oder fliehen können.

Aber bei den meisten Streßsituationen, in die wir täglich oder sogar mehrmals am Tag geraten, handelt es sich um falschen Alarm. Die Kampf-oder-Flucht-Reaktion ist jedoch seit Jahrmillionen fester Bestandteil der menschlichen Physiologie und wird automatisch aktiviert, so daß wir gegen ihre unnötige Mobilisierung häufig machtlos sind.

Daß wir die Energie, die bei der Kampf-oder-Flucht-Reaktion in uns mobilisiert wird, nicht körperlich abreagieren und verbrauchen können, hat eine Fülle negativer Auswirkungen. Sich ständig wiederholende, unnötige Befehle zur Steigerung des Blutflusses führen schließlich zu einem ständig erhöhten Blutdruck. Hoher Blutdruck verursacht Herzerweiterung und Herzschwäche, ist Mitauslöser von verstopften Arterien – Arteriosklerose – und geplatzten Blutgefäßen, die zu Schlaganfällen und anderen inneren Blutungen führen. Ebenso können Adrenalin und Noradrenalin Herzrhythmusstörungen auslösen, die Schmerzschwelle senken und Ängstlichkeit, Depression, Wut und Feindseligkeit fördern.

Buddhisten besitzen ein wunderbares Wort für unseren brodelnden, chaotischen Geisteszustand. »Papanca« bedeutet, wörtlich übersetzt, »Affengeist«. Wenn Sie einen »Affengeist« haben, behindert übermäßige Gehirnaktivität Ihre Konzentration und Lernfähigkeit, und Sie können schlecht einschlafen. Außerdem werden Ihre Muskeln sich, weil sie so oft den Befehl dazu erhalten, schließlich gewohnheitsmäßig anspannen. Diese Muskelanspannung löst im Gehirn laufend Streßsignale aus, wodurch ein Teufelskreis ständiger sinnloser körperlicher Mobilisierung entsteht, ohne Aussicht auf Erleichterung.

Janet Frank war in diesem Teufelskreis gefangen, als sie vor zwei Jahren zum erstenmal unser Institut für Geist/Körper-Medizin aufsuchte. Mrs. Frank litt unter schwerer Schlaflosigkeit. Auch wenn sie am Abend gegen elf Uhr zu Bett ging, fand sie bis um vier oder fünf Uhr morgens keinen Schlaf. Dabei hatte Mrs. Frank früher nie solche Probleme gekannt. Ja, sie war eine so gute Schläferin gewesen, daß sie sogar in der hektischen, überfüllten Praxis ihres Gynäkologen einnicken konnte.

Doch 1980 fiel ihr achtzehn Monate alter Enkel in einen Swimmingpool und wäre fast ertrunken. Als Folge dieses tragischen Unfalls blieb der Junge geistig und körperlich behindert. Mrs. Frank brachte zusammen mit ihrem Sohn und ihrer Schwiegertochter Wochen in einem Ronald-McDonald-Kinderheim zu, betend und darauf hoffend, daß der Zustand des kleinen Jungen sich bessern möge. Damals begannen ihre Schlafprobleme. »Ich machte mir andauernd Gedanken wegen meines Enkelkindes«, erinnert sie sich, »und wegen meines schwierigen Verhältnisses zu meiner Schwiegertochter. Es war, als hörte ich ständig ihre Stimmen in meinem Kopf. Ich konnte einfach nicht mehr abschalten.«

Zuerst hatte Mrs. Frank nur an ungewohnten Orten Einschlafschwierigkeiten, etwa zu Besuch bei Freunden oder in Hotels. Also blieb sie aus Angst, anderswo nicht schlafen zu können, immer öfter zu Hause. Doch das Problem verschlimmerte sich, so daß sie schließlich auch in ihrem eigenen Haus keinen Schlaf mehr fand. Mrs. Frank blieb die ganze Nacht auf, hörte Radio-Talkshows, buk Plätzchen, bügelte oder lief stundenlang im Haus auf und ab. Da ihr Mann vor Jahren gestorben war und ihre inzwischen erwachsenen Kinder nicht mehr bei ihr lebten, brauchte sie keine Angst zu haben, mit ihrer nächtlichen Aktivität jemanden zu stören. Aber das Problem belastete sie nervlich und begann, sich nachteilig auf ihre Gesundheit auszuwirken.

Sie hatte sich mein Buch *The Relaxation Response* aus der Bibliothek besorgt und auf eigene Faust zu meditieren versucht. Als sie dann im Mitteilungsblatt ihrer Krankenversicherung las, daß die Kosten für die Behandlung von Schlaflosigkeit am Mind/Body Medical Institute übernommen wurden, kam sie zu meinem Kollegen Dr. Gregg D. Jacobs, der sich auf diese Therapie spezialisiert hat.

Bevor Mrs. Frank lernte, die Entspannungsreaktion zu aktivieren, hatte sie das Radio laufen lassen, wenn sie zu Bett ging, damit die Stimmen im Radio die Stimmen in ihrem Kopf überlagerten. Wenn sie sich aber ins Bett legte und »Der Herr ist mein Hirte« oder »Schenke mir Frieden« rezitierte, verschwand das Herzklopfen, das ihr sonst so zu schaffen gemacht hatte, und sie konnte einschlafen. Sie berichtet: »Ich visualisierte Gott und konnte förmlich sehen, wie Gott über mich wacht. Gott schenkte mir Ruhe. Ich hatte das Gefühl, die Hand ausstrecken und ihn berühren zu können, so real war Gottes Gegenwart für mich.«

Mrs. Frank nutzte die Gedankenkraft ihres Gehirns, um sich ihren Glauben zu vergegenwärtigen. Dann verband sie ihren Glauben mit einer geistigen Konzentrationsmethode, durch die, wie schon beschrieben, die Entspannungsreaktion ausgelöst wird. Zum Glück ist unser Herz nicht nur darauf programmiert, schneller zu schlagen, wenn wir unter Streß stehen, es ist auch auf die gegenteilige Reaktion programmiert, auf innere Ruhe, die den schädlichen Folgen des Streß entgegenwirken kann.

Die Entspannungsreaktion läßt sich nicht so schnell mobilisieren wie die in Notsituationen lebenswichtige Kampf-oder-Flucht-Reaktion. In der heutigen Zeit stellt sie sich nur selten von selbst ein, obgleich viele von uns sie vermutlich schon einmal unbewußt bei sich aktiviert haben. Unsere Vorfahren aktivierten die Entspannungsreaktion unbewußt viel häufiger, weil sie sich so oft den Sonnenuntergang anschauten oder den Blick in die Ferne schweifen ließen. Sie kannten kein Nintendo und keinen Videoverleih, um sich zu unterhalten und abzulenken, keine Pop-Kultur, die sie ständig an- und aufregte. Zwar mögen unsere Vorfahren häufiger Gelegenheit zu tröstlicher Ruhe und Muße gefunden haben, doch auch wir besitzen die Fähigkeit, die Entspannungsreaktion in uns zu aktivieren und davon ebenso zu profitieren.

Wenn Sie sich für eine Weile konzentrieren und sanft jeden störenden Gedanken beiseite schieben, werden Ihr Geist und Ihr Körper plötzlich zu einem Fünf-Sterne-Luxushotel, in dem das Personal nur Ihre Erholung und Gesundheit im Auge hat. Dabei bemüht es sich ganz besonders darum, die schädlichen Auswirkungen des Stresses zu lindern. Dieses Team aus hervorragenden Streßbeseitigern und Entspannungsspezialisten tritt sofort in Aktion, wenn Sie Ihren alltäglichen Gedanken und Sorgen einmal keine Beachtung schenken. Die folgende Tafel zeigt den starken Kontrast zwischen Kampf-oder-Flucht-Reaktion und Entspannungsreaktion im Vergleich.

Tafel 2: Vergleich der physiologischen Veränderungen bei Kampf-oder-Flucht-Reaktion und Entspannungsreaktion

Physiologischer Zustand	Kampf-oder-Flucht-Reaktion	Entspannungs-reaktion
Stoffwechsel	erhöht	reduziert
Blutdruck	erhöht	reduziert
Herzfrequenz	erhöht	reduziert
Atemfrequenz	erhöht	reduziert
Blutfluß zu Arm- und Beinmuskeln	erhöht	stabil
Muskelspannung	erhöht	reduziert
Langsame Gehirnwellen	erhöht	reduziert

Die Merkmale der Entspannungsreaktion

Besonders kennzeichnend für die Entspannungsreaktion ist ein deutlicher Rückgang des Sauerstoffumsatzes oder Hypometabolismus im Körper. Die Zellen in Ihrem Körper verwenden den eingeatmeten Sauerstoff dazu, die Nährstoffe zu verbrennen, die Sie mit der Nahrung aufnehmen. Das ist der »Metabolismus«, der Stoffwechsel, bei dem der Körper Sauerstoff verbrennt oder verbraucht und die erzeugte Energie dafür verwendet, die Funktionen von Gehirn, Herz,

Lunge und anderen Organen aufrechtzuerhalten. Ihr Körper reagiert auf Techniken, die die Entspannungsreaktion auslösen, mit einer Verlangsamung des Stoffwechsels. Das gibt Ihrem inneren Kraftwerk die Chance, einen Gang zurückzuschalten und sich zu erholen. In dem für die Entspannungsreaktion charakteristischen hypometabolischen Zustand sinkt der Energieverbrauch Ihres Körpers.

Ihr Herz muß nicht mehr so schnell schlagen, das Blut nicht mehr so stark durch den Körper gepumpt werden. Ihre Atmung kann langsamer und tiefer werden, Ihre Muskeln entspannen sich und benötigen weniger Blutzufuhr. Die stets wachsamen und aktiven Organe Ihres Körpers, die in Streßsituationen so oft zu voller Leistung und Produktion hochgeputscht werden, können es für einen Moment etwas ruhiger angehen lassen. Es ist, als würden Sie einer hyperaktiven Kindergärtnerin Gelegenheit zu einem Nachmittagsschläfchen geben.

Dieser Vorgang ist das genaue Gegenteil der Kampf-oder-Flucht-Reaktion, bei der der Körper aus seinem normalen Ruhestoffwechsel in den Hypermetabolismus überwechselt. Wenn das Gehirn das Signal erhält, sich rasch auf eine neue Situation einzustellen oder auf eine Bedrohung zu reagieren, werden Sauerstoffverbrauch und Stoffwechsel erhöht, damit dem Körper mehr Energie zum Kämpfen oder Fliehen zur Verfügung stehen. Auslöser dafür können Signale aus der Umwelt oder dem Körper sein, aber auch Gedanken oder innere Bilder.

Während des Schlafes sinkt der Körper in den hypometabolischen Zustand, was auch auf den Winterschlaf der Tiere zutrifft. Deswegen vermutete ich zunächst, bei der Entspannungsreaktion könnte es sich um eine bislang unentdeckte Fähigkeit des Menschen handeln, sich in Winterschlaf zu versetzen. Doch ein für den Winterschlaf der Tiere charakteristisches Merkmal, das meßbare Absinken der Körpertemperatur, tritt bei der menschlichen Entspannungsreaktion nicht auf.

Nach den bisherigen wissenschaftlichen Erkenntnissen läßt sich nur mit der Entspannungsreaktion eine so drastische und rasch einsetzende beruhigende Wirkung erzielen. Natürlich verlangsamt sich der Körperstoffwechsel auch, wenn Sie in einer Hängematte liegen, fernsehen oder ein Buch lesen. Aber er verlangsamt sich nicht so deutlich wie während der Entspannungsreaktion oder im Schlaf. Bei der Entspannungsreaktion sinkt der Sauerstoffverbrauch viel schneller als während des Schlafes. Wenn Sie abends das Licht ausschalten und ins Bett sinken, reduziert sich Ihr Sauerstoffverbrauch ganz allmählich, bis er nach vier bis fünf Stunden im Durchschnitt acht Prozent niedriger ist als im wachen Ruhezustand. Wenn Sie aber nach der hier beschriebenen Methode die Entspannungsreaktion aktivieren, erfolgt ein sofortiger drastischer Rückgang des Sauerstoffverbrauchs von durchschnittlich 10 bis 17 Prozent schon innerhalb der ersten drei Minuten.

Wir müssen noch viel darüber lernen, wie sich die langsameren Gehirnwellen, die wir während der Entspannungsreaktion erleben, auf unser Gehirn und unsere Stimmung auswirken. Klar ist aber, daß die höhere Frequenz der Beta-Rhythmen während des größten Teils unserer im Wachzustand verbrachten Zeit vorherrscht. Die in der Entspannungsreaktion hervorgerufenen langsameren Gehirnwellen gehen häufig mit einem Gefühl der Freude einher. Es scheint einen positiven Einfluß auf unsere Stimmung und Gesundheit zu haben, wenn wir diese anderen Gehirnwellen und -muster regelmäßig aktivieren.

Die langfristigen Wirkungen

Das regelmäßige Aktivieren der Entspannungsreaktion hat eine enorm positive Wirkung auf den Körper. Indem Sie die Alltagssorgen für eine Weile ausblenden und so Ihren inneren Aufruhr, den »Affengeist«, unterbrechen, geben Sie Ihrem Körper die Möglichkeit, sich zu entspannen. So wie das wiederholte Auslösen der Kampf-oder-Flucht-Reaktion zu anhaltenden Störungen der Körperfunktionen führen kann, läßt sich durch regelmäßiges Aktivieren der Entspannungsreaktion diese Entwicklung umkehren und die durch den Streß verursachte Belastung verringern.

In unserem Körper findet eine Art Tauziehen statt, wobei der Streß am einen Ende des Taus zieht und die Entspannung am anderen. Berücksichtigt man aber, wie vielen Anspannungen wir tagtäglich ausgesetzt sind, welches Tempo und welche Anforderungen wir uns heutzutage auferlegen, besonders im Großstadtleben, dann scheint die Entspannung bei diesem Tauziehen nie eine faire Chance zu haben, der Streß wird immer Sieger bleiben. Regelmäßiges Aktivieren der Entspannungsreaktion sorgt für Ausgleich zwischen diesen beiden Kräften. Dann kann die positive Wirkung der Entspannung die schädlichen Folgen des Stresses aufheben, so daß ein gesundes Gleichgewicht entsteht.

Wie man die Entspannungsreaktion aktiviert

Die Schritte, mit denen Sie die Entspannungsreaktion herbeiführen können, sind nicht sonderlich schwierig oder ungewöhnlich. Um von der Entspannungsreaktion zu profitieren, von ihrer kurzfristigen beruhigenden Wirkung ebenso wie von den langfristigen gesundheitlichen Verbesserungen, sollten Sie eine Methode wählen, die Ihren persönlichen Überzeugungen entspricht. Die Entspannungsreaktion läßt sich durch eine Fülle von Methoden hervorrufen. Dazu gehören Meditation, bestimmte Formen des Gebets, autogenes Training, progressive Muskelentspannung, Joggen, Schwimmen, Lamaze-Atemübungen, Yoga, Tai Chi Chuan, Chi Gong, ja sogar Stricken und Häkeln.

Es müssen nur zwei einfache Schritte ausgeführt werden. Sie müssen ein Wort, einen Laut, ein Gebet, einen Satz oder eine Körperbewegung über eine gewisse Zeit wiederholen. Wenn dabei Alltagsgedanken Ihre Konzentration stören, schenken Sie ihnen keine Beachtung und kehren Sie immer wieder sanft zu Ihrem Übungsgegenstand zurück (siehe Tafel 3).

Tafel 3: Die beiden Schritte zur Aktivierung der Entspannungsreaktion

1. Konzentrieren Sie sich auf die Wiederholung eines Wortes, Lautes, Gebetes, Satzes oder einer körperlichen Aktivität.
2. Schenken Sie Alltagsgedanken, die Ihnen in den Sinn kommen, keine Beachtung und kehren Sie sanft zu Ihrem Übungsgegenstand zurück.

Worauf Sie sich bei der Übung konzentrieren wollen, bleibt Ihnen überlassen. Um aber die Vorzüge der Entspannungsreaktion mit der positiven Wirkung erinnerten Wohlbefindens zu verbinden, sollten Sie einen angemessenen und von Ihnen als angenehm empfundenen Konzentrationsgegenstand wählen – immerhin kommt »Placebo« vom lateinischen »placere«, was »gefallen« bedeutet. Wenn Sie religiös sind, können Sie sich für ein Gebet entscheiden; sind Sie kein religiöser Mensch, wählen Sie statt dessen ein nichtreligiöses

Konzentrationsmotiv. Entspannungsreaktion und erinnertes Wohlbefinden ergänzen einander hervorragend. Mit ihrer kombinierten Wirkung werden wir uns im folgenden Kapitel näher befassen. Welche Methode oder welchen Konzentrationsgegenstand Sie auch benutzen, die Entspannungsreaktion wird aktiviert, wenn Sie die beiden Schritte beachten – Konzentration auf die Wiederholung des gewählten Wortes oder sonstigen Motivs und passives Nichtbeachten störender Gedanken.

Es gibt keine »Benson-Methode«. Meine Kollegen und ich bieten Menschen, die die Entspannungsreaktion erlernen möchten, eine ganze Palette von Möglichkeiten an. Manche Leute ziehen es vor, wenn ein Lehrer einen Konzentrationsgegenstand für sie auswählt. Offensichtlich verleiht es der Sache mehr Bedeutung und Glaubwürdigkeit, wenn ein Arzt, eine Krankenschwester oder ein Geistlicher ihnen bei der Auswahl hilft. Auch dabei ist erinnertes Wohlbefinden im Spiel: Ihr Vertrauen in einen Therapeuten steigert die Wirksamkeit der Methode. Es funktioniert immer, egal welches Wort Sie wählen. Wenn Ihnen der Klang eines der vorgeschlagenen Wörter oder Sätze gefällt, versuchen Sie es damit.

Nun folgt eine Liste mit gebräuchlichen Konzentrationsworten, -sätzen oder Gebeten, die Ihnen vielleicht dabei helfen, den Einstieg zu finden (siehe Tafeln 4 und 5).

Tafel 4: Nichtreligiöse Konzentrationsworte

Eins	Ozean	Liebe	Frieden	Ruhe	Entspannung

Tafel 5: Religiöse Konzentrationsworte und Gebete

für Protestanten, Juden oder Katholiken

»Vater unser im Himmel«

»Der Herr ist mein Hirte«

für Katholiken

»Gegrüßest seist du, Maria, voll der Gnade«

»Herr Jesus Christus, erbarme dich meiner«

für Juden

»Sh'ma Yisroel«

»Shalom«

»Echod«

»Der Herr ist mein Hirte«

für Muslime

»Insha'allah«

für Buddhisten und Hindus

»Om«

Die Beachtung der beiden Schritte – Wiederholung und passives Nichtbeachten auftretender Gedanken – ruft rasch und zuverlässig die Entspannungsreaktion hervor, ganz gleich wo und auf welche Weise Sie die beiden Schritte anwenden. Nun stelle ich Ihnen die Methode vor, die ich meinen Patienten beibringe und selbst schon seit vielen Jahren praktiziere:

Schritt 1: Wählen Sie ein Konzentrationswort oder einen kurzen Satz, der gut im Einklang mit Ihren persönlichen Überzeugungen steht.

Schritt 2: Setzen Sie sich bequem hin.

Schritt 3: Schließen Sie die Augen.

Schritt 4: Entspannen Sie Ihre Muskeln.

Schritt 5: Atmen Sie langsam und natürlich, und wiederholen Sie im Geiste Ihr Konzentrationswort oder Ihren Satz mit jedem Ausatmen.

Schritt 6: Nehmen Sie dabei eine passive Haltung ein. Denken Sie nicht darüber nach, ob Sie die Übung gut genug machen. Wenn ihnen andere Gedanken in den Sinn kommen, sagen Sie sich einfach: »na schön«, und kehren sanft wieder zu Ihrem Konzentrationswort zurück.

Schritt 7: Machen Sie die Übung 10 bis 20 Minuten lang.

Schritt 8: Stehen Sie anschließend nicht sofort auf. Bleiben Sie noch ungefähr eine Minute ruhig sitzen und lassen Sie Ihre anderen Gedanken allmählich zurückkehren. Öffnen Sie dann die Augen und bleiben Sie noch eine Minute sitzen, ehe Sie aufstehen.

Schritt 9: Machen Sie diese Übung ein- oder zweimal täglich.

Bei dieser Methode schlage ich Ihnen vor, daß Sie sich bequem hinsetzen, die Augen schließen und die Muskeln entspannen. Aber Sie können auch mit offenen Augen üben. Sie können sich beim Üben hinknien, aufrecht stehen oder sanft hin und her schwingen. Oder Sie können die Lotos-Haltung einnehmen, die für viele Menschen zur Meditation dazugehört.

Sie können auch beim Joggen die Entspannungsreaktion aktivieren. Konzentrieren Sie sich dabei auf den Rhythmus

Ihrer Füße – »links, rechts, links, rechts«. Wenn andere Gedanken auftauchen, sagen Sie sich »na schön« und kehren wieder zu »links, rechts, links, rechts« zurück. Natürlich bleiben die Augen dabei geöffnet! Wir haben herausgefunden, daß Jogger mit dieser Methode schon nach dem ersten Kilometer das »Läuferhoch« erleben, das sich sonst erst nach dem dritten oder vierten Kilometer einstellt.

Vor einigen Jahren lernte ich nach einem Vortrag, den ich in Texas vor Militärgeistlichen hielt, einen General kennen, der damals der ranghöchste Geistliche der amerikanischen Streitkräfte war. Dieser katholische Priester erzählte mir, daß er sich immer um Effizienz bemüht habe und daher Gebet und Körpertraining gleichzeitig betrieben habe. Er hatte, ohne von meinen Forschungen zu wissen, beim Joggen ständig das Jesus-Gebet wiederholt – »Herr Jesus Christus, erbarme dich meiner«. Doch erst bei unserer Begegnung wurde ihm klar, daß er unwissentlich sogar dreifach effizient gewesen war, indem er joggte, betete und dabei auch noch die Entspannungsreaktion aktivierte!

Der konzentrierte Spaziergang

Mein Freund T. George Harris, Gründer und Chefredakteur der Zeitschriften *Psychology Today* und *American Health,* hat zusammen mit dem Autor Linus Mundy *Prayer Walking* herausgegeben, ein kleines Buch, das viele wertvolle Einsichten für »den Weg zu körperlicher und seelischer Fitneß« bietet. Dieses im Verlag Abbey Press erhältliche Buch spricht Bände über die Wohltaten »kleiner Ausflüge«. Damit sind keine Kurzurlaubsreisen gemeint, sondern kleine Spaziergänge, die uns aus unserer alltäglichen Umgebung herausführen sollen, in der sich Gehirn und Körper im Dauerstreß erschöpfen.

Unsere Forschungsergebnisse zeigen, daß das Ausführen einer auf Konzentration basierenden Übung die Entspannungsreaktion aktiviert. 1978 entdeckten wir, daß Körpertraining effektiver wird, wenn man sich dabei gleichzeitig gedanklich konzentriert – das heißt, man benötigt dann für körperliche Aktivitäten weniger Energie. Spaziergänge, bei denen man gleichzeitig geistige Konzentration übt, verringern Angstgefühle und negatives Denken. Das stellten Dr. Youde Wang und andere Kollegen von der University of Massachusetts in einer Studie fest, die durch die großzügige Unterstützung meiner Freundin Ruth Strickler und ihres Mannes Bruce Dayton möglich wurde. Ähnliche Resultate erbrachte eine von Mrs. Strickler in ihrem Gesundheitsklub »The Marsh« in Minnetonka, Minnesota, entwickelte, auf Tai Chi Chuan basierende meditative Körperübung. Bei normalem Spazierengehen ohne gleichzeitige Konzentrationsübung ließen sich keine solchen positiven Stimmungsänderungen nachweisen.

Statt also, wie üblich, beim Joggen Ihren Walkman aufzudrehen, sollten Sie lieber einmal den alltäglichen Lärm ausblenden, an den Sie sich so gewöhnt haben. Aktivieren Sie die Entspannungsreaktion, während Sie sich sportlich betätigen. Damit tun Sie etwas wirklich Gutes für Ihre Gesundheit.

Ob Sie nun sitzen oder stehen, spazierengehen oder schwimmen, sogar stricken oder häkeln, immer ist es die gleichmäßige Wiederholung eines bestimmten Bewegungsablaufs, von der die entspannende Wirkung ausgeht. So wie ein Vater oder eine Mutter sich einen Moment ausruhen können, wenn sie ihr Baby in eine automatische Wiege legen, können Gehirn und Körper von der beruhigenden Wirkung einfacher, wiederholt ausgeführter Bewegungen profitieren. Von solchen Bewegungen geht eine hypnotische Wirkung aus. Es gibt zwei Stadien der Hypnose. Das erste Stadium ist die präsuggestive Phase, das zweite die suggestive Phase, in der eine Person zum Beispiel die Anweisung erhält, ihren Arm zu heben. Der physiologische Zustand der Versuchsperson während der präsuggestiven Phase entspricht der Entspannungsreaktion. Wie in der Hypnose öffnen auch Menschen, die in sich die Entspannungsreaktion aktivieren, eine Tür zu neuen Ideen und Anregungen und reinigen und verjüngen dabei Geist und Körper.

Das innere Chaos beruhigen

Ich glaube, daß die von mir bereits erwähnte Änderung des Gehirnwellenmusters verantwortlich für den »Türöffner-Effekt« ist, den viele Leute während der Entspannungsreaktion erleben. Geistige Konzentrationsübungen klären das Bewußtsein und schärfen den Verstand. Das Gehirn nutzt solche Ruhezeiten offenbar dazu, »Gedankenmüll« zu entsorgen, so daß Platz für neue Ideen und Überzeugungen geschaffen wird. Viele von uns sind bemüht, ihren Geist so aktiv und beschäftigt wie möglich zu halten. Doch ich habe gelernt, daß gerade Phasen meditativer Ruhe die geistige Produktivität steigern.

Affirmationen und Visualisierungen, von denen schon die Rede war, sind besonders hilfreich, wenn man sie unmittelbar nach dem Aktivieren der Entspannungsreaktion einsetzt. Dann ist das Bewußtsein offenbar besonders aufnahmebereit, und negative Denkmuster lassen sich verändern. Durch eine solche kognitive Umprogrammierung wird das Denken in neue Bahnen gelenkt, so daß das Leben in einem positiveren, realistischeren Licht erscheint. Die Forschungsergebnisse in diesem Buch zeigen, wie schädlich Negativität für unsere Gesundheit ist. Um so mehr brauchen wir Methoden für eine Umprogrammierung unseres Denkens, hin zu größerem seelischen und körperlichen Wohlbefinden.

Ron Banister, einer meiner ehemaligen Patienten, wird Ihnen diese positive Wirkung bestätigen. Er ist Musiker und Jazzlehrer am Konservatorium von New England in Boston. Er sagt, daß er die Entspannungsreaktion aktiviere, um »das innere Chaos zu beruhigen«.

Banister verwendet dazu kein Gebet und auch nicht den Glauben an Gott oder eine andere religiöse Richtung. Er konzentriert sich auf »die Kunst«, um die Entspannungsreaktion bei sich auszulösen. Oft benutzt er den Namen des großen Jazzpianisten Thelonius Monk als sein Konzentrationswort oder Mantra. Doch das ist nur der erste von drei Schritten, aus denen seine Methode zur Steigerung seines Wohlbefindens und seiner musikalischen Fähigkeiten besteht. Der zweite Schritt ist eine »konzentrierte Hörübung«, bei der er seine Aufmerksamkeit auf Geräusche in der Umgebung oder auf ein bestimmtes Musikstück richtet. Der dritte Schritt besteht darin, sich einen, wie er es nennt, »Vitaminstoß« zu gönnen – Lieder berühmter Künstler wie Ray Charles und Billie Holiday, die ihn erfrischen und anregen.

»Ohren-Training« spielt in Ron Banisters musikalischer Ausbildung eine wichtige Rolle, sowohl für seine eigenen Darbietungen als auch für seinen Unterricht. Er bringt jungen Musikern bei, die verschiedenen Schattierungen der Musik zu erkennen, zum Beispiel auf die »Gewalt« in der Musik von Gangsterfilmen zu achten oder auf die dunklen Begleitmelodien des *film noir.* So entwickeln sie ein Langzeitgedächtnis für die Besonderheiten der einzelnen Orchester und Jazz-Formationen. Die Aktivierung der Entspannungsreaktion schärft das Ohr des Musikers, weil sie seinem Geist einen »konkreten Fokus« gibt und überflüssige Gedanken und Klänge ausgeblendet werden.

Ron Banister sagt, daß das Aktivieren der Entspannungsreaktion seinen Geist nicht nur befreit, sondern auch inspiriert, so als habe ihn eine Muse geküßt. Nachher setzt er sich oft ans Klavier, improvisiert und läßt sich ganz von seinem Unterbewußtsein leiten. Das nennt er »alle Farben zulassen«, wobei er sich nicht darum kümmert, ob eine zusammenhängende, harmonische Musik entsteht. Manchmal seien die Resultate überraschend und interessant, zu anderen Zeiten weniger bemerkenswert. Dennoch sagt er, daß dieses »Pendeln zwischen dem Abstrakten und dem Konkreten« ihm selbst und seiner Musik sehr gut bekomme.

In seinem Buch *Farben hören, Töne schmecken* beschreibt Dr. Richard E. Cytowic sein erstes Erlebnis mit einer bestimmten Form buddhistischer Meditation. Clark, ein guter Freund, hatte ihn überredet, sich mit offenen Augen vor eine kahle Wand zu setzen, und ihn angewiesen: »Versuche, weder zu denken, noch nicht zu denken. Wenn dich gegensätzliches Denken erfüllt, verlierst du den Buddha-Geist. Beim Zazen« – der Meditationsform, die sie beide ausprobierten – »kommt es darauf an, einfach nur dazusitzen, ohne an etwas Bestimmtes zu denken.« Dr. Cytowic, ein Mediziner, entgegnete, er halte es für physikalisch unmöglich, daß »ein Mensch an nichts denken könne«. Aber Clark forderte ihn weiter heraus, indem er sagte: »Man kann das nicht kritisch hinterfragen, weil es darauf keine rationale Antwort gibt. Man tut es einfach.«

Also versuchte Dr. Cytowic es. Er konzentrierte sich auf die kahle Wand, bis er etwas berührte, das er »den Punkt der Stille« nennt. Er schreibt: »Mein kognitives Bewußtsein war verblüfft, daß der innere Dialog tatsächlich zum Stillstand kommen konnte, während der Rest von mir das Gefühl der Ruhe genoß, das mit diesem Kunststück einherging. Es ist etwas, das man selbst erlebt haben muß, um es zu verstehen, denn man kann es nicht erklären.«

Mir gefällt Dr. Cytowics Bericht über seine erste Meditationserfahrung gerade deshalb, weil er eine scheinbar unerklärliche Erfahrung so gut erklärt. Und weil sein Freund Clark ihm etwas sagte, auf das auch ich meine Patienten immer wieder hinweisen muß, wenn sie meditative Entspannung praktizieren. Ich ermuntere die Leute, das Aktivieren der Entspannungsreaktion zu einem festen Teil ihrer täglichen Routine zu machen, aber ohne positive Wirkungen oder ein besonderes Ergebnis zu erwarten. Sie sollen es »einfach tun«, wie der entsprechende Slogan lautet.

Wie Zähneputzen

Betrachten Sie die Übung wie das tägliche Ritual des Zähneputzens, das man uns allen beigebracht hat, als wir klein waren. Weil diese Gewohnheit schon vor so langer Zeit eingeübt worden ist, ist sie uns in Fleisch und Blut übergegangen, so daß wir gar nicht mehr bewußt darüber nachdenken. Wir tun es einfach, manchmal noch ehe wir morgens richtig wach sind. Wenn wir unsere Zähne geputzt haben, bewerten wir die Erfahrung hinterher nicht, denken nicht, daß es »ein gutes Putzen« oder »ein schlechtes Putzen« war.

Lassen Sie zu, daß Ihr Körper sich selbst heilt, ohne dabei durch gedanklich erzeugte Zweifel, Kritik und Bewertungen gestört zu werden. Zweifel, Kritik und Urteile werden vom Bewußtsein als Bedrohung wahrgenommen, Geist und Körper spannen sich an, so daß die Kampf-oder-Flucht-Reaktion ausgelöst wird. Genausowenig wie Sie sich beim Zähneputzen kritisieren, sollten Sie auch diese Übung nicht analysieren. Machen Sie die 10 bis 20 Minuten zweimal täglichen Übens zu einem festen Bestandteil Ihres Tagesablaufs, zu einer Selbstverständlichkeit, über die Sie gar nicht groß nachdenken, zu einer Unterbrechung Ihres unruhigen bewußten Denkens, das den ganzen übrigen Tag bestimmt.

Ich weiß, das fällt vielen meiner Patienten schwer. Menschen, die in Sachen Gesundheit und Wohlbefinden so verantwortungsbewußt sind, daß sie Entspannungstechniken erlernen, sind in der Regel sehr motiviert und diszipliniert. Wie sie es von der Wissenschaft und in einer vom wissenschaftlichen Denken bestimmten Kultur gelernt haben, erwarten sie meßbare Resultate. Wenn die 10 bis 20 Minuten um sind, möchten sie ihren Puls fühlen und berichten können, daß der Herzschlag sich verlangsamt hat. Mit an Sicherheit grenzender Wahrscheinlichkeit hat er sich tatsächlich verlangsamt.

Aber Sie können die Entspannungsreaktion nicht aktivieren, wenn Ihre Konzentration durch Gedanken gestört wird wie: »Entspanne ich mich gut genug?« Oder: »Habe ich mein Ziel erreicht?« Gerade so erreichen Sie das Ziel, innerlich ruhig zu werden, nicht. Denn solche Gedanken lenken Sie viel zu sehr von der Konzentration auf Ihr Wort oder Mantra ab, durch das die Entspannungsreaktion überhaupt erst ermöglicht wird.

Die Entspannungsreaktion funktioniert, weil sie die Spirale der Alltagsgedanken unterbricht. Sie ermöglicht dem Gehirn und damit auch dem Körper eine Ruhepause. Für ein paar Minuten können jene Mechanismen, die es uns ermöglichen, zu denken, zu handeln, uns zu bewegen, zu kauen oder zu riechen, aus dem normalen Zustand »höchster Alarmbereitschaft« in einen ruhigeren Gang zurückschalten. Nur wenn Sie diesen »Alarmzustand« vorübergehend aufgeben, können Sie in den Genuß der positiven Wirkungen der Entspannung kommen.

Sich keine Sorgen machen

Unsere Gesellschaft ist auf Selbsthilfe fixiert. Daher sind die meisten von uns daran gewöhnt, daß Ärzte, Ernährungsberater, Bewegungstherapeuten und andere Ratgeber uns sagen, wir sollten über unsere Fortschritte Buch führen. Wir erwarten Resultate, wenn schon nicht sofort auf der Personenwaage, dann wenigstens in ein paar Wochen, wenn die neue Badesaison beginnt. Wir sind es gewohnt, mit anderen im Wettstreit zu stehen, und wenn nicht mit anderen, dann wenigstens mit uns selbst.

Meine Mitautorin Marg Stark erinnert sich noch, wie sie sich während ihres ersten Yoga-Kurses zunächst einmal daran gewöhnen mußte, daß es bei diesen Körperübungen keinen »Wettbewerb« gab. Yoga war ganz anders als die Aerobic-Kurse, an denen Marg zuvor teilgenommen hatte. Dort hatte sie sich immer unter Druck gefühlt, mit dem Trainer oder anderen Kursteilnehmerinnen mitzuhalten, auch wenn sie als Anfängerin hinterher kaum noch zu ihrem Auto laufen konnte, weil sie in der ersten Stunde ihre Muskeln völlig überanstrengt hatte. Nun lernte Marg, daß beim Yoga Anfänger wie Fortgeschrittene die gleichen einfachen Dehnübungen ausführten, wobei die Wirkung bei den Erfahrenen »tiefer« war. Männer und Frauen aller Altersgruppen fühlten sich vom Yoga angezogen, und das Ziel bestand nicht darin, im Aerobic-Anzug eine besonders gute Figur zu machen, sondern sich zu entspannen, beweglicher zu werden, sich von Schmerzen zu befreien und den Körper zu kräftigen. Yoga war anders als alle Sport- oder Gymnastikarten, die Marg bis dahin kennengelernt hatte. Yoga war frei von Wettbewerbsdenken und Erfolgsdruck, so daß sie dabei nicht länger gegen ihren Stolz ankämpfen mußte, um sich selbst etwas Gutes zu tun.

Yoga und alle anderen Methoden, die Entspannungsreaktion zu aktivieren, haben eines gemeinsam: Je weniger Gedanken Sie sich über die Resultate machen, desto besser. Lassen Sie es einfach geschehen. Natürlich ist dieser Rat in einer Gesellschaft schwer zu befolgen, die es bis zu einem gewissen Grad als gut ansieht, wenn wir uns Sorgen machen, weil uns das motiviert, weil es in uns einen Adrenalinstoß auslöst, der uns zu besseren Leistungen antreibt. Aber die meisten von uns sorgen sich viel zu oft, statt Sorgen und den körperlichen Alarmzustand der Kampf-oder-Flucht-Reaktion für wirklich bedrohliche Situationen aufzusparen.

Ich ermutige meine Patienten, die Sorge um ihren Körper und die Disziplin, die sie veranlaßte, sich in Behandlung zu begeben, in ein diszipliniertes Üben der Entspannungstechniken umzusetzen. Nehmen Sie Ihre anfängliche Sorge als Ansporn für regelmäßiges Üben. »Genießen Sie ganz einfach die wohltuende Wirkung«, sage ich zu ihnen. »Was sich in Ihrem Körper dadurch verändert hat, erzähle ich Ihnen, wenn Sie zur nächsten Untersuchung kommen.«

Tun Sie es einfach um der Sache willen

Gewöhnen Sie sich an, Ihre Entspannungsübungen einfach als Freude an der Sache zu machen, nicht um irgendein Ziel zu erreichen oder Ihrem Arzt gesundheitliche Verbesserungen berichten zu können. Schließlich wissen wir instinktiv, daß es gut für uns ist, nach einem stressigen Tag einen Spaziergang zu machen. Auch Ihre Übungen sollten für Sie so alltäglich wie ein Nachmittagsspaziergang sein. Es ist im allgemeinen nicht nötig, daß wir solche alltäglichen Dinge analysieren oder ihnen zu viel Wert beimessen. Ironischerweise untergraben wir, wenn wir es doch tun, unsere Lebensfreude und machen jene meßbaren, wissenschaftlich nachgewiesenen positiven Effekte zunichte, die diese kleinen, entspannenden Ruhepausen auf unsere Gesundheit haben können.

Es gibt noch eine andere Vorstellung, die bei Entspannungsübungen hinderlich sein kann: Viele Menschen haben gehört, daß Meditation und Gebet »veränderte Bewußtseinszustände« auslösen oder zu »Gipfel-Erfahrungen« in

Form von spiritueller oder mystischer Erleuchtung führen können, und bringen eine entsprechende Erwartungshaltung mit. Wenn sich dann während der »Entspannungsreaktion« keine einschneidenden spirituellen Erlebnisse einstellen, denken diese Leute, daß sie nicht funktioniert oder nichts bewirkt. Auch hier rate ich meinen Patienten, kein inneres Feuerwerk zu erwarten, sondern einfach regelmäßig Schritt für Schritt ihre Übung zu machen, ohne viel darüber nachzudenken oder zu erwarten.

Sie werden sich erinnern, daß Mrs. Frank während ihrer Entspannungsübung eine Visualisierung benutzte, bei der sie versuchte, sich Gott, zu dem sie betete, bildlich vorzustellen. Visualisierungen sind sehr wirkungsvolle geistige Übungen. Was Von-oben-nach-unten-Ereignisse, also Bilder, die nicht aus der Umwelt, sondern aus Ihrer eigenen Imagination kommen, bewirken können, haben wir ja bereits erörtert. In gleicher Weise verwenden viele Leute Affirmationen, wenn der Geist, nachdem die Entspannungsreaktion aktiviert wurde, offen und bereit für neue Ideen ist. Physiologisch ist dieser Zeitpunkt ideal, um positive Botschaften im Bewußtsein zu verankern, die Gedanken neu zu ordnen und uns von destruktiven Vorstellungen zu befreien, die uns anfällig für den Nocebo-Effekt machen.

Wenn Menschen die Entspannungsübungen fest in ihren Tagesablauf eingebaut haben, empfehle ich ihnen, zusätzlich »Minis« einzuschieben. Minis sind Kurzversionen der Entspannungsreaktion. Sie bestehen einfach darin, immer dann, wenn Ihnen der Alltagsstreß über den Kopf zu wachsen droht, tief durchzuatmen, die Muskeln einen Moment zu entspannen und sich beim Ausatmen kurze Zeit auf Ihr Wort, Gebet oder Mantra zu konzentrieren.

Sich gegenseitig verstärkende Effekte

Am Mind/Body Medical Institute empfehlen wir, die Entspannungsübungen mit anderen Selbsthilfe-Methoden zu kombinieren, also mit gesunder Ernährung, Sport und Streß-Management. In einem Buch mit dem Titel The *Wellness Book* werden von meiner Kollegin Eileen Stewart, anderen Mitarbeitern des Instituts und mir selbst alle Elemente dieses Gesundheitsprogramms vorgestellt. Die meisten Leute spüren einige positive Effekte dieses geänderten Lebensstils sofort. Aber die tiefergehenden, wesentlicheren Veränderungen vollziehen sich allmählich. In dem erwähnten Tauziehen benötigt der Geist/Körper einige Zeit, um für Ausgewogenheit zwischen den beiden Kräften zu sorgen und die Folgen der Kampf-oder-Flucht-Reaktion mit Hilfe der Entspannungsreaktion zu neutralisieren. Daher ist es wichtig, die Entspannungsübungen über einen längeren Zeitraum täglich anzuwenden.

Als ich Jimmy Burke 1986 kennenlernte, lagen bereits zwei Jahre einer einzigen, scheinbar endlosen Angstattacke hinter ihm. Vor diesem schweren, chronischen Zustand hatte Mr. Burke die klassischen Symptome einer Angstattacke – Schwindel, Kopfschmerzen, Engegefühl in der Brust, Atembeschwerden, manchmal sogar Hyperventilation – vielleicht zwei- oder dreimal im Jahr für ungefähr fünf Minuten erlebt. Doch als er eines morgens aufwachte, packte ihn ein intensives Angstgefühl, das nicht nach ein paar Minuten wieder verschwand, sondern ihn nach Stunden noch fest im Griff hatte. Und es blieb, tagelang, monatelang. Mr. Burke, Klempner von Beruf, schaffte es kaum noch, seine tägliche Arbeit zu bewältigen, und hatte das Gefühl, »ständig am Rande eines Nervenzusammenbruchs zu leben«. Er nahm Tranquilizer, machte eine Psychotherapie, suchte verschiedene Spezialisten in Boston auf, aber nichts half. Schließlich versuchte er immer öfter, seine Angst mit Alkohol zu betäuben.

»Ich griff damals nach jedem Strohhalm«, erinnert sich Mr. Burke. »Ich war völlig verzweifelt.« Ein Arbeitskollege riet ihm, es einmal mit Meditation zu versuchen, und gab ihm meine Telefonnummer. Als mich Mr. Burke aufsuchte, beschrieb ich ihm, basierend auf den Erfahrungen anderer Patienten, welche Resultate bei ihm zu erwarten seien, wenn er regelmäßige Entspannungsübungen machte.

Er berichtet: »Dr. Benson sagte mir, daß wir innerhalb von sechs Monaten versuchen würden, die Dosierung der Medikamente, die ich einnahm, um zwei Drittel zu reduzieren, und daß ich nach einem Jahr ganz ohne Medikamente auskommen könnte. Ich glaubte fest daran. Das war meine einzige Hoffnung. Er war der einzige Arzt, der davon überzeugt zu sein schien, mir helfen zu können.«

Mr. Burke nahm zusammen mit zwanzig anderen Personen, die alle unterschiedliche gesundheitliche Probleme hatten, an einem Programm des Mind/Body Medical Institute teil. Dort lernte er nicht nur, wie man die Entspannungsreaktion aktiviert, sondern auch, mehr Selbstachtung zu entwickeln und positiv zu denken. Anfangs kam er einmal pro Woche in meine Sprechstunde.

Die ständige Angst, an der Mr. Burke seit zwei Jahren gelitten hatte, ließ in den folgenden Monaten allmählich nach. Wie er sagt, nimmt er sich nach einem anstrengenden Tag manchmal Zeit für ein »Mini« und fühlt sich anschließend so energiegeladen, als hätte er drei Stunden geschlafen. Heute, nach fast zehn Jahren, muß er lachen, wenn Leute ihm sagen, wie »ausgeruht« er auf sie wirke. Mr. Burke sagt von sich, er sei »zu 95 Prozent geheilt«. Dabei denkt er daran, daß ich ihm sagte, es könne zehn Jahre dauern, bis sein Körper den unglaublichen Streß, unter dem er damals litt, völlig überwunden habe.

»Kaum zu glauben, daß ich damals monatelang zu einem Gesprächstherapeuten ging!« sagt er heute. »Wir fanden nie heraus, welche Ursache meine ständige Angst hatte. Es ist, wie wenn jemand plötzlich ein Magengeschwür bekommt. Niemand weiß genau, warum. Vielleicht irgendwelcher Streß, den man eben hat ... Als ich einmal in Dr. Bensons Wartezimmer saß, unterhielt ich mich mit einem Geschäftsmann, der unter den gleichen Symptomen litt. Er erzählte mir, er habe nicht die Zeit, die Konzentrationsübung zu machen. Da sagte ich zu ihm: Sie haben nicht die Zeit, sie nicht zu machen!«

Das Leben ändert sich

Viele Patienten berichten über eine tiefgreifende Veränderung in ihrem Leben, eine neue Gelassenheit, die noch lange nach der Entspannungsübung anhält. Mein Kollege John Hoffman und ich fanden heraus, daß der Körper, wenn regelmäßig Entspannungsübungen gemacht werden, eine größere Dosis Noradrenalin benötigt, um Herzfrequenz und Blutdruck zu steigern – ein blockierender Effekt, der sich sonst, allerdings weniger wirkungsvoll, nur mit bestimmten Medikamenten erzielen läßt, den sogenannten Alpha- und Betablockern. Diese Medikamente besitzen jedoch Nebenwirkungen und erzeugen nicht die anderen für die Entspannungsreaktion charakteristischen positiven Veränderungen. Die Entspannungsreaktion gleicht die Wirkung des Noradrenalins bis zu einem gewissen Grad aus, so daß der Körper weniger heftig auf geringfügigen Streß reagiert, gleichzeitig aber weiterhin in der Lage ist, sofort und angemessen auf wirklich ernste Bedrohungen zu antworten. Menschen mit Bluthochdruck bringt die Entspannungsreaktion daher langfristige Erleichterung.

Für alle Patienten ist die Entspannungsreaktion nicht bloß

eine vorübergehende Hilfe, sondern eine wirklich dauerhafte Wohltat. Sie kann, zusammen mit anderen Selbsthilfemethoden wie gesunder Ernährung, Sport und Streß-Management, bei einer Vielzahl von Krankheitssymptomen Besserung oder Heilung bewirken. Hier sind die zahlreichen Beweise, die meine Kollegen und ich am Mind/Body Medical Institute dafür gesammelt haben (der Name des Wissenschaftlers, unter dessen Federführung die einzelnen Studien durchgeführt wurden, ist jeweils aufgeführt):

- Bei Patienten mit Bluthochdruck sank der Blutdruck deutlich, und während eines Beobachtungszeitraums von drei Jahren benötigten sie weniger Medikamente oder konnten ganz darauf verzichten. (Eileen M. Stewart)
- Bei Patienten mit chronischen Schmerzen verringerten sich die Beschwerden. Die Personen wurden aktiver und litten weniger unter Angst, Depressionen und Aggressionen. In den zwei Jahren nach Beendigung des Programms reduzierten sich ihre Besuche in der für sie zuständigen Ambulanz um 36 Prozent. (Margaret A. Caudill)
- 75 Prozent der Patienten mit Einschlafstörungen wurden geheilt und konnten wieder normal schlafen. Auch die übrigen 25 Prozent erlebten eine Besserung ihrer Schlafstörungen. Die Einnahme von Schlaftabletten ging deutlich zurück. (Gregg D. Jacobs)
- 36 Prozent der Frauen mit organisch nicht erklärbarer Unfruchtbarkeit wurden innerhalb von sechs Monaten nach Abschluß des Entspannungsübungsprogramms schwanger. (Alice D. Domar)
- Bei Patienten, deren Beschwerden als psychosomatisch eingestuft wurden und die deswegen häufig ärztliche Hilfe in Anspruch genommen hatten, reduzierte sich die Zahl ihrer Arztbesuche um 50 Prozent. (Caroline J. C. Hellman)

- Bei Frauen, die unter Symptomen des prämenstruellen Syndroms (PMS) litten, nahm die Heftigkeit der Symptome um 57 Prozent ab. Je schwerer die PMS-Symptomatik war, desto größer war die mit der Entspannungsreaktion erzielte Erleichterung. (Irene L. Goodale)
- Bei Krebs- und Aids-Patienten reduzierten sich die Symptome. Übelkeit und Erbrechen als Nebenwirkungen der Chemotherapie ließen sich besser unter Kontrolle halten. (Ann Webster)
- Bei Patienten mit Herzrhythmusstörungen nahmen diese ab. (Herbert Benson)
- Bei Patienten, die unter Angstzuständen und leichten oder mittelschweren Depressionen litten, traten deutliche Besserung ein sowie Abnahme von Wut und Feindseligkeit.
- Bei Patienten, die sich einem schmerzhaften Röntgen-Verfahren unterziehen mußten, verringerten sich Angst und Schmerzen, so daß die Dosis an Schmerz- und Beruhigungsmitteln um zwei Drittel gesenkt werden konnte. (Carol L. Mandle)
- Patienten, die sich Operationen am offenen Herzen zu unterziehen hatten, erlebten danach weniger Herzrhythmusstörungen und geringere Angst. (Eileen M. Stewart)
- Bei Patienten mit Migräne reduzierten sich Häufigkeit und Heftigkeit der Anfälle. (Herbert Benson)
- Schüler des zweiten High-School-Jahrgangs steigerten ihr Selbstwertgefühl. (Herbert Benson)
- Bei einer Gruppe von Arbeitnehmern wurde ein Rückgang der Symptome von Depression, Angst und Feindseligkeit verzeichnet. (Patricia Carrington)
- Bei einer Gruppe von Arbeitnehmern waren weniger gesundheitliche Beschwerden, weniger Krankheitstage, bessere Leistungen und niedrigerer Blutdruck zu verzeichnen. (Ruanne K. Peters)

Jedes gesundheitliche Problem, das durch Streß verursacht oder verschlimmert wird, läßt sich durch die Entspannungsreaktion oder durch Trainingsprogramme, die auf der Entspannungsreaktion basieren, positiv beeinflussen oder ganz beseitigen. Das ist äußerst wichtig, denn 60 bis 90 Prozent der Arztbesuche in diesem Land erfolgen wegen Beschwerden, die mit Streß in Zusammenhang stehen und von der Geist/Körper-Medizin gelindert werden können. Die beiden anderen Beine des dreibeinigen Stuhls, also Medikamente und operative Eingriffe, haben für diese Beschwerden kaum geeignete Therapien anzubieten.

Obwohl wir alle die Fähigkeit besitzen, uns die heilsame Wirkung der Entspannungsreaktion zunutze zu machen, wissen wir immer noch nicht genau, welche Vorgänge im Gehirn diese Reaktion ermöglichen. Zwar ließen sich die Effekte der Entspannungsreaktion, wie von der Wissenschaft gefordert, experimentell klar von der Wirkung des erinnerten Wohlbefindens trennen. Doch die Patienten empfinden, wie wir im nächsten Kapitel sehen werden, diese Trennung als unnatürlich. Offenbar sind wir darauf programmiert, daß Entspannungsreaktion und erinnertes Wohlbefinden in uns zusammenwirken. Aus diesem Grund setzte ich meine Forschungen fort.

7. KAPITEL

Der Glaubensfaktor und die spirituelle Erfahrung

Im vorigen Kapitel haben Sie gesehen, daß ich meinen Patienten dazu rate, angenehme oder beruhigende Worte oder Sätze als Konzentrationsgegenstand zu verwenden, um so die Entspannungsreaktion zu aktivieren. Und Sie haben gelesen, daß Patienten sich dabei häufig für religiöse oder spirituelle Worte oder Sätze entscheiden. Natürlich wollte ich, daß den Patienten die Methode angenehm ist, so daß sie sie regelmäßig praktizieren. Ich wollte auch, daß sie an die Methode glauben, um so in den Genuß erinnerten Wohlbefindens zu kommen. Daß sich die meisten ein Gebet als Konzentrationsgegenstand wählten, war dennoch eine Überraschung für mich. Während ich anfangs das Gewicht auf die positiven physiologischen Effekte der Entspannungsreaktion legte, machten meine Patienten mir deutlich, welche spirituelle Qualität die Übung für sie besaß. So lenkten sie mein wissenschaftliches Interesse auf den unwissenschaftlichen Bereich der Religion.

In diesem Kapitel werde ich erneut zeigen, auf welch natürliche Weise Patienten die Entspannungsreaktion mit erinnertem Wohlbefinden kombinierten. Aber es war nicht nur der Glaube an sich selbst oder an die Methode, der bei ihren Konzentrationsübungen wirksam wurde, sondern vielfach war ihr religiöser Glaube beteiligt. Daher nannte ich die Kombination dieser physiologischen Kräfte den »Glaubensfaktor«, dessen genaue Definition ich Ihnen ein wenig später erläutern werde. Wie Sie in diesem Kapitel erahnen werden, hatte meine Entdeckung des Glaubensfaktors enorme Auswirkungen. Mehr und mehr gelangte ich zu physikalisch gesicherten Erkenntnissen über die menschliche Natur. Aber gleichzeitig näherte ich mich einer Definition der biologischen Rolle, die der Glaube an Gott für den Menschen spielt, und ich hatte meine Zweifel, ob bei Wissenschaftlern einerseits und Theologen andererseits Forschungen in dieser Richtung auf viel Gegenliebe stoßen würden.

Ein Arzt als Gebetslehrer

Vor einigen Jahren machte mich T. George Harris, der bereits erwähnte Herausgeber von *Psychology Today* und *American Health,* mit Laurance S. Rockefeller bekannt, dem Bankier und Philanthropen. Harris beschrieb mir Mr. Rockefeller als tief spirituellen Menschen, der zweifellos an meinen Forschungsergebnissen interessiert wäre. Tatsächlich erhielt ich eine Einladung zum Dinner nach Pocantico, dem Sitz der Rockefellers im Hudson River Valley, bei dem ich Mr. Rockefeller von meiner Arbeit berichtete. Ich erzählte ihm, daß 80 Prozent meiner Patienten als Konzentrationsgegenstand ihrer Entspannungsübung ein Gebet wählten, unabhängig davon, ob sie jüdischen, christlichen, buddhistischen oder hinduistischen Glaubens waren. Da die meisten Patienten sich dafür entschieden, ihre medizinische Therapie durch ihren religiösen Glauben zu ergänzen, geriet ich oft in eine eigenartige Rolle – die eines Arztes, der den Leuten das Beten beibringt.

Mr. Rockefeller fand das sehr interessant, und er stellte sein Interesse unter Beweis, indem er einige Konferenzen zu diesem Thema finanziell unterstützte, von denen später in diesem Kapitel noch die Rede sein wird. Doch zunächst möchte ich schildern, wie meine wissenschaftliche Arbeit unbeabsichtigt dazu führte, daß ein Arzt den Menschen das Beten beibringt. Es wählten nicht nur 80 Prozent meiner Patienten einen religiösen Konzentrationsgegenstand für ihre Entspannungsübungen, sondern 25 Prozent berichteten außerdem, daß sie sich durch die Übungen »spiritueller« fühlten, und zwar unabhängig davon, ob sie einen religiösen oder einen nichtreligiösen Konzentrationsgegenstand gewählt hatten. Unsere 25-Prozent-Rate kann noch als konservativ gelten, wenn man bedenkt, daß laut einer *Newsweek*-Umfrage von 1994 45 Prozent der Befragten während der Meditation »die Gegenwart von etwas Heiligem spüren«.

Eine Tendenz zur Spiritualität

In mancher Hinsicht ähnelt dieser Hang, die Entspannungsreaktion mit »Spiritualität« zu verbinden, der Neigung von Menschen, Nahtod-Erfahrungen als spirituell zu beschreiben. Die Medizin kann bis zu einem gewissen Grad die physikalischen Vorgänge erklären, die bewirken, daß Menschen am Rande des Todes »Licht sehen« und Freude und Frieden erfahren – Sauerstoffmangel im Gehirn läßt die für den Gesichtssinn zuständigen Zellen Lichttunnel wahrnehmen, und die Ausschüttung von Endorphinen ruft angenehme Empfindungen hervor. Trotzdem sind Menschen davon überzeugt, daß ihre Nahtod-Erlebnisse religiöser Natur waren. Diese Tendenz weckte meine Neugierde, denn alles, was ich bisher über das erinnerte Wohlbefinden erfahren hatte, wies darauf hin, daß jede Art von Glauben Einfluß auf die Gesundheit hat. Auch hier schien die Zweiteilung zwischen Geist und Materie, zwischen Wissenschaft und Religion völlig den natürlichen menschlichen Reaktionen zu widersprechen. Dabei war für mich besonders bedeutsam, daß sie dem offensichtlichen Zusammenwirken von zwei verifizierbaren physiologischen Faktoren, dem erinnerten Wohlbefinden und der Entspannungsreaktion, widersprach.

Es stellte sich mir die Frage, warum spirituelle und mystische Erfahrungen von vielen Menschen so erstrebt und herbeigesehnt werden. Ich selbst hatte einige seltsame Erlebnisse, die man als prophetisch bezeichnen könnte. Meine Mutter behauptet zum Beispiel, »Doktor« sei das erste Wort gewesen, das ich als Kind von mir gab. Weil das doch sehr unwahrscheinlich klingt, hatte ich lange Zeit den Verdacht, sie hätte damals durch diesbezügliche Sprechübungen nachgeholfen. Dann wieder vermutete ich, meine Mutter hätte der Geschichtsschreibung etwas nachgeholfen, um meiner Berufswahl den Anschein göttlicher Fügung zu geben. Aber sie blieb steif und fest bei ihrer Geschichte, so daß ich im Laufe der Jahre ihre Version meiner »Berufung« zur Medizin akzeptierte.

Auch später hatte ich Erlebnisse, bei denen äußerst unwahrscheinliche Zufälle eine Rolle spielten. Ein Vorfall ereignete sich, als ich mit 16 Jahren zusammen mit meinem Freund Howard Rotner draußen am Jones Beach auf Long Island zeltete. Heutzutage mag es ungewöhnlich klingen, daß unsere Eltern uns erlaubten, an einem Strand zu übernachten, der nur eine halbe Stunde von New York City entfernt liegt. Aber in jenen Tagen war der Strand frei zugänglich, und selbst Teenagern ohne Erwachsenenbegleitung drohte dort keine Gefahr. Wir liebten nichts so sehr wie diese sommerlichen Abenteuer.

Nachdem ich die ganze Nacht über aufgeblieben war, saß ich frühmorgens an dem feuchten, einsamen Strand, wo wir unser Lager aufgeschlagen hatten. Ich spielte mit einem Büschel Seetang und riß es auseinander, um zu sehen, was sich darin befand. Plötzlich näherte sich mir eine ältere Frau, auf einen Stock gestützt; sie trug ein knöchellanges Baumwollkleid und hatte ein schwarzes Makramee-Tuch um die Schultern geschlungen. Sie schien geradewegs einem Märchenbuch entsprungen zu sein, gewissermaßen als Idealbesetzung für die Rolle der Wahrsagerin. Diese fremde Frau kam zu mir und sagte: »Du wirst eines Tages Arzt werden.« Dann setzte sie ohne ein weiteres Wort ihre Wanderung am Strand entlang fort und verschwand schließlich aus dem Blickfeld. Meines Wissens hatte ich diese Frau nie zuvor gesehen, und sie ist mir auch später nie wieder begegnet (Howard Rotner entschied sich übrigens auch für den Beruf des Arztes).

Im ersten Jahr meines Medizinstudiums kam es zu einem weiteren ziemlich unglaublichen Zufall. Ich hatte eine Verabredung mit einer Frau, die nicht sehr viel von meiner Berufswahl hielt. Wir spazierten an einem kleinen Fluß in der Nähe des Campus der Harvard Medical School entlang, und sie redete die ganze Zeit verächtlich über die vermeintlichen Fehler und Schwächen der Medizin. Als wir uns auf den Rasen am Flußufer setzten, fiel plötzlich ein Vogel buchstäblich vom Himmel und landete neben uns im Gras. Der Vogel, ein Star, lebte noch, flatterte und piepste. Er versuchte wegzufliegen, konnte aber immer nur ein paar Zentimeter in die Luft hüpfen. Ich nahm den Vogel behutsam auf und renkte mit einer raschen, instinktiven Bewegung seinen Flügel wieder ein, ohne lange zu überlegen. Dann setzte ich ihn wieder ins Gras zurück und sah zu, wie er die Flügel ausbreitete und davonflog. Ich war überrascht. Aber meine Begleiterin war wie vor den Kopf gestoßen und nahm ihre kurz zuvor gemachte Äußerung zurück, daß es mit meiner »Berufung« nicht sehr weit her sein könne.

Spirituelle Erfahrungen

Beinahe jeder Mensch hat, da bin ich mir sicher, dann und wann solche außergewöhnlichen und magischen Erlebnisse, die sich hartnäckig jeder logischen Erklärung widersetzen, so daß man das Gefühl nicht los wird, es könnte sich um göttliche Fügung handeln. Das kann eine zufällige Begegnung mit einem lange verschollen geglaubten Freund sein, eine Änderung der Lebensumstände, die genau zur rechten Zeit kommt, oder ein Bild, das man in einer Wolkenformation sieht. Es könnte die Predigt eines Geistlichen sein, die zufällig genau auf das Problem zu passen scheint, das ihnen gerade zu schaffen macht, etwas so Dramatisches wie das innere Hören einer inspirierenden Stimme oder einfach ein plötzliches, stilles Glücksgefühl. Je bedeutungsvoller uns ein solches Erlebnis erscheint, desto eher sind wir geneigt, es als etwas Heiliges zu betrachten. Wir schütteln den Kopf und sagen: »Das kann doch kein Zufall gewesen sein?« Wir spüren, wie eine Seite ganz tief in uns zum Klingen gebracht wird, und ahnen, daß im Leben vielleicht doch nicht alles sinnlos ist, sondern daß eine mystische Kraft spürbar auf unser Leben einwirkt.

Doch es ist möglich, daß diese innere Berührtheit, die ein anscheinend magisches oder spirituelles Erlebnis bei Ihnen auslöst, nicht nur emotional, sondern auch physisch vorhanden ist. Denn die Untersuchungen, die meine Kollegen und ich durchführten, ergaben nicht nur, daß 25 Prozent der regelmäßig die Entspannungsreaktion aktivierenden Personen sich dadurch spiritueller fühlten. Es stellte sich zudem heraus, daß diese 25 Prozent auch weniger medizinische Symptome aufwiesen als jene, die nicht von einer erhöhten Spiritualität als Resultat der Entspannungsübungen berichteten.

Der Glaubensfaktor

Ich beschloß, die kombinierte Kraft dieser inneren Vorgänge – erinnertes Wohlbefinden und Aktivieren der Entspannungsreaktion – den »Glaubensfaktor« zu nennen. Es zeigte sich, daß die religiösen Überzeugungen eines Menschen, seine Lebensphilosophie, die Wirkung der Entspannungsreaktion in dreifacher Hinsicht verstärken können:

1. Personen, die einen Konzentrationsgegenstand wählten, der ihre grundlegenden philosophischen oder religiösen Überzeugungen zum Ausdruck brachte, fiel es leichter, die tägliche Übungsroutine einzuhalten, weil sie sich auf die Übung freuten und sie genossen.
2. Positive Überzeugungen jeder Art lösten erinnertes Wohlbefinden aus, indem sie mit Wohlbefinden assoziierte Reaktionsmuster im Gehirn aktivierten.
3. Bei Personen, die an eine ewige, das Leben transzendierende Kraft glauben, wirkte das erinnerte Wohlbefinden am stärksten, denn ein solcher Glaube spendet sehr viel Trost und befreit von ungesunder Rationalisierung und Sorgen.

Ich wußte bereits, daß die Entspannungsreaktion Alltagsgedanken und Sorgen »abschalten« konnte, so daß Körper und Geist sich rascher und in einem Maß, das anders nicht erreichbar wäre, beruhigten. Wenn zu der Reaktion noch der entsprechende Glaube hinzu kam, entspannte sich der Geist/Körper noch starker, Sorgen und Ängste wurden noch wirkungsvoller beruhigt als durch die Entspannungsreaktion allein. Ich vermutete, daß religiöser Glaube dabei noch intensiver wirkte als andere positive Überzeugungen.

Anne Frank schrieb in ihrem Tagebuch, das sie führte, während sie sich vor den Nazi-Schergen versteckte: »Wer aber Mut und Glauben besitzt, wird nicht im Elend untergehen.« Ich gelangte zu der Ansicht, daß sie recht hatte, daß der von unserem Gehirn ausgesendete Glaube an Gott für den Körper sehr wohltuend und heilsam ist.

Ich möchte aber betonen, daß die positive Wirkung des Glaubensfaktors nicht allein den Frommen vorbehalten ist. Menschen müssen nicht im Sinne des christlichen Bekenntnisses an Gott glauben, um in den Genuß der psychischen und physischen Wohltaten des Glaubensfaktors zu kommen. Unter der Leitung von Dr. Jared D. Kass von der Lesley College Graduate School of Arts and Sciences in Cambridge, Massachusetts, entwickelten meine Kollegen und ich einen Fragebogen, um die mit der Entspannungsreaktion einhergehenden spirituellen Gefühle zu quantifizieren und zu beschreiben. Auch sollten damit ihre Häufigkeit und ihre potentiellen gesundheitlichen Wirkungen dokumentiert werden.

Auf der Basis dieser Erhebung berechneten wir »Spiritualitäts-Quote«. Da aber fast alle Teilnehmer angaben, »an Gott zu glauben«, konnte diese Frage nicht als Unterscheidungskriterium herangezogen werden. Es war vor allem das eher unbestimmte Gefühl von Spiritualität, das sich mit besserem psychologischem und körperlichem Wohlbefinden in Verbindung bringen ließ. Es gibt jedoch eine Personengruppe, bei der die Wahrscheinlichkeit für spirituelle Erlebnisse größer ist: Frauen erzielten eine höhere »Spiritualitäts-Quote« als Männer, aus Gründen, die wir bislang nicht verstehen.

Unmittelbare und kumulative Effekte

Unsere Studien belegen, daß Menschen, die die Entspannungsreaktion üben, sehr schnell eine gesteigerte Spiritualität spüren, und daß dieses Gefühl zunimmt, je länger sie regelmäßig ihre Übungen ausführen. Genau wie die von uns gemessenen körperlichen Verbesserungen war offenbar auch die Spiritualität kumulativ, stieg allmählich an, je länger die Leute regelmäßig die Entspannungsreaktion aktivierten.

Erneut unter Leitung von Dr. Kass, fand unsere Forschungsgruppe heraus, daß Personen, die länger als einen Monat regelmäßig Entspannungsübungen machten, eine höhere »Spiritualitäts-Quote« erzielten als jene, die weniger als einen Monat übten. Dabei spielte es keine Rolle, ob die Teilnehmer religiös oder nicht religiös waren. Die positiven Wirkungen des Glaubensfaktors waren sehr unterschiedlichen Individuen gleichermaßen zugänglich.

Aber welche Erfahrungen waren es genau, die von den Leuten als spirituell eingestuft wurden? Als wir die Ergebnisse der Befragung auswerteten, tauchten zwei Themen besonders häufig auf. Personen, die über erhöhte Spiritualität als Folge ihrer Entspannungsübungen berichteten, beschrieben zwei Merkmale dieser Erfahrung: 1) die Anwesenheit einer transzendenten Energie, Kraft oder Macht – Gott – und 2) ein Gefühl der Nähe zu dieser Macht. Und jene Menschen, die »diese Anwesenheit« spürten, erzielten auch die größten gesundheitlichen Verbesserungen. Ungeachtet ihres jeweiligen religiösen Bekenntnisses, besserte sich der Gesundheitszustand jener Personen, die diese Empfindung hatten – eine Energie, die sich sowohl innerhalb als auch außerhalb des Körpers zu befinden schien und sich gut anfühlte.

Die energetische Kraft

Viele Leute fragen mich, ob ich glaube, daß es sich bei dieser von den Übenden wahrgenommenen Kraft um »Chi« handele, um jene Energie, von der traditionelle chinesische und andere östliche Heilkundige annehmen, sie pulsiere in uns und in der natürlichen Welt. Die westlichen Wissenschaftler erkennen die Existenz solcher Energien nicht an, wenn auch einige zustimmen würden, daß es eine Lebenskraft gibt, einen Geist oder eine Seele, die den Körpern Leben einhaucht. Doch viele Kulturen glaubten an eine geheimnisvolle heilende Energie, die die alten Ägypter »Ka« nannten, die Hawaiianer »Mana« und die Inder »Prana«. In diesen Kulturen glaubt oder glaubte man, daß Heiler diese Kräfte lenken und wiederherstellen können.

Mit Hilfe anerkannter wissenschaftlicher Methoden habe ich versucht, »Chi« oder diese »Energie« zu isolieren und zu messen, der so viele Kulturen eine heilende Wirkung zuschreiben. Doch es ist mir nicht gelungen. Wie es scheint, ist jener körperliche Zustand, der bei Tai Chi Chuan oder Chi Gong hervorgerufen wird – jenen zeitlupenartigen Bewegungen, die man alte asiatische Männer und Frauen in Parks üben sieht und die auch im Westen immer populärer werden –, nichts anderes als die Entspannungsreaktion. Dr. Huang Guophi von der Medizinischen Universität Sun Yatsen in Guangzhou in China berichtete, daß Chi Gong physiologische Veränderungen bewirkt, die genau der Entspannungsreaktion entsprechen. Ich glaube, daß diese sogenannte Energie zum größten Teil den in diesem Buch geschilderten körperlichen Selbstheilungskräften zugeschrieben werden kann, vermutlich einer Kombination aus erinnertem Wohlbefinden und der Entspannungsreaktion.

Abgesehen von den bereits beschriebenen physiologischen Veränderungen fand ich keine erkennbare Quelle für die von den Leuten beschriebene Energie. Und ich konnte auch nicht feststellen, ob sie selbst das Gefühl der Spiritualität auf das körperliche Erlebnis projizierten. Oft gaben die befragten Personen hinterher an, daß sie während der Entspannungsreaktion ein Gefühl der Heiligkeit erlebt hatten, ohne sagen zu können, was zuerst dagewesen war – die körperliche oder die emotionale Reaktion. Wenn man berücksichtigt, wie das Gehirn arbeitet, daß Emotionen auf organischer Ebene zu den geistigen und damit auch den körperlichen Funktionen beitragen, dann leuchtet es ein, daß Entspannung und das Gefühl der Heiligkeit miteinander verwoben sind und sich nicht klar trennen lassen. Wieder deuteten die Ergebnisse auf eine natürliche Veranlagung des Menschen hin, in sich einen körperlich heilsam wirkenden Glauben an eine höhere Macht zu mobilisieren.

Eine uns allen wohlvertraute Mystik

Karen Armstrong, dic siebcn Jahre lang als römisch-katholische Nonne lebte, ehe sie an der Universität von Oxford einen akademischen Grad erwarb, schrieb ein sachkundiges und ungemein populäres Buch mit dem Titel *Nah ist und schwer zu fassen der Gott.* Darin beschäftigt sie sich mit jener weitverbreiteten spirituellen Erfahrung, die durch »stille Kontemplation« ausgelöst wird. Sie weist nach, daß diese Form der Kontemplation seit Jahrtausenden von vielen verschiedenen religiösen Gemeinschaften praktiziert wird. Armstrong nennt die Gotteserfahrung, die durch stille Kontemplation entsteht, »mystisch«, weil diese Erfahrung, im Unterschied zum Studium religiöser Schriften und anderen verstandesorientierten Formen des Gottesdienstes, intuitiv und nonverbal ist. Dic Gegenwart Gottes, die man während stiller Kontemplation erleben kann, ist mystischer und nicht so klar einzuordnen, weil sie unmittelbar erfahren wird, ohne zuvor in »Worte« und Theologien gepreßt worden zu sein. Armstrong schreibt:

> Die mystische Gotteserfahrung weist bestimmte Charakteristiken auf, die in allen Glaubensrichtungen anzutreffen sind. Sie ist das subjektive Erleben einer inneren

Reise, nicht die Wahrnehmung einer objektiven Tatsache in der Außenwelt. Diese innere Reise wird mit Hilfe des Bilder erzeugenden Teiles des Bewußtseins – oft als Imagination bezeichnet – unternommen, während die intellektuellen, logischen Fähigkeiten daran weniger beteiligt sind. Zudem erzeugt der Mystiker oder die Mystikerin diese Erfahrung willentlich: Bestimmte körperliche oder geistige Übungen gehen der Vision voraus, so daß diese die Übenden nicht immer unvorbereitet trifft.

Die »körperlichen oder geistigen Übungen«, die Armstrong beschreibt, wurden bereits wissenschaftlich dokumentiert. Es sind genau jene Schritte, die die Entspannungsreaktion aktivieren, in Verbindung mit dem tiefempfundenen Glauben des betreffenden Menschen. Und ich wage die Hypothese, daß die von Armstrong beschriebene »in allen Glaubensrichtungen anzutreffende mystische Erfahrung« genau jene von meinem Kollegen und mir identifizierte Erfahrung unserer Patienten ist, die angaben, »die Anwesenheit einer transzendenten Energie oder Kraft« zu spüren.

Daß spirituelle Erlebnisse und ihre körperlichen Manifestationen, vor allem erinnertes Wohlbefinden und die Entspannungsreaktion, so weit verbreitet sind, erstaunte und faszinierte mich. Es erinnerte mich an einen Aufsatz, den ich als Student an der Wesleyan University in Connecticut geschrieben hatte. Nach so vielen Jahrzehnten und so viel Lebenserfahrung sprang mir die Arroganz der Jugend ins Auge, mit der ich diesem Aufsatz damals den Titel gegeben hatte: »Existiert Gott?«

Als Vorbereitung des Aufsatzes hatte ich damals *Die Vielfalt der religiösen Erfahrung* von William James gelesen, ein Buch, das mich tief beeindruckte. James argumentiert, daß die Erfahrungen der Menschen aller Länder und Kulturen einander ähneln und daß die Verehrung eines höchsten oder heiligen Wesens allgemein verbreitet sei. Hauptsächlich aufgrund meiner Lektüre von James' Werk gelangte ich in meinem Aufsatz zu folgendem Schluß: Entweder die Menschen überall auf der Welt sind von einer massenhaften Geisteskrankheit befallen, oder aber das Erleben der Gegenwart Gottes oder eines wie auch immer genannten göttlichen Wesens ist eine allgemeingültige menschliche Erfahrung.

Fast zwanzig Jahre später beschäftigte ich mich erneut mit diesem Aufsatz. Immerhin wußte ich nun, daß 80 Prozent meiner Patienten ein Gebet als Konzentrationsgegenstand für ihre Entspannungsübung wählten und daß ein Viertel meiner Patienten in der Entspannung die Gegenwart Gottes spürten oder über andere spirituelle Empfindungen berichteten. Berücksichtigte man außerdem, daß bei dieser Gruppe von Patienten bemerkenswerte gesundheitliche Verbesserungen eintraten, dann schien die von mir damals als Student aufgestellte Hypothese sehr weitreichende Implikationen zu haben. War die Religion möglicherweise tatsächlich so gut für uns, wie die Theologen es schon immer behauptet hatten?

Göttliche Gesundheit?

Wenn ein Patient göttliche Hilfe erwartet, wirkt das vermutlich auf die gleiche Weise, als erwartete er Hilfe von einem Medikament, einer Behandlungsmethode oder einem bestimmten Arzt. So schreibt Dr. Jeffrey S. Levin 1994 in einem Artikel in der Zeitschrift *Social Sciences and Medicine:* »Schon der bloße Glaube, daß die Religion oder Gott heilkräftig seien, bringt vermutlich positive gesundheitliche Effekte hervor. Das heißt, die Verknüpfung von Religiosität und Gesundheit könnte belegbare, dem Placebo-Effekt ähnelnde Ergebnisse erzeugen. In verschiedenen religiösen Schriften werden den Gläubigen Gesundheit und Heilung versprochen, und daß eine solche gläubige Erwartungshaltung sich physiologisch auswirkt, wird gegenwärtig von der Geist/Körper-Forschung dokumentiert.«

Die heiligen Schriften versprachen Heilung. »Heal«, das englische Wort für »heilen«, stammt von einem altsächsischen Wort ab, das »ganz« (engl.: *whole)* bedeutet. Jahrtausende hindurch galt ein Mensch als »ganz«, oder »heil«, wenn er Glauben demonstrierte. Nehmen Sie beispielsweise die zahlreichen Heilungen, von denen in der Bibel die Rede ist. In Markus 5, 25–34, und in Lukas 8, 43–48, wird von einer Frau berichtet, die zwölf Jahre lang unter Blutfluß litt und allein dadurch, daß sie den Saum von Jesu Mantel berührte, von ihrem Leiden befreit wurde. Als Jesus sich umdrehte, um nachzuschauen, wer ihn berührt hatte, sagte er: »Meine Tochter, dein *Glaube* hat dir geholfen. Gehe hin in Frieden.« *(Anm. d. Übers.:* In der englischen Bibel steht an dieser Stelle: »Thy faith had made thee whole«, also, dein Glaube hat dich ganz bzw. *heil* gemacht.) Ähnlich steht in Lukas 17, 12–19, zu lesen, daß zehn Aussätzige von Jesus geheilt werden und davoneilen; um dieses Wunder den Priestern zu zeigen, kehrt einer von ihnen zurück und dankt für seine Heilung, was Jesus zu der Bemerkung veranlaßt: »Stehe auf, gehe hin; dein *Glaube* hat dir geholfen.«

Als Jesus sich Jericho nähert, kommt er an einem Blinden vorüber, der an der Straße sitzt und um Erbarmen fleht. Doch sein Flehen stößt bei den Vorbeigehenden auf taube Ohren. Jesus läßt den Mann zu sich führen und sagt zu ihm (Lukas 18, 42): »Sei sehend! Dein Glaube hat dir geholfen.« Und in der Apostelgeschichte 14,9 hört Paulus in Lystra das Flehen eines von Geburt an verkrüppelten Mannes, der noch nie hatte gehen können. Als Paulus »merkte, [dem Mann] könnte geholfen werden«, sagte er zu ihm, er solle sich aufrecht auf seine Füße stellen, und der Mann »sprang auf und wandelte«.

Was die Evangelisten uns sagen wollen, ist offensichtlich: Der Glaube heilt und macht den Körper gesund. In seinem Buch *The Uncommon Touch* schreibt Tom Harper: »Ein sorgfältiges Studium der Evangelien enthüllt, daß sich in ihnen im Grunde alles um das Heilen dreht.« Und nicht nur in den Evangelien wird die Macht des Glaubens gepriesen. Im Koran heißt es: »... und ich heile die Blinden und die Aussätzigen, und mit Allahs Erlaubnis wecke ich die Toten auf, und ich sage euch, was ihr essen und was ihr in euren Häusern aufbewahren sollt; wenn ihr Gläubige seid, wird euch dieses ein Zeichen sein.«

Ein Priester, der die Wunderheilungen von Lourdes offiziell untersucht, sagte einmal, es sei irrig, anzunehmen, daß »Wunder Glauben hervorbringen«. Vielmehr sei das Gegenteil der Fall: »Glaube bringt Wunder hervor.« Dr. William Osler, einer der Väter der modernen Medizin, stimmte offenbar damit überein, denn er betonte ausdrücklich, wie wichtig der Glaube für die Heilung sei. Osler, der zunächst an der Johns Hopkins University lehrte und später Regis-Professor für Medizin in Oxford war, schrieb 1910: »Der Glaube an den Heiligen Johns Hopkins, wie wir ihn nannten, eine optimistische Atmosphäre und fröhliche Krankenschwestern bewirkten ebensolche Heilungen wie Äskulap in Epidaurus« – Äskulap war im alten Rom der Gott der Medizin und der Heilung. Laut Dr. Osler spielte es keine Rolle, welcher Gott angerufen wurde. Die Heilwirkung war immer die gleiche.

Die Entspannungsreaktion und die Geistlichen

Um weitere Erkenntnisse über das positive gesundheitliche Zusammenwirken von erinnertem Wohlbefinden und Entspannungsreaktion zu gewinnen, untersuchte ich den Glaubensfaktor bei vielen unterschiedlichen Patienten und Glaubensgemeinschaften auf der ganzen Welt. Finanziell unterstützt von Mr. Rockefeller, organisierten meine Kollegen und ich eine Reihe von Tagungen, auf denen Pfarrer, Rabbiner, Priester, Nonnen und die Leiter verschiedener religiöser Organisationen und Vertreter unterschiedlicher theologischer Richtungen mit der therapeutischen Wirkung bekanntgemacht wurden, die von der Kombination von Entspannungsreaktion und Gebet ausgeht.

Auf Bitte von Mr. Rockefeller, dessen Familie seit langem das Memorial Sloap-Kettering Cancer Medical Center in New York unterstützt, führten wir die erste dieser Tagungen für die Geistlichen und die übrigen Mitarbeiter der dortigen Krankenhausseelsorge durch. Der erstaunlichste Aspekt dieser und auch der folgenden Tagungen war, wie dringend diese Geistlichen selbst die durch die Entspannungsreaktion ermöglichte Ruhe und Erholung benötigten. Im großen und ganzen hatten diese religiösen Führer, die unterschiedliche Kirchen und Glaubensbekenntnisse repräsentierten, eines gemeinsam: Sie waren überarbeitet und unterbezahlt, sie hatten einen sehr anstrengenden Beruf und selbst oft niemanden, mit dem sie über ihre eigenen Sorgen und Probleme sprechen konnten. Immer wieder berichteten uns die Geistlichen auf dieser Tagung, daß ihr Beruf ihnen so viel abverlangte, daß sie deswegen ihre persönlichen Andachtszeiten ganz aufgegeben hatten. Die meisten hatten sogar aufgehört zu beten! Für diese Geistlichen war es eine große Erleichterung, das Gebet neu zu entdecken und zu lernen, wie sie die Wirkung des Betens steigern konnten, indem sie gleichzeitig die Entspannungsreaktion aktivierten.

Wir führten acht weitere, von Laurance Rockefeller geförderte Tagungen für Geistliche durch, insbesondere für die Leiter von theologischen Fakultäten und Ausbildungsseminaren, die diese neuen Erkenntnisse in ihren Einrichtungen weitergeben konnten – Erkenntnisse über die enge Verbindung von Geist und Körper, Ost und West, wissenschaftlicher Medizin und Religion. Diese anfänglichen Kontakte haben inzwischen dazu geführt, daß unsere Forschungsergebnisse Eingang in Predigten und theologische Lehrpläne fanden. Schließlich hielt ich sogar regelmäßige Vorlesungen am Andover-Newton Theological Seminary in Massachusetts, wo ich inzwischen eine Teilzeit-Professur übernommen habe.

Ich erfuhr eine Menge über die seelsorgerische Betreuung von Krankenhauspatienten und über die religiösen Überzeugungen der Geistlichen. Dr. Babinsky, der von mir bereits erwähnte leitende Krankenhausseelsorger, kam zu einer der ersten Tagungen für Geistliche, weil ihm aufgefallen war, daß Patienten, die er regelmäßig besuchte, rascher zu genesen schienen als andere Patienten. »Ihre Gesichter waren rosiger, und sie standen ihre Operation oder sonstige Behandlung besser durch.«

Als protestantischer Pfarrer war Dr. Babinsky anfangs nervös, als er mit den Patienten über Meditation sprach. »Das schien so radikal zu sein. Als protestantischer Geistlicher war ich mir nie sicher, ob Patienten wirklich ein traditionelles Gebet wollten. Daher fühlte ich mich dabei zunächst nicht sehr wohl in meiner Haut. Die meditative Tradition ist im Christentum wirklich verlorengegangen, obgleich katholische Priester damit weniger Probleme haben, denn bei ihnen gab es immer das der Sammlung dienende Gebet.«

Doch Dr. Babinskys Ängste schwanden schnell, als er sah, wie gut die Patienten auf das Aktivieren der Entspannungsreaktion ansprechen. Sie lindert Unruhe und Angst, so daß Dr. Babinsky mit den Patienten an »ihrem Überlebenswillen« arbeiten kann. Er sagt: »Wenn Patienten ins Krankenhaus müssen, ist das zunächst eine sehr traumatische Erfahrung, und ihre psychische Verfassung ist sehr labil. Jeder kleine Rückschlag hat für sie enorme Bedeutung. Daher brauchen sie Hilfe, um die Situation zu verarbeiten.«

Während christliche Geistliche dank der Entspannungsreaktion den Wert des Betens wiederentdeckten, nahm ich Kontakt zu den tibetischen Mönchen im Himalaja auf, die sich wegen ihrer lebenslangen Meditationspraxis ideal für meine Forschungen eigneten. Um tibetische Mönche zu untersuchen, unternahmen meine Kollegen und ich vier Expeditionen, die bislang letzte 1988. Berichte über die ersten drei Expeditionen und meine ersten Treffen mit Seiner Heiligkeit, dem Dalai Lama, finden Sie in meinen Büchern *Beyond the Relaxation Response* und *Your Maximum Mind.* Kurz zusammengefaßt, unsere Forschungsteams dokumentierten, daß Mönche tatsächlich in der Lage sind, bei Temperaturen von gut vier Grad Celsius nasse Tücher auf ihren nackten Körpern zu trocknen. Drei bis fünf Minuten nachdem die vor Nässe tropfenden Tücher den Mönchen umgehängt worden waren, fingen die Tücher an zu dampfen! Nach 30 bis 40 Minuten waren die Tücher vollkommen trocken, und die Mönche waren in der Lage, diesen Vorgang noch zweimal zu wiederholen.

Für eine andere Untersuchung reiste unser Team zu den Klöstern Hemis und Gotsang in Ladakh, die in 5300 Meter Höhe am Rand unglaublich steiler Abgründe liegen. Dort verbrachten Mönche, die lediglich mit Sandalen und dünnen Wolltüchern bekleidet waren, die Nacht dcs 5. Februar 1985 in fast 5800 Meter Höhe bei Temperaturen um den Gefrierpunkt und darunter. Trotzdem blieben sie angenehm erwärmt, weil sie mit Hilfe des q-Tum-mo-Yoga des sogenannten »Wütende-Frau«- oder Hitze-Yoga, ihre Körpertemperatur erhöhten. Dabei aktivieren die Übenden die Entspannungsreaktion und visualisieren einen inneren Kanal, der von der Mitte ihres Schädels durch ihren Rumpf verläuft. Sie stellen sich vor, daß durch diesen Kanal eine aus dem

Universum kommende Hitze strömt und Unreinheiten und falsches Denken verbrennt. So wie eine wütende Frau ihre Kinder beschützt, verbrennt diese Hitze alles Schlechte, so daß der Übende innere Reinheit erlangt.

Unsere Sikkim-Expedition

Unser Team wollte 1988 nach Ladakh am Ostrand der tibetischen Hochebene zurückkehren, um die Wirkung jener »Energie« zu dokumentieren, die es den Mönchen ermöglichte, genug Hitze zu erzeugen, um unter so extremen Umständen zu überleben. Jahre akribischer Planungen gingen dieser Expedition voraus. Fördermittel des American Institute of American Studies und des Fetzer Institute mußten beantragt werden, und mit Unterstützung durch Seine Heiligkeit, den Dalai Lama, Genehmigungen des Klosters und bestimmter Mönche eingeholt werden. Als wir dann jedoch in Delhi eintrafen, um mit vierzig Koffern voll medizinischer und sonstiger Ausrüstung zu unserer zweiwöchigen Mission aufzubrechen, wurde uns mitgeteilt, daß der Vorsteher des Klosters in Ladakh soeben gestorben war. Die Mönche wollten nicht ohne Zustimmung des neuen Vorstehers, der noch ernannt werden mußte, ihre Einwilligung geben, von uns untersucht zu werden.

Bemüht, unsere Expedition zu retten, erfuhren wir, daß noch eine andere Gruppe von Mönchen diese Form des Yoga praktizierte – im Rumtek-Kloster in Sikkim, einem kleinen, früher unabhängigen Königreich zwischen Nepal und dem indischen Bundesstaat Assam. Dank größter Hartnäckigkeit, bemerkenswertem Glück und rasch gewonnenen Gönnern und Freunden, von Dr. Phillip E. Schambra, dem wissenschaftlichen Attaché der Amerikanischen Botschaft bis zu den Ministerien für Erziehung und Kultur, gelang es uns, unter enormen Schwierigkeiten die sofortige Einreiseerlaubnis für Sikkim zu erhalten. Sikkim ist Sperrgebiet, seit China dort 1962 bei einer Grenzstreitigkeit auf indisches Territorium vordrang. Touristen und anderen Reisenden wird nur selten die Einreise gestattet, und sie muß normalerweise sechs Monate im voraus beantragt werden.

Nachdem uns diese Genehmigung unglaublicherweise schon innerhalb weniger Tage erteilt worden war, arrangierte Indio Airlines für uns einen Sonderflug zum Militärflugplatz in Bagdura. Von dort fuhren wir sieben Stunden über furchteinflößende Paßstraßen, die an sechshundert Meter tiefen Abgründen entlangführten. Weil die Straßen dort so schmal sind, fahren auf den Bussen Männer mit, deren Job darin besteht, sich aus dem Fenster zu lehnen und aufzupassen, daß entgegenkommende Busse nicht den Außenspiegel abrasieren. Diese nervenaufreibende Reise unternahmen wir in der vagen Hoffnung, daß die Mönche in Sikkim, zu denen wir zuvor keinen Kontakt hatten, es uns erlauben würden, die körperlichen Effekte ihres q-Tum-mo-Yoga zu beobachten und zu messen.

Als wir schließlich das Kloster erreichten, hatten wir eine Unterredung mit den leitenden Mönchen. Man servierte uns den traditionellen, nach Salz und Yak-Butter schmeckenden tibetischen Tee und teilte uns mit, daß unsere Reise umsonst gewesen sei. Unser Übersetzer, der Ehrwürdige Karma Gelek Yuthok, ein Beauftragter des Dalai Lama, berichtete, daß die Mönche das Ritual des Tüchertrocknens nicht mehr praktizierten und bei ihren heiligen Meditationen nicht beobachtet werden wollten.

Auf dem kahlen, mit Abfällen übersäten Boden des Gästehauses des Klosters sitzend, nahmen wir unser Abendessen ein – hartgekochte Eier, Erdnußbutter und Marmeladen-Sandwiches. Wir alle waren tief enttäuscht, daß sich unsere Expedition nach so vielen Jahren der Vorbereitung und den Mühen der letzten Tage nun als sinnlos erwies. Doch ehe wir uns schlafen legten, kam einer der Mönche, der Ehrwürdige Bakar Rinpoche, zu uns und willigte ein, sich von uns untersuchen zu lassen. Das veranlaßte zwei andere Mönche, Lama Chonyl Dondup und Lama Gyaltsen, sich ebenfalls zur Verfügung zu stellen.

So konnten wir doch noch das tun, weswegen wir diese lange Reise unternommen hatten – die Körperfunktionen dieser Männer zu messen, während sie mit Hilfe einer uralten tibetischen Meditation genau jene Entspannungsreaktion herbeiführten, die uns so vertraut war. Wir entdeckten, daß ihr Sauerstoffverbrauch und Stoffwechsel dabei ganz außergewöhnlich niedrige Werte erreichten. Während bei Patienten in Boston während der Entspannungsreaktion eine durchschnittliche Reduzierung des Stoffwechsels um 10 bis 17 Prozent auftrat, reduzierte sich der Stoffwechsel bei Bakar Rinpoche um 64 Prozent – die niedrigste Stoffwechselrate, die je bei einem Menschen dokumentiert wurde. Ich hatte Berichte über indische Mönche gehört, die sich, ohne Schäden davonzutragen, für viele Stunden lebendig begraben ließen. Auch wenn die Mönche in Sikkim solche Praktiken nicht ausübten, wußten wir nun, wie es möglich war, daß ein Mensch etwas Derartiges überleben konnte. Die indischen Mönche reduzierten offenbar ihren Stoffwechsel so drastisch, daß der Sauerstoff, den sie durch das lockere Erdreich aufnahmen, für ihr Überleben ausreichte.

Übermenschliche Fähigkeiten

Als wir diese umwerfenden körperlichen Kunststücke der Mönche dokumentiert hatten, wollte ich unbedingt wissen, wo die Grenzen des Glaubens lagen. Waren mit einem so starken Glauben, verstärkt durch erprobte Techniken der geistigen Konzentration, übermenschliche Kraftakte möglich? Auf anderen Expeditionen versuchten meine Kollegen und ich Belege für die legendäre Behauptung zu finden, tibetische Mönche könnten »levitieren«, also sich während der Meditation in die Luft erheben und schweben. Als man uns schließlich gestattete, dem Levitieren von Mönchen im Bergdorf Chail beizuwohnen, handelte es sich dabei ganz offensichtlich nur um eine Demonstration beachtlicher körperlicher Beweglichkeit: Die Mönche sprangen im Lotossitz mehrere Zentimeter in die Höhe, aber sie »schwebten« nicht. Als ich einen der leitenden Mönche fragte, ob es ihnen auch möglich sei, wirklich zu »schweben«, wurde mir durch den Übersetzer mitgeteilt, daß die Weisen in alter Zeit dazu in der Lage gewesen seien. Ich fragte: »Ist es heute auch noch möglich?« Darauf erwiderte der Mönch augenzwinkernd: »Es ist nicht mehr nötig. Heute haben wir Flugzeuge.«

Ich glaube nicht, daß es möglich ist, zu schweben oder andere körperliche Kunststücke zu vollführen, die den Gesetzen der Newtonschen Physik zuwiderlaufen. Verstehen Sie mich nicht falsch, der Glaubensfaktor ist ein bemerkenswertes Charakteristikum der menschlichen Physiologie. Zweifellos ist der Geist in der Lage, in unglaublichem Maße Einfluß auf den Körper zu nehmen, wie wir an den tibetischen Mönchen gesehen haben. Viele Athleten nutzen während des Wettkampfes den Glaubensfaktor und erleben, welche Freude es macht, »in der Zone« zu sein. In einem Artikel in der *New York Times* beschrieb ein Tennisspieler die Zone als »so umfassend und intensiv, daß ein Zustand beinahe halbbewußter Euphorie entsteht – ähnlich der Hypnose –, der Spitzenspieler in die Lage versetzt, absolute Höchstleistungen zu vollbringen.«

Sportpsychologen sagen, daß Athleten »in der Zone« starke Glücksgefühle erleben, ein Gefühl der Zeitlosigkeit und Leichtigkeit, und positives Denken. Sie erwarten oft, daß sie gewinnen. Der ehemalige Tennis-Star Chris Evert-Lloyd bestätigt das, wenn sie sagt: »Du spielst in der Zone, über deinem Kopf, wo alles wie ein Traum ist. Wenn du einmal ein solches Match erlebt hast, möchtest du das so oft wie möglich wieder erleben.«

Gipfelerfahrungen

Dies ähnelt sehr stark jenen religiösen oder »Gipfel«Erfahrungen, die manchmal von Meditierenden oder intensiv Betenden beschrieben werden. Es fiel mir immer schwer, genau zu definieren, was Menschen eigentlich meinen, wenn sie von »Gipfelerfahrungen« sprechen. Dr. Stanley R. Dean, Professor für Psychiatrie an den Universitäten von Miami und Florida, fand eine sehr gute Definition. Er schrieb, daß Gipfelerfahrungen »eine übermenschliche Verwandlung des Bewußtseins bewirken, die sich jeder Beschreibung entzieht. Das Bewußtsein gerät, göttlich berauscht, in einen Zustand, in dem es sich regelrecht überschlägt und darum ringt, die Freude und Pracht der transzendentalen Vision in Worte zu fassen. Bislang fehlen unserer Sprache jedoch angemessene Worte dafür.«

Wie Sie sich gewiß erinnern, erwähnte ich im vorigen Kapitel, daß ich Patienten davon abrate, »Gipfelerfahrungen« zu erwarten – drastische innere oder äußere Effekte, die häufig mit intensivem Beten oder Meditation assoziiert werden. Es ist schadlich, ein inneres Feuerwerk zu erwarten, weil durch diese Erwartungshaltung die für die Entspannungsreaktion nötige Konzentration gestört wird.

Das ist Menschen oft schwer begreiflich zu machen, weil unsere Gesellschaft so besessen von Gottesvisionen und Zeichen der Unsterblichkeit ist und wir ganz besonders von der Vorstellung fasziniert sind, daß das Göttliche sich auf phantastische und suspekte Weise manifestiert. Bei Erweckungsversammlungen und Gottesdiensten, in Motivations-Seminaren und in Kursen, in denen die Herrschaft des Geistes über die Materie gepredigt wird, fallen Leute in Ohnmacht und winden sich in Krämpfen, bekommen Schaum vor dem Mund, reden in Zungen, hantieren mit Giftschlangen, laufen über glühende Kohlen und behaupten, levitieren zu können. Wir hören Berichte von Menschen, die sich auf dramatische Weise »wiedergeboren« fühlen, Madonnenstatuen weinen sehen oder wichtige Botschaften von Gott, Satan oder wenigstens einem verstorbenen Angehörigen empfangen.

Während meiner fünfundzwanzigjährigen Arbeit mit Patienten, die die Entspannungsreaktion regelmäßig anwenden, habe ich festgestellt, daß derartig extreme Erlebnisse relativ selten sind. Zwar kommen ungewöhnliche und ehrfurchtgebietende Erfahrungen vor, aber in der Regel werden durch die Entspannungsreaktion friedvolle und angenehme Empfindungen ausgelöst. Viele dieser Empfindungen entziehen sich einer präzisen Beschreibung, manche transzendieren offenbar das alltägliche menschliche Erleben und fühlen sich ihrem Wesen nach spirituell an. Aber von all diesen Erfahrungen, seien sie nun mild oder phantastisch, scheint gleichermaßen eine heilsame physiologische Wirkung auszugehen.

Es ist wunderbar, daß in einer Welt, die sich nach solchen Wirkungen sehnt, spirituelle Erfahrungen aller Art, manche dramatisch, die meisten jedoch friedvoll und ermutigend, für uns alle in Reichweite sind. In der *Newsweek* vom 28. November 1994 wurde berichtet, daß 45 Prozent der Amerikaner ein Gefühl von Heiligkeit spüren, wenn sie meditieren. 68 Prozent haben ein solches Gefühl bei der Geburt eines Kindes, und 26 Prozent beim Sex. Dieses Umfrageergebnis zeigt deutlich, daß das Heilige von allen Menschen leicht erlebt werden kann.

So wie unsere Gehirne programmiert sind und wie der Glaubensfaktor die Wirkung der Entspannungsreaktion optimiert, erschien es mir offensichtlich, daß die Spiritualität, die unsere Welt so dringend benötigt, in uns selbst existiert und relativ leicht wachgerufen werden kann. Wenn es Ihr Wunsch ist, können Sie Ihren religiösen Glauben dazu nutzen, die Entspannungsreaktion zu aktivieren, und damit so etwas wie einen spirituellen Muskel trainieren. Aber ganz unabhängig von Ihrem Glauben: Wenn Sie die Entspannungsreaktion aktivieren, trainieren Sie damit in jedem Fall einen Geist/Körper-Mechanismus, dessen physiologischer Nutzen wissenschaftlich erwiesen ist.

8. KAPITEL

Der Glaube heilt

In ihrem Buch erzählt Karen Armstrong die Geschichte einer Gruppe von Juden im Konzentrationslager Auschwitz, die eines Nachmittags beschließt, Gott den Prozeß zu machen. Gott wird der Grausamkeit und des Verrats beschuldigt, und die Verhandlung gegen ihn beginnt. Obwohl doch, gemäß ihrem Glauben, Gott das Böse bekämpfen und den Mensch Trost spenden sollte, finden die Mitglieder dieses improvisierten KZ-Gerichts keinerlei Beweise für ein helfendes göttliches Eingreifen in ihre schreckliche Welt und nichts, was Gott von seiner Schuld entlasten könnte. Der Rabbi verkündet das Urteil: Gott ist schuldig im Sinne der Anklage und hat vermutlich die Todesstrafe verdient. Doch dann blickt der Rabbi auf und erklärt die Verhandlung für beendet. Es sei, sagt er zu den versammelten Gefangenen, Zeit für das Abendgebet.

Im letzten Kapitel haben wir gesehen, wie natürlich es für die meisten Leute ist, erinnertes Wohlbefinden und Entspannungsreaktion zu kombinieren – eine Kombination, die ich den Glaubensfaktor nenne. Genau wie diese Gefangenen in Auschwitz gewöhnten sich auch meine Patienten so an ihr Gebet, daß es ihnen praktisch zur zweiten Natur wurde. Ich machte mich auf die Suche nach weiteren Beweisen dafür, daß der Glaube so wirkungsvoll und so untrennbar mit der menschlichen Physiologie verbunden ist, wie es diese ersten

Forschungsergebnisse andeuteten. Ich arbeitete die medizinische Literatur daraufhin durch, ob Spiritualität und religiöses Leben erwiesenermaßen gut für die Menschen seien, und in diesem Kapitel werde ich darüber berichten.

Seit alter Zeit

Ich fand rasch heraus, daß keine Zivilisation bekannt ist, in der die Menschen nicht an einen Gott oder an Götter geglaubt haben. Über Jahrtausende hatte der Glaube für alle Völker große Bedeutung. Als dann der Westen anfing, die Sphären von Geist und Körper voneinander zu trennen und Mauern zwischen Glaube und Vernunft zu errichten, bekam das dem Glauben weit weniger gut als der Vernunft, denn der Glaube wurde dadurch zu einer privaten, persönlichen Angelegenheit; die Vernunft dagegen entwickelte sich zu einem öffentlichen, allseits geförderten Gut. Das führte oft zu bitteren Grabenkämpfen, was Martin Luther sehr deutlich zum Ausdruck brachte, als er schrieb: »Die Vernunft ist der größte Feind des Glaubens; sie ist in spirituellen Dingen nie eine Hilfe, sondern widersetzt sich fast immer dem göttlichen Wort und macht alles verächtlich, was von Gott kommt.«

In diesem Dauerkonflikt ist so viel menschliches Potential vergeudet worden. Wissenschaftler verachteten Gott und machten den religiösen Glauben nur selten zum Gegenstand wissenschaftlicher Forschung. Wie beim Phänomen des erinnerten Wohlbefindens sind auch die vorliegenden Beweise für die positive gesundheitliche Wirkung des Glaubens sehr überzeugend. Dr. Robert D. Orr und Reverend George Issac von der University of Chicago kamen nach einer Durchsicht von sieben Fachzeitschriften für Krankenpflege zu dem Ergebnis, daß sich von 1066 Artikeln nur zwölf – also lediglich

1,1 Prozent – mit religiösen Fragen beschäftigten. So viele Charakteristika und Besonderheiten pflegebedürftiger Patienten wurden wissenschaftlich erfaßt, doch Religion und Glaube blieben dabei fast völlig unberücksichtigt.

In einer anderen ausgezeichneten Arbeit beschäftigten sich Dr. Levin und Dr. Preston L. Schiller von der Eastern Virginia Medical School mit jenen rund 200 in den letzten 200 Jahren in englischsprachigen medizinischen Zeitschriften veröffentlichten wissenschaftlichen Studien, in denen tatsächlich religiöse Fragen behandelt wurden. Allein schon die Tatsache, daß in 200 Jahren ganze 200 unter den Hunderttausenden von Aufsätzen in englischsprachigen Fachzeitschriften sich mit dem religiösen Glauben beschäftigten, zeigt, wie sehr Gott in der neueren Geschichte der westlichen Medizin zum Tabu geworden ist. Dr. David B. Larson, Präsident der National Institutes of Healthcare Research, bemerkt dazu: »Ungenügend erforscht, mißverstanden, Zielscheibe persönlicher Vorurteile – die Rolle der Religion wird von der klinischen Forschung schmählich vernachlässigt.«

Dr. Levin und der Epidemiologe Dr. Harold Y. Vanderpool erklären, daß »die westliche Biomedizin, von der die Epidemiologie ein Teil ist, immer noch mit einem Geist/Körper-Dualismus ringt, der einen Konsens verhindert; daher ist für die meisten Epidemiologen jeder pluralistische Geist-Körper-Ansatz von vornherein indiskutabel.« Dr. Levin gelangt zu dem Schluß »Dadurch ist die Vorstellung, der religiöse Hintergrund eines Patienten könnte Einfluß auf seine Gesundheit haben, zu einer folkloristischen Randerscheinung der wissenschaftlichen Diskussion geworden.«

Doch das ändert sich allmählich. Wissenschaftler suchen jetzt häufiger in alten Studien nach Beweisen, und neue Studien werden gestartet. In einem der wichtigsten Ergebnisberichte gelangt Dr. Levin nach Durchsicht Hunderter epidemiologischer Studien zu dem Schluß, daß der Glaube an Gott Krankheitsanfälligkeit und Sterblichkeit spürbar positiv beeinflußt. 1995 berichteten Dr. Thomas E. Oxman und seine Kollegen von der Dartmouth Medical School, daß Herzpatienten im Alter von über 55 Jahren – die wegen Verengung der Koronararterien oder Schäden an den Aortenklappen am offenen Herzen operiert werden mußten – dreimal höhere Überlebenschancen hatten, wenn ihr religiöser Glaube ihnen Trost und Hoffnung spendete.

Die meisten wissenschaftlichen Studien gingen in der Vergangenheit davon aus, daß Glaube an Gott sich in der Beteiligung an organisierten Religionen ausdrückt. Erst in jüngster Zeit wird auch die gesundheitliche Wirkung weniger öffentlich praktizierter Religiosität untersucht. Die Resultate sind in beiden Fällen gleich. Meine Durchsicht der entsprechenden Studien ergab, daß der Glaube in jedem Fall erinnertes Wohlbefinden auslöst und so den Gesundheitszustand verbessern kann.

Gesundheit und Religiosität

Laut einer Gallup-Umfrage von 1990 sagen 95 Prozent der Amerikaner von sich, daß sie an Gott glauben, und 76 Prozent geben an, regelmäßig zu beten. Dr. Dale A. Matthews, Dr. David B. Larson und Mrs. Constance Barry durchforsteten auf sehr umfassende und eindrucksvolle Weise die wissenschaftliche Literatur nach Belegen für die medizinische Wirkung spiritueller Erfahrungen. Dabei fanden sie Beweise dafür, daß es einen weitverbreiteten, tiefgreifenden Einfluß religiöser Faktoren auf die Gesundheit gibt (siehe Tafel 6). Im einzelnen zeigte sich, daß sich Frauen eher als Männer als religiös bezeichnen und daß Frauen eher als Männer ihr Leben als befriedigend empfinden. Religiöser Glaube ist besonders häufig bei schwarzen Frauen und bei älteren, kinderlosen Frauen anzutreffen, und diese beiden Gruppen profitieren davon psychisch und körperlich in besonderem Maße. Unter Schwarzen ist Religiosität stärker verbreitet als unter Weißen, und religiöse Schwarze erfreuen sich besserer Gesundheit und fühlen sich wohler als nichtreligiöse Weiße oder Schwarze.

Tafel 6: Der Einfluß religiöser Faktoren auf die Gesundheit

Zustand	Anzahl der Studien	Studien mit positiven Ergebnissen	Studien mit Heilwirkung
verringerter Alkoholkonsum	18	16	89
verringerter Nikotinkonsum	6	6	100
verringerter Drogenkonsum	12	12	100
verbesserte Streßbewältigung	15	14	93
weniger Depressionen	17	12	71
geringere Aggressivität	4	4	100
verringerte Ängstlichkeit	11	8	73
verringerte Todesangst	15	10	67
verbesserter Allgemeinzustand	5	4	80
gesenkter Blutdruck	5	4	80
höhere Lebensqualität bei Krebspatienten	8	7	88
höhere Lebensqualität bei Herzpatienten	6	4	67
geringere Sterblichkeit	9	8	89

Sowohl alte Menschen als auch Jugendliche profitieren gesundheitlich in hohem Maße von ihrem Glauben. Ältere

Menschen fürchten den Tod weniger und bleiben glücklicher und gesünder, wenn sie aktiv religiös sind. Religiöse Jugendliche sind weniger anfällig für die Gesundheitsrisiken ihrer Generation: Sie trinken weniger, nehmen weniger Drogen, sind nicht so schnell zum Sex bereit und begehen weniger Verbrechen als ihre nichtreligiösen Alters genossen.

Peter Pressman und seine Kollegen von der Northwestern University Medical School führten ein interessantes Experiment durch. Bei dreißig älteren Frauen, die nach Knochenbrüchen an der Hüfte operiert worden waren, wurde untersucht, welchen Einfluß ihr religiöser Glaube auf ihre körperliche und seelische Verfassung hatte. Jene Frauen mit starkem Glauben konnten deutlich weiter laufen und waren weniger deprimiert. Selbst wenn die Patientinnen deshalb größere Strecken gehen konnten, weil sie weniger deprimiert waren, ist das Resultat dennoch eindrucksvoll.

Religiosität geht durchweg mit besserer Gesundheit einher. Je stärker der religiöse Glaube ist, desto weniger psychische Symptome treten auf, desto besser ist der allgemeine Gesundheitszustand, desto niedriger der Blutdruck, desto größer die Lebensqualität trotz Krebs und Herzkrankheit und desto höher die Lebenserwartung. Querbeet, unabhängig von Lebensalter, ethnischer oder Religionszugehörigkeit, bei sehr unterschiedlichen Krankheiten und Zuständen, läßt sich sagen, daß aktiver religiöser Glaube lebenslangen Nutzen bringt.

Religiosität fördert in der Regel einen gesunden Lebenswandel. So raten unter anderem die Mormonen und die Adventisten des Siebten Tages ihren Mitgliedern dazu, auf Rauchen, Alkohol und außerehelichen Sex zu verzichten, und empfehlen eine gesunde Ernährung und Bewegung. Adventisten des Siebten Tages, die sich des Tabaks und des Alkohols enthalten, weisen eine erheblich niedrigere Krebsrate auf als der Bevölkerungsdurchschnitt, besonders bei

Lungen-, Blasen- und Darmkrebs, und zwar selbst gegenüber abstinent lebenden Durchschnittsbürgern. Diese aktiv religiösen Menschen sind, ebenso wie Geistliche aller Glaubensrichtungen, gesünder als der Durchschnittsamerikaner.

Religiöse Menschen berichten durchweg, zufriedener mit ihrem Leben und in der Ehe zu sein, fühlen sich wohler und besitzen mehr Selbstachtung als nichtreligiöse Menschen (siehe Tafel 7). Zieht man in Betracht, was wir über erinnertes Wohlbefinden und die Folgen von Streß und Unruhe wissen, dann sind das Glück und die Zufriedenheit, die der Glaube hervorbringt, außerordentlich wichtige Gesundheitsfaktoren.

Tafel 7: Der Einfluß religiöser Faktoren auf die psychosoziale Befindlichkeit

Psychosoziale Kriterien	Anzahl der Studien	Studien mit positiven Ergebnissen	positive Wirkung in Prozent
größere Zufriedenheit	13	12	92
größere Zufriedenheit in der Ehe	3	3	100
gesteigertes Wohlbefinden	16	15	94
gesteigerter Altruismus	5	3	60
gesteigertes Selbstwertgefühl	4	2	50

22 von 27 Studien ergaben, daß die Teilnahme an regelmäßigen religiösen Zusammenkünften einen positiven Einfluß auf die Gesundheit hat. Gottesdienste beinhalten zahlreiche therapeutische Elemente – Musik, angenehme Umgebung, vertraute Rituale, Gebet und Kontemplation, Abschalten vom täglichen Streß, Gelegenheit für zwischenmenschliche

Begegnungen und gemeinschaftliche Aktivitäten sowie Erziehung. Daß eine angenehme, wohltuende Umgebung sich gesundheitlich positiv auswirkt, ist belegt. Patienten erholen sich nach Operationen schneller und mit weniger Komplikationen, wenn ihre Zimmer Fenster haben und schöne Ausblicke ermöglichen. Von Musik profitieren übrigens auch die Chirurgen. Diejenigen, die im Operationssaal Musik ihrer Wahl hören konnten, wiesen einen geringeren streßbedingten Pulsanstieg auf als ihre ohne Musik operierenden Kollegen.

Das religiöse Ritual

Erinnertes Wohlbefinden macht das religiöse Ritual zu einem sehr wirkungsvollen Mechanismus. Ein Ritual wiederzubeleben, an dem Sie als Kind zum erstenmal teilgenommen haben, die Nervenbahnen zu regenerieren, die sich ausgebildet haben, als Sie in der Kindheit den religiösen Glauben erlebten, hat eine sehr starke Wirkung. Das hat sich in meiner medizinischen Praxis als wahr erwiesen, sogar bei Erwachsenen, die sich von der Religion ihrer Kindheit abgewandt haben. Auch wenn Sie das Ritual aufgrund Ihrer heutigen Reife und Lebenserfahrung ganz anders bewerten, werden die Worte, die Sie lesen, die Lieder, die Sie singen, und die Gebete, die Sie sprechen, Sie doch in der gleichen Weise trösten, wie sie es früher, in einer vielleicht einfacheren Phase Ihres Lebens, vermochten. Selbst wenn Sie meinen, daß dieses Ritual heute keine emotionale Bedeutung mehr für Sie hat, bewahrt das Gehirn doch die Erinnerung an die mit dem Ritual verbundenen Aktivitäten. Es hat gespeichert, welcher emotionale Wert dem Ritual damals beigemessen wurde, welche Nervenzellen in Aktion traten, welche chemischen Prozesse abliefen.

Seit ich Menschen die Entspannungsreaktion beibringe und sie dazu ermutige, Konzentrationstechniken den persönlichen Bedürfnissen anzupassen, indem sie Worte, Sätze oder Mantras benutzen, die ihnen etwas bedeuten, beeindruckt es mich immer wieder, wie wirkungsvoll dabei aus der Kindheit vertraute Rituale sind. Vor Jahren erkrankte Sally Nash, eine wohlhabende Frau, die das Mind/Body Medical Institute großzügig unterstützt hatte, ohne selbst seine Dienste in Anspruch zu nehmen, an Eierstockkrebs. Sie weigerte sich, vor dem Krebs zu kapitulieren, und ignorierte für einige Monate jene Behandlungsmöglichkeiten, die die moderne Medizin ihr bot – Medikamente und Eingriffe, jene zwei Beine des dreibeinigen Stuhls, der für eine optimale Behandlung nötig ist. Statt dessen unterzog sie sich einer streng makrobiotischen Diät und praktizierte gewissenhaft die Entspannungsreaktion. Doch eines Tages bekam sie einen durch Metastasen verursachten Darmverschluß, und ich verlangte, als Arzt und Freund, daß sie sich sofort operieren ließ. Ohne Operation hatte sie keine Überlebenschance. Trotzdem stimmte sie dem Eingriff nur sehr zögernd und unter einer Bedingung zu: Ich sollte sie ins Krankenhaus begleiten und bei ihr bleiben, während sie ihre Narkose erhielt.

Selbstverständlich war ich damit sofort einverstanden. Später an diesem Nachmittag war ich bei ihr im Deaconess Hospital in Boston, während sie für die Operation vorbereitet wurde. Der Anästhesist, der ihre Narkose einleiten sollte, hatte die große, massige Statur eines Football-Spielers und ging sehr ruhig und geschäftsmäßig ans Werk. Er trug bereits seine Maske und signalisierte mir, daß er bereit sei, Mrs. Nash zu anästhesieren. Sie bat mich, ihre Hand zu halten und sie in die Entspannungsreaktion zu führen. Dazu sollte ich die gleichen Worte benutzen wie sie selbst – den Anfang des 23. Psalms: »Der Herr ist mein Hirte.«

Als der Anästhesist mit der Einleitung des Narkosemittels

begann, wiederholte ich, jedesmal wenn sie ausatmete, laut, was sie selbst immer wieder still vor sich hinsagte: »Der Herr ist mein Hirte ... der Herr ist mein Hirte ... der Herr ist mein Hirte.« Dann begann die Narkose zu wirken, und Mrs. Nash verlor das Bewußtsein. Als ich aufblickte, sah ich, daß der Anästhesist, den ich kurz zuvor noch für hart und abgebrüht gehalten hatte, zitterte und seine Maske tränenüberströmt war. Für Mrs. Nash war der vertraute Psalm, von einem Arzt gesprochen, dem sie vertraute, eine Quelle des Friedens gewesen. Aber die Macht des Rituals hatte, ohne daß ich es hätte vorhersehen können, bei diesem nüchternen, pflichtbewußten Anästhesisten eine tiefe emotionale Reaktion bewirkt.

Die Autorin Karen Armstrong schreibt über die von ihr sehr hoch eingestufte Bedeutung religiöser Rituale:

> Viele Menschen, die in unserer Kultur an religiösen Feiern teilnehmen, interessieren sich nicht für Theologie, wollen nichts allzu Exotisches und sind wenig aufgeschlossen gegenüber Neuerungen. Die wohlvertrauten Rituale geben ihnen ein Gefühl der Traditionsverbundenheit und Sicherheit. Sie erwarten keine brillanten neuen Ideen von der Predigt und empfinden Änderungen in der Liturgie als störend. Auf die gleiche Weise liebten es die Heiden der Spätantike, ihre alten Götter anzubeten wie Generationen vor ihnen. Mit den alten Ritualen feierten sie die örtlichen Traditionen. Sie vermittelten ihnen ein Identitätsgefühl und die Sicherheit, daß die Dinge so bleiben würden, wie sie immer gewesen waren.

Aus diesem Grund tun sich viele Gemeindemitglieder so schwer mit Änderungen in der Liturgie. Selbst wenn die Rituale dem modernen Denken steif und antiquiert erscheinen, sind sie dennoch geheimnisvoll, wecken Ehrfurcht und hinterlassen unauslöschliche Eindrücke in unserem Gehirn. Vielen meiner katholischen Patienten, die mit einer Religion aufwuchsen, die sehr reich an Ritualen ist, fällt es besonders leicht, die Entspannungsreaktion zu erlernen. Ich rate ihnen, wenn ihnen das angenehm ist, den Rosenkranz oder ein anderes Gebet zu verwenden, und zwar in der Sprache, in der sie es als Kind zuerst gehört haben, sei es Latein, Spanisch, Italienisch oder eine andere. Auch wenn sie heute überwiegend Englisch sprechen, steigert die Erinnerung an ihre Muttersprache die Wirkung des Gebets und motiviert sie dazu, regelmäßig zu üben.

Diese Erkenntnisse können für andere religiöse Gemeinschaften eine wichtige Hilfe bei ihrem Bemühen sein, das empfindliche Gleichgewicht zwischen Ritual und Modernisierung zu bewahren, sinnvolle Traditionen zu pflegen und sich gleichzeitig von Praktiken zu trennen, die überholt und nicht länger attraktiv sind. Religiöse Rituale sind besonders bewegend, doch auch patriotische und andere weltliche Traditionen wirken auf die gleiche Weise. Das Gehirn bewahrt aus der Kindheit eine physiologisch aktive Erinnerung an die Lieder, Symbole, Worte und Gesten, so daß der Körper durch das erneute Erleben dieser Rituale angeregt und gestärkt wird.

Gemeinschaft

Die Gemeinschaft, die Menschen in religiösen Vereinigungen erleben, wirkt gleichfalls heilsam und stärkend. Laut Dr. Levin deutet die Geschichte der epidemiologischen Studien darauf hin, daß soziale Unterstützung, Zusammengehörigkeitsgefühle und Geselligkeit, wie sie in religiösen Gemeinden anzutreffen sind, »als Puffer gegen die schädlichen Auswirkungen von Streß und Ärger dienen, vielleicht über psychoneuroimmunologische Effekte«. Er vermutet, daß religiöse Aktivitäten »vielfältige biologische Prozesse in Gang setzen, die zu einer besseren Gesundheit führen«.

Natürlich gibt es neben religiösen Gruppierungen noch viele andere Möglichkeiten, Gemeinschaft und soziale Unterstützung zu erfahren. Aber die Religion ist für viele Menschen ein wichtiger Raum für soziale Begegnungen. Eine im *American Journal of Epidemiology* veröffentlichte Studie mit 7000 Männern zwischen 30 und 69 Jahren im kalifornischen Alameda County kam zu dem Ergebnis, daß soziale Isolation weitreichende gesundheitliche Folgen hat. Ein höherer Grad von sozialer Integration bewirkt eine deutlich niedrigere Sterblichkeit, unabhängig davon, ob diese Integration im Rahmen von Familie und Freundeskreis erlebt wird, durch aktive Mitgliedschaft in Vereinen oder in einer Kirchengemeinde. Dr. Lisa E Berkman von der Yale University und Dr. Leonard S. Syme von der University of California in Berkeley stellten in dieser sehr wichtigen Studie fest, daß die Sterberate, eine klar und eindeutig bestimmbare Größe, dadurch beeinflußt wird, in welchem Maße die Menschen soziale Unterstützung erfahren.

Jean-Paul Sartre sagte einmal, die Hölle seien die anderen Menschen. Wenn es aber um die körperliche Gesundheit geht, um unsere Fähigkeit, Krankheiten zu überwinden und länger zu leben, sind menschliche Kontakte für uns unverzichtbar. Die Medizin weiß schon lange, daß Verheiratete gesünder sind als alleinstehende, geschiedene oder verwitwete Menschen. Über ein Jahrzehnt beobachteten Wissenschaftler der University of Michigan 2754 Personen im Gebiet von Tecumseh, Michigan. Dabei stellte sich heraus, daß Männer, die weniger ehrenamtlich engagiert waren, weniger soziale Kontakte und eine überwiegend sitzende Lebensweise hatten, eine deutlich höhere Sterblichkeit aufwiesen als solche Männer, die sich regelmäßig in Vereinen und anderen ehrenamtlichen Gruppen engagierten und mehr soziale Kontakte hatten.

In einer oft zitierten Studie wiesen Dr. David Spiegel und seine Mitarbeiter von der Stanford University School of Medicine und der University of California nach, daß an Brustkrebs erkrankte Frauen in einem Beobachtungszeitraum von zehn Jahren nach der Operation durchschnittlich 18 Monate länger lebten, wenn sie regelmäßig an Treffen von Selbsthilfegruppen teilnahmen. In der von mir bereits erwähnten Studie der Dartmouth Medical School mit Herzpatienten zeigte sich, daß solche Patienten, die aktiv am Gemeindeleben und in sozialen Gruppen mitwirkten, sowie jene mit religiösem Glauben eine dreifach höhere Überlebensrate aufwiesen. Jene aber, die sowohl an sozialen wie an religiösen, Aktivitäten teilnahmen, hatten eine zehnfach höhere Überlebensrate!

Dennoch können Krankenhäuser und Kliniken ihren Kommunen nicht ein so reichhaltiges Angebot an sozialen Aktivitäten anbieten wie die meisten Kirchen und religiösen Organisationen. Seien es wöchentliche Gottesdienste, tägliche Messen oder Gebetsstunden, Bibelkreise oder Bingo-Abende, Konfirmationsunterricht, Vorbereitungen zu Bar-Mizwa oder Bat-Mizwa, Wohltätigkeitsbasare oder Jugendgruppen, Eheberatung oder Zeltlager, Sonntagsschulen oder Suppenküchen: religiöse Institutionen sorgen dafür, daß ihren Mitgliedern nicht nur Glauben, sondern auch gesunde soziale Kontakte in hoher Dosis verabreicht werden.

Altruismus

Die traditionelle Religion hat die Gläubigen immer dazu ermuntert, anderen Menschen zu helfen, altruistisch zu sein, den Zehnten zu geben und die frohe Botschaft zu verbreiten. Daß sie ihren Wohlstand mit anderen teilten, verhalf den Gläubigen aber auch zu einer besseren Gesundheit.

Mein Freund Alan Luks ist heute Direktor von Big Brothers/Big Sisters in New York. Wir lernten uns kennen, als er noch das Institute for the Advancement of Health leitete. Luks schrieb ein Buch mit dem Titel *The Healing Power of Doing Good,* in dem er dokumentiert, wie gut es für die Gesundheit ist, Gutes zu tun. Bei einer Umfrage unter Hunderten von ehrenamtlichen Helfern im ganzen Land fand Luks heraus, daß Menschen, die anderen Menschen helfen, sich durchweg gesundheitlich besser fühlen als andere Personen ihrer Altersgruppe. Viele sagen auch, daß ihr Gesundheitszustand sich spürbar verbesserte, als sie damit begannen, sich als ehrenamtliche Helfer zu engagieren.

Luks nennt dieses Phänomen das »Helfer-Hoch«. 95 Prozent der Umfrageteilnehmer gaben an, daß es ihr körperliches Wohlbefinden steigert, wenn sie anderen Menschen auf einer regelmäßigen, persönlichen Basis helfen. Neun von zehn beschrieben die dabei auftretenden körperlichen Empfindungen als plötzliche Wärme, gesteigerte Energie und ein Gefühl der Euphorie. Auch berichteten sie, dauerhaft entspannter und ruhiger geworden zu sein.

Nicht nur die gute Tat selbst bewirkt dieses »Helfer-Hoch«. Acht von zehn Befragten gaben an, daß die positive gesundheitliche Wirkung auch einsetzte, wenn sie sich später an ihre helfende Handlung erinnerten (also erinnertes Wohlbefinden praktizierten). Dabei ist zu beachten, daß sich die in Luks Umfrage ermittelten positiven Effekte bei der Hilfe für fremde Menschen ebenso einstellten wie innerhalb der Familie oder des Freundeskreises. In jedem Fall führte die selbstlose Hilfe für andere immer dazu, daß die Gesundheit des Helfers sich verbesserte. Das macht Altruismus zu einer wirkungsvollen Form der Selbstfürsorge.

Krankenhauspatienten und andere Pflegebedürftige profitieren in körperlicher Hinsicht von der Betreuung durch professionelle Sozialarbeiter wie Krankenhauspfarrer und andere Seelsorger, aber auch vom Mitgefühl ihrer Mitmenschen. Wie eine Studie aus dem Jahr 1986 zeigt, bewirkt eine gute seelsorgerische Betreuung, daß Patienten früher entlassen werden können, bestimmte Medikamente weniger benötigt und Ängste abgebaut werden. So wird die dritte Komponente erinnerten Wohlbefindens – der durch die positive, vertrauensvolle Beziehung zwischen Heiler und Patient ausgelöste Glaube – erneuert und gestärkt.

Fürsprechgebete und therapeutische Berührung

Vorläufige Untersuchungsergebnisse deuten darauf hin, daß Fürsprechgebete, Gebete für andere, etwas bewirken, doch muß dies noch wissenschaftlich genauer erforscht werden. Interessanterweise wußten die Patienten in der folgenden Studie nicht, daß für sie gebetet wurde, so daß erinnertes Wohlbefinden, der Placebo-Effekt, als Erklärung ausscheidet. Fast 400 Patienten, die in einem Herzzentrum in San Francisco stationär behandelt worden waren, wurden über einen Zeitraum von zehn Monaten beobachtet. Die Hälfte der Patienten erhielt Personen zugeteilt, die regelmäßig für sie beteten, die andere Hälfte nicht. Bei den Patienten, für die gebetet wurde, traten deutlich weniger akute Herzschwächen, Herzstillstände und Lungenentzündungen auf, und sie benötigten weniger Diuretika und Antibiotika.

Religiöse Gemeinschaften organisieren schon seit langem Gebetsketten und Besuchsdienste für kranke Gemeindemitglieder. Seit sich das Wissen um die gesundheitliche Wirkung der Entspannungsreaktion allgemein verbreitet, nimmt man Gebete und »Handauflegen« wesentlich ernster. In der Krankenpflege wird die alte Tradition des »Handauflegens« unter der Bezeichnung »therapeutische Berührung« wiederbelebt. Eine Studie ergab, daß sich damit postoperative

Schmerzen und der Bedarf an Schmerzmitteln deutlich reduzieren lassen. In einer anderen Studie zeigte sich, daß durch therapeutische Berührung bei Patienten mit Spannungskopfschmerzen in 90 Prozent der Fälle eine Besserung erzielt werden konnte. Ärzte stellten fest, daß sich mit Hilfe therapeutischer Berührung die Wundheilung deutlich beschleunigen ließ, und die Ängste von Krankenhauspatienten konnten mit dieser Methode spürbar verringert werden.

Bei der therapeutischen Berührung soll jene Energie übermittelt werden, von der im vorigen Kapitel bereits die Rede war, wobei der Patient dabei nicht immer wirklich mit den Händen berührt wird. Menschen, die diese Methode praktizieren, versetzen sich in einen meditativen Zustand. Sie glauben, daß sich ihr Energiefeld dabei mit dem des behandelten Patienten verbindet, auch wenn sie ihn nicht mit den Händen berühren.

Wie ich schon gesagt habe, ist es mir nicht gelungen, die Existenz von Energiefeldern wissenschaftlich nachzuweisen. Aber ich glaube, daß bei der therapeutischen Berührung erinnertes Wohlbefinden im Spiel ist. Wenn bei der Behandlung Körperkontakt zu den Patienten hergestellt wird, profitieren sie vermutlich von der heilenden Wirkung menschlicher Berührung, die meiner Überzeugung nach von der Wissenschaft noch anerkannt werden wird. Patienten haben schon oft zu mir gesagt, wieviel es ihnen bedeutete, daß ein Chirurg oder Anästhesist ihre Hand hielt, wenn sie bei der Narkose das Bewußtsein verloren. Und wir wissen, daß bei Säuglingen, denen in den prägenden ersten Lebensmonaten Umarmungen und Zuneigung vorenthalten werden, dieser Mangel an körperlicher Berührung zu schweren, langfristigen seelischen Schäden führt. Später in diesem Buch werde ich einige Unterschiede zwischen konventioneller und unkonventioneller Medizin aufzeigen. Einstweilen genügt der Hinweis, daß die Wissenschaft meiner festen Überzeugung nach den gesundheitlichen Wert menschlicher Berührung erkennen wird. Dadurch werden einige unkonventionelle Therapieformen wie Massage, Akupressur und Chiropraktik zu neuem Ansehen gelangen.

Meine Versuche, Geistheilung wissenschaftlich zu belegen

Vor etwas mehr als zehn Jahren beschloß ich, wissenschaftliche Versuche mit einer Frau zu unternehmen, die sich selbst als »Heilerin« bezeichnete. Nach dem Erscheinen meines Buches *The Relaxation Response* (dt.: *Gesund im Streß. Eine Anleitung zur Entspannungsreaktion.)* traten verschiedene Heiler an mich heran, die der Ansicht waren, daß sie durch ihre Behandlungen bei den Patienten die Entspannungsreaktion auslösten. Zwar faszinierte mich diese Behauptung, aber ich zögerte, eine entsprechende Studie durchzuführen, weil ich bei meiner Beschäftigung mit erinnertem Wohlbefinden den Bogen nicht überspannen und meine wissenschaftliche Glaubwürdigkeit nicht aufs Spiel setzen wollte. Aber dann lernte ich Lady Raeburn (Addy) kennen, eine ehemalige Skiläuferin, die für England an den Olympischen Spielen teilgenommen hatte und zu deren Ahnenreihe eine Anzahl hoch angesehener britischer Marineoffiziere gehörte – ein entfernter Verwandter von ihr war übrigens »Bull« Haisey, amerikanischer Admiral im Zweiten Weltkrieg. Lady Raeburn bereiste mit ihrem Mann, dem ehemaligen Gouverneur des Tower of London, die Vereinigten Staaten. Bei dieser Gelegenheit suchte sie mich auf und bat mich, ihre Kräfte als Heilerin zu untersuchen. Als Frau eines prominenten Politikers sicherte Lady Raeburn mir zu, dafür zu sorgen, daß unsere Arbeit geheim blieb.

Lady Raeburn berichtete mir, daß sie als Siebzehnjährige

zum erstenmal ihre heilerischen Fähigkeiten bemerkt habe, als es ihr gelang, eine Tante zu beruhigen, die einen schweren »Nervenzusammenbruch« erlitten hatte. Später, nachdem sie sich beim Skifahren ein Bein gebrochen hatte, unterstützte sie mit ihren Heilkräften und der zusätzlichen Hilfe eines anderen selbsternannten Heilers den Genesungsprozeß. Sie begann Tiere zu heilen, dann Sportkameraden, die sich Knochenbrüche zugezogen hatten. Und schließlich heilte sie Menschen mit sehr unterschiedlichen gesundheitlichen Beschwerden.

Lady Raeburn bot an, ihre Zeit zu opfern und mehrfach mit dem Flugzeug von London aus anzureisen, um sich von mir testen zu lassen. Wir kamen überein, einige Experimente durchzuführen und, falls sich keine brauchbaren wissenschaftlichen Resultate einstellen sollten, darüber Stillschweigen zu bewahren.

Ich fand in Harvard ein Labor, das bereit war, unserem Wunsch nach Diskretion zu entsprechen. Ich stellte die Hypothese auf, daß, wenn ein Heiler in der Lage war, einfache Lebensformen zu beeinflussen – Tiere, die kein hochentwickeltes Nervensystem besaßen, oder Pflanzen –, sich daraus möglicherweise die Existenz einer »Heilungsenergie« ableiten ließe. Wenn eine solche Energie existierte, mußte sie eine Wirkung besitzen, die sich nachweislich von der Wirkung erinnerten Wohlbefindens unterschied. Da Lady Raeburn Handauflegen praktizierte, konnte ich mir kein Experiment mit menschlichen Versuchspersonen vorstellen, bei dem sich der Placebo-Effekt hätte ausschließen lassen.

Zuerst experimentierten wir mit Maiskörnern, die in Wasser sehr rasch keimen. Ich hatte Maiskörner vergiftet, indem ich sie in Salzlösung legte, um ihr Wachstum zu beeinträchtigen. Lady Raeburn hielt ihre Hände über eine Schale mit »vergifteten« Körnern, und verblüffenderweise keimten sie rascher als die anderen »vergifteten« Körner.

Dann arbeiteten wir mit Plenaria, Strudelwürmern, die sich wieder regenerieren, wenn man sie in der Mitte durchschneidet. Dabei nahmen wir die Augenpunkte als Merkmale eines voll regenerierten Körpers. Die Würmer, über die Lady Raeburn ihre Hände gehalten hatte, regenerierten sich schneller. An den von ihr »geheilten« Würmern bildeten sich die Augenpunkte schneller neu als an den nicht behandelten Würmern.

Das waren sehr interessante Resultate. Leider ergab sich das Problem, daß es mir nie gelang, diese Ergebnisse bei einer zweiten oder dritten Wiederholung der Versuche zu reproduzieren. Trotz dieses Rätsels, für das wir keine Erklärung fanden, blieben Lady Raeburn und ich gute Freunde.

Zwar zitiert Dr. David J. Benor aus London nach Durchsicht der einschlägigen wissenschaftlichen Literatur nachweisliche Auswirkungen spirituellen Heilens auf Hefe, Bakterien, Pflanzen und Tiere, doch ist die Mehrzahl dieser Versuche nicht von anderen Forschern reproduziert worden. Da sich auch bei meinen Experimenten keine Reproduzierbarkeit einstellen wollte, bin ich sehr vorsichtig, was diese von Benor zitierten Ergebnisse angeht.

Im Laufe der Jahre habe ich immer wieder gehört, daß Haustiere darauf reagieren, wenn ihre Besitzer die Entspannungsreaktion aktivieren und sich in einen kontemplativen Zustand versetzen. Vor über zwanzig Jahren führte ich zusammen mit Dr. Gilbert H. Collings Jr. von der medizinischen Abteilung der New York Telephone Company und anderen Kollegen eine Studie mit einer Gruppe von AT&T-Telefonisten durch. Diese Angestellten hatten die Aufgabe, Beschwerdeanrufe entgegenzunehmen, und standen dadurch unter erheblichem Streß. In der Studie wurde untersucht, welche Wirkung regelmäßige Entspannungsübungen bei diesen Telefonisten hatten. Eines Tages rief mich Dr. Collings an und sagte mir, etliche der Telefonisten, die zu

Hause die Entspannungsreaktion übten, hätten ihm berichtet, daß ihre sonst eher scheuen Haustiere während der Übung unbedingt in ihrer Nähe sein wollten. Die Tiere kratzten an der Tür, wollten ins Zimmer gelassen werden, nahe bei dem Übenden sitzen und zeigten sich ungewöhnlich anhänglich. Diese auffällige Reaktion von Tieren wurde mir im Laufe der Jahre so oft berichtet, daß ich dem Phänomen inzwischen den Namen »Franziskus-Effekt« gegeben habe, nach der Legende über den heiligen Franziskus, der angeblich Wölfe zähmte und Vögel und andere Tiere anzog.

Der Franziskus-Effekt

Ein höchst eindrucksvolles Beispiel für den Franziskus-Effekt wurde mir von einer Frau berichtet, die ich bei einem Vortrag in Concord, New Hampshire, kennenlernte. Diese Frau erzählte mir, daß sie auf ihrer Farm ein Paar wunderschöne ägyptische Gänse hielt. Diese prächtigen Vögel waren sehr störrisch und scheu, hielten sich immer in sicherem Abstand und kamen auch zur Fütterung nie näher als zwei oder drei Meter an die Frau heran. Im Frühling setzte die Frau sich gern an ihren Gartenteich, um zu meditieren. Eines Tages im Mai, als sie wieder einmal mit geschlossenen Augen dort saß und meditierte, öffnete sie zufällig die Augen und sah, daß die beiden Gänse dicht vor ihr standen. Sie war verblüfft, schloß aber die Augen wieder und setzte ihre Meditation fort. Als sie ungefähr eine Minute später die Augen wieder öffnete, waren die Gänse immer noch in ihrer Nähe, jetzt mit ausgebreiteten Flügeln herumstolzierend, als führten sie eine Art Tanz auf. Wieder war die Frau sehr erstaunt, schloß aber erneut die Augen und meditierte weiter. Ein paar Minuten später spürte sie, wie die Gänse sich links und rechts neben sie setzten, ihre Hälse ausstreckten und ihr die Köpfe in den Schoß legten. Zu ihrem großen Erstaunen verharrten die Gänse für längere Zeit in dieser Haltung.

Ich habe den »Franziskus-Effekt« immer den Pheromonen oder Gerüchen zugeschrieben, die Menschen oder Tiere verströmen, wenn sie ruhig und körperlich entspannt sind. Wenn wir uns entspannen, verströmen wir offenbar weniger von jenen Gerüchen, die normalerweise Tieren Angst machen und sie davon abhalten, sich uns zu nähern. Gute Veterinäre und Tiertrainer wissen das sehr genau. Ich habe gelesen, daß New-Yorkerinnen, die in einer der chaotischsten und daher streßreichsten Umgebungen der Welt leben, mehr Deodorant benutzen als Frauen in anderen Gegenden des Landes. Auch wenn wir nicht darüber nachdenken, welche Gerüche unser Körper ausströmt, wenn wir unter Streß stehen, sind die Effekte doch meßbar.

Dr. Larry Dossey, ein früherer Internist, der sich heute ganz der Schriftstellerei widmet und fünf Bücher zum Thema Spiritualität und Heilung verfaßt hat, vertritt die Ansicht, daß Gebete nicht nur auf Menschen wirken, sondern auch auf Tiere, Pflanzen und niedere Organismen. Das verleiht jenen Gärtnern mehr Glaubwürdigkeit, die steif und fest behaupten, Pflanzen gedeihen besser, wenn man mit ihnen spricht. Ich glaube, und da ist Dr. Dossey zweifellos mit mir einer Meinung, daß weitere Forschungen nötig sind, um Erkenntnisse darüber zu gewinnen, ob und wie der Glaube möglicherweise die Physiologie von Tieren beeinflußt.

Ein Beweis für die Geistheilung

Während über die Wirkung des menschlichen Glaubens auf Tiere noch keine sicheren Erkenntnisse vorliegen, steht für mich außer Frage, daß die »Aura« eines Heilers, die Verehrung, die seine Patienten ihm entgegenbringen, erinnertes Wohlbefinden auslöst. Damit will ich nicht sagen, daß wir Behandler anbeten oder unser Leben mit Aberglauben würzen sollten. Wir sollten lediglich zur Kenntnis nehmen, daß unser Staunen über Heiler und konventionelle oder unkonventionelle Therapieformen in sich selbst schon therapeutisch sein kann.

Dr. Andrew Weil, Arzt und Autor des Buches *Spontanheilung,* führt eine Praxis in New Mexico, zu der die Patienten einen weiten Weg in Kauf nehmen müssen. Die lange Anreise kann unter Umständen der Behandlung, die sie dort erhalten, zusätzliche Bedeutung verleihen. Denken Sie daran, wie Menschen zu Pilgerstätten und heiligen Schreinen strömen. Seit Jahrhunderten glauben Menschen daran, daß Pilgerfahrten heilsam seien. Auch bin ich überzeugt, daß Patienten davon profitieren, wenn sie ihrem Behandler vertrauen oder ihn sogar bewundern. Möglicherweise gibt es für uns konventionelle Mediziner Wege, wie wir unsere Arbeit besser auf die instinktiven und sogar unbewußten Bedürfnisse unserer Patienten abstimmen können, nach ähnlichen Grundsätzen, wie sie in dem bereits erwähnten System des Feng shui angewendet werden.

Doch in diesem Buch lege ich stärkeres Gewicht darauf, daß wir lernen, unseren inneren Heilkräften zu vertrauen und sie zu bewundern. So hoffe ich, ein besseres Gleichgewicht zu erreichen zwischen dem, was die Ärzte und sonstigen Behandler für uns tun können – medikamentöse und andere Therapien verordnen –, und dem, was wir selbst für uns tun können. Diese Selbstfürsorge wird häufig zu wenig beachtet. Angesichts der Tatsache, daß die konventionelle Medizin erst ganz allmählich beginnt, erinnertes Wohlbefinden angemessen zu berücksichtigen, zeige ich Wege auf, wie der einzelne selbst das erinnerte Wohlbefinden optimal für sich nutzen kann.

Daß von religiösem Glauben und anderen persönlichen Überzeugungen eine Heilwirkung ausgeht, ist inzwischen erwiesen. Noch wird in unserer Gesellschaft der Begriff »geistiges Heilen« stark mit jenen Scharlatanen in Verbindung gebracht, die nur auf persönlichen Profit bedacht sind. Jetzt aber, wo die Geist/Körper-Medizin zunehmend populär wird und die Erkenntnis sich allgemein durchzusetzen beginnt, daß die Mehrzahl der Krankheitssymptome mit erinnertem Wohlbefinden wirkungsvoll therapiert werden kann, sollten wir auch bestimmte Formen des geistigen Heilens akzeptieren und anerkennen.

Das Schöne an erinnertem Wohlbefinden ist, daß es ohne klinische Weißkittel-Atmosphäre funktioniert; es basiert auf dem Glauben der einzelnen Menschen, dem Glauben von Laien, von Menschen mit oder ohne medizinisches Fachwissen, einfach auf den positiven Erwartungen aller Menschen. Die Gefahr besteht dabei natürlich darin, daß Schulmediziner oder unkonventionelle Therapeuten versuchen, Glauben und Erwartungshaltung ihrer Patienten aus Profit- oder Machtstreben zu mißbrauchen.

Doch widmen wir uns noch etwas genauer dem, was wir traditionell unter dem Begriff »geistiges Heilen« verstehen: In einer 1984 durchgeführten Telefonumfrage unter über 500 Erwachsenen in Richmond, Virginia, berichteten 14 Prozent der Befragten, sie seien schon einmal durch Gebet oder göttliches Eingreifen von einer Erkrankung geheilt worden. 12 Prozent gaben an, von Erkältungen und Grippe geheilt worden zu sein, andere berichteten über Linderung oder Heilung bei Rückenbeschwerden, emotionalen Problemen, Knochenbrüchen und Krebs. Allerdings erfolgte keine Überprüfung dieser Angaben durch die Wissenschaftler, die die Umfrage durchführten.

Bei einer anderen Studie über geistiges Heilen, durchgeführt in Baltimore, Maryland, gaben 8 Prozent der Befragten an, keine Wirkung verspürt zu haben, 6 Prozent konstatierten »leichte gesundheitliche Besserung«, 14 Prozent bezeichneten sich als »teilweise geheilt«, 24 Prozent als »fast vollständig geheilt« und 32 Prozent als »vollständig geheilt«. 67 Prozent gaben an, eine positive Wirkung auf ihre Beschwerden – unter anderem Rückenschmerzen, andere chronische Schmerzen und Arthritis – verspürt zu haben. Bei psychologischen Problemen lag die Heilungsrate bei 77 Prozent. Auch hier erfolgte wieder keine objektive Überprüfung dieser Angaben, aber zweifellos verschaffte das geistige Heilen unter Schmerzen leidenden Menschen Erleichterung. Eine Studie in den Niederlanden, die objektiven wissenschaftlichen Kriterien genügte, ergab, daß »Handauflegen« zwar das subjektive Wohlbefinden der Patienten erhöhte, aber keinen meßbaren Rückgang des systolischen oder diastolischen Blutdrucks bewirkte.

Trotz des Mangels an Übereinstimmung und eindeutigen wissenschaftlichen Ergebnissen in diesen Studien über geistiges Heilen wissen wir aus den zuvor erwähnten Experimenten mit erinnertem Wohlbefinden, daß der Glaube eines Behandlers die Heilung ermöglichen kann. Um aber zu beweisen, daß geistiges Heilen eine über die bekannten Effekte des erinnerten Wohlbefindens hinausgehende eigenständige Wirkung besitzt, sind weitere intensive Forschungen nötig.

Die neuen wissenschaftlichen Erkenntnisse über die medizinische Wirkung des Glaubens veranlassen auch die Kirchen, sich wieder verstärkt der Heilkunst zuzuwenden. Zu den vielen theologischen Seminaren, die zusätzlich zu der traditionellen seelsorgerischen Ausbildung neuerdings auch Kurse in geistigem Heilen anbieten, gehört das Andover Newton Theological Seminar in Massachusetts. Dr. Henry C. Brooks, der frühere Direktor der Abteilung für Psychologie und klinische Studien und Ausbildungsleiter für Krankenhausseelsorge, erklärt:

Das Heilen war früher ein wesentlicher Teil des kirchlichen Auftrages, aber wir haben es vernachlässigt. Wir haben uns angewöhnt, Heilen für eine weltliche Angelegenheit zu halten. Doch nun, angesichts der wissenschaftlichen Erforschung der Geist/Körper-Verbindungen, erkennen wir, daß wir hier einen wertvollen Beitrag leisten können. Wir können jetzt viel eher dazu stehen, daß das Heilen Teil der christlichen Tradition ist, und nicht bloß Scharlatanerie. Heute ist geistiges Heilen, Heilen, das aus dem Glauben kommt, ein zentrales Thema für uns, und wir hoffen, an vorderster Front dabei mithelfen zu können, Menschen diese Form des Heilens zu lehren.

Geist/Körper-Theologie

Wie mir Theologen berichten, ist eine ganze Theologie und religiöse Doktrin im Entstehen begriffen, die die Geist/Körper-Verbindungen feiert und die den Gläubigen den religiösen Wert dieser Verbindungen vermitteln möchte. Andere Theologen begrüßen die Nachricht, daß wir genetisch auf Gott programmiert sind, weniger enthusiastisch und befürchten, diese medizinischen Entdeckungen könnten den Glauben untergraben. Ich habe Dr. Martin E. Marty, Dozent am Chicagoer Park Ridge Center for Health, Faith and Ethics, sagen hören, daß »die nächste Attacke gegen Gott von den Neurobiologen kommen werde, die versuchen werden, Gott auf die Neuronen zu reduzieren«.

Vor Jahren gab mir ein bedeutender Theologe einen guten Rat, der meine diesbezüglichen Bedenken zerstreute. Als die Fakten damals immer deutlicher darauf hindeuteten, daß der Glaubensfaktor eine wichtige Rolle für die Gesundheit spielt, befürchtete ich, religiöse Menschen würden meine

Forschungen als Versuch auffassen, »Gott auf die Neuronen zu reduzieren«. Ich war besorgt, es könnte so aussehen, als versuchte ich, die Existenz Gottes zu beweisen oder zu widerlegen, während es mir doch lediglich darum ging, den religiösen Glauben als besonders wirksame Form erinnerten Wohlbefindens zu untersuchen.

Daher suchte ich den Dekan der Harvard Divinity School auf. Damals leitete Krister Stendhal diese sehr angesehene, 1811 gegründete theologische Lehranstalt. Dekan Stendhal war Lutheraner und von imposanter Statur. Obgleich er sehr dünn und gebeugt war, bot er einen ehrfurchtsgebietenden Anblick – sogar gebeugt maß er deutlich über einsachtzig, während ich es mit geradem Rücken auf einsfünfundsiebzig bringe.

Ich versank in einem dick gepolsterten Sessel vor dem Schreibtisch des Dekans und gab eine Erklärung ab, deren Worte ich mir vorher genau zurechtgelegt hatte. Ich erzählte ihm vom erinnerten Wohlbefinden und der Entspannungsreaktion. Ich erzählte ihm, wie ich bei Menschen, die Transzendentale Meditation praktizierten, zum erstenmal physiologische Veränderungen entdeckt hatte, und von den unglaublichen Kunststücken, die tibetische Mönche während der Meditation vollbrachten. Ich erzählte ihm vom Glaubensfaktor und von Patienten, die von ihren spirituellen Überzeugungen gesundheitlich profitierten. Zuletzt erzählte ich Dr. Stendhal, daß ich mir Sorgen machte, meine Forschungen könnten die religiöse Praxis untergraben, und daß ich gekommen war, um ihn deswegen um Rat zu bitten.

Dekan Stendhal dachte einen Moment über das alles nach, erhob sich dann von seinem Stuhl, ging langsam um den Schreibtisch herum und legte seine Hand auf meine Schulter. Hoch über mir, der ich in einem niedrigen Sessel saß, aufragend, erklärte er: »Junger Mann, machen Sie sich wegen uns keine Sorgen. Religion und Gebet sind schon lange vor Ihnen dagewesen, und sie werden auch noch nach Ihnen dasein. Tun Sie ruhig Ihre Arbeit, und wir werden die unsere tun.«

Bei meiner Arbeit habe ich nicht versucht, Gott auf die Neuronen zu reduzieren, sondern den Respekt der Wissenschaft für alle Formen des Glaubens, einschließlich des Glaubens an Gott, zu erhöhen, damit wir besser begreifen, wie erstaunlich leistungsfähig jenes Geist/Körper/Seele-System ist, das wir bewohnen.

Die wissenschaftlichen Daten, die wir hier präsentiert haben, lassen sich nicht leugnen. Der Glaube spielt tatsächlich im menschlichen Leben und für die Gesundheit eine zentrale Rolle. Der Maler Marc Chagall sagte einmal: »Nehmt meiner Hand niemals das Licht.« Der Glaube ist für die Menschheit so unverzichtbar wie das Licht für den Maler, davon haben mich meine Forschungen überzeugt. Immer klarer erkannte ich, daß Glaube und Hoffnung unsere wichtigsten Instinkte sind, eine Art Licht, von dem wir uns von Natur aus angezogen fühlen. Wie die jüdischen Gefangenen in Auschwitz lehnen wir vielleicht Gottes Logik ab, aber wir können nicht leugnen, daß das spirituelle Leben emotionalen und körperlichen Trost bringt.

9. KAPITEL

Was hat Gott damit zu tun?

Ein großer Teil der von mir in diesem Buch beschriebenen wissenschaftlichen Untersuchungen galt der Frage: »Soll das wirklich alles sein?« Angesichts der Patienten, die mir begegneten, und den Forschungsergebnissen, die ich zusammentrug, hatte ich immer das Gefühl, daß die wissenschaftliche Medizin bestimmte Aspekte der menschlichen Erfahrung ignorierte. Die Folge davon war, daß wir gerade jenen Bereich leugneten, der für die Patienten oftmals zentral und sinnstiftend ist. Das empfand ich deshalb als besonders frustrierend, weil meine Forschungen ständig bewiesen, daß dieser zentrale und sinnstiftende Bereich des Lebens zugleich eine Quelle für gute Gesundheit ist.

Instinktives Handeln

Doch meine Suche wurde nicht nur durch medizinische Forschungsergebnisse vorangetrieben, sondern auch durch meine Instinkte. In diesem Kapitel möchte ich Ihnen daher mitteilen, zu welcher Auffassung über die menschliche Physiologie und die menschliche Existenz ich instinktiv gelangt bin. So sehr meine Suche anfangs von traditioneller wissenschaftlicher Methodik bestimmt war und trotz der vielen Beweise dafür, daß meine Schlußfolgerungen wissenschaftlich begründet sind, bin ich nun in einen Bereich gelangt, der sich, wie ich glaube, den Kriterien des wissenschaftlichen Beweises entzieht.

Vor fast dreißig Jahren, in einem sehr frühen Stadium meiner Suche nach Antworten, gelangte ich zu einer besonders wertvollen Einsicht. Wie die meisten meiner besseren Einfälle kam mir auch dieser in den Sinn, während ich mich rasierte. Ungeachtet aller Geist- und Körperforschungen habe ich festgestellt, daß nichts den Intellekt derartig anregt wie ein scharfes Rasiermesser, das über die Gesichtshaut streicht. So stand ich also eines Morgens vor dem Spiegel, den Rasierer am Kinn und tief in Gedanken versunken. Ich grübelte über Fakten nach, die damals neu für mich waren: Wissenschaftler hatten bewiesen, daß es bei Tieren einen vom Gehirn gesteuerten Entspannungszustand gibt, genau jene Entspannungsreaktion, die ich später auch beim Menschen nachweisen sollte.

Ich hatte beobachtet, wie bei der Transzendentalen Meditation die physiologischen Mechanismen zur Ruhe kamen, die sich sonst durch Streß in ständiger Alarmbereitschaft befanden. Obgleich ich damals noch nicht die perfekte Formel kannte, mit der diese körperliche Reaktion ausgelöst werden konnte, schien der Vorgang nicht besonders geheimnisvoll oder schwer erlernbar zu sein. Ich stellte die Hypothese auf, daß sich sowohl im weltlichen als auch im religiösen Bereich Beispiele für Konzentrationsmethoden finden ließen, die auf Wiederholung basierten, und spekulierte weiter, daß die Entspannungsreaktion überall auf der Welt durch Übungen wie die Lamaze-Atmung bis hin zu religiösen Ritualen aktiviert wurde.

Mit dem Rasierer in der Hand dachte ich dann an meinen College-Aufsatz über die von William James so glänzend dokumentierten Übereinstimmungen religiöser Erfahrung. Wie es schien, hatten die Menschen zu allen Zeiten eine höhere Macht religiös verehrt.

Und in diesem Moment durchfuhr es mich. »Das bedeutet Beten!« rief ich meinem halbrasierten Spiegelbild zu. Vielleicht war diese Tendenz des Menschen zu Gebet und religiösem Glauben in unserer Physiologie verwurzelt, in unsere Gene eingeschrieben, von Natur aus in uns programmiert. Vielleicht unterscheidet uns das von anderen Lebensformen, dieses angeborene Bedürfnis, zu glauben und unserem Glauben Ausdruck zu verleihen. Vielleicht haben die Menschen immer instinktiv gewußt, daß es gut für sie ist, eine höhere Macht anzubeten. Und heute konnte die medizinische Wissenschaft tatsächlich beweisen, *wie* vorteilhaft es für den Menschen ist, wenn er regelmäßig die Entspannungsreaktion aktiviert! Das veranlaßte mich zu der Annahme, daß der Mensch in physischer Hinsicht »auf Gott programmiert« ist.

Auf Gott programmiert?

Die Vorstellung, daß der Mensch auf Gott programmiert sein könnte, schien mir so weit ab von der traditionellen Wissenschaft zu liegen, daß ich mich sofort zu fürchten begann, auch wenn ich zugleich Freude über diese Möglichkeit verspürte. Wer war ich, daß ich mir anmaßte, den Glauben an Gott zu quantifizieren und zu dokumentieren? Ich hätte mir wohl schwerlich ein kontroverseres Thema aussuchen können. Nichts ist den Menschen heiliger als ihr religiöser Glaube. Und nichts ist zugleich so »unwissenschaftlich«. Darüber hinaus fühlte ich mich auf schmerzliche Weise unvorbereitet, eine Suche nach den physischen Manifestationen des Glaubens zu beginnen. Ich konnte mich an kein Seminar, kein Lehrbuch, keine Vorlesung erinnern, wo je der Versuch gemacht worden wäre, die körperlichen Auswirkungen und Vorzüge des Glaubens an Gott nachzuweisen.

Obgleich meine medizinische Ausbildung mich in keiner Hinsicht darauf vorbereitete, ließen meine Erlebnisse mit Patienten, ihren Familien und den Menschen insgesamt den Schluß zu, daß meine Hypothese vernünftig war. Die Idee, daß wir Menschen auf Gott programmiert sind, daß es uns angeboren ist, zu glauben und Glauben zu praktizieren, wobei von spirituellem Glauben die größte Wirkung ausgeht, fühlte sich an wie eine Wahrheit, die schon immer in mir existiert hatte, in mir und der ganzen Menschheit. Und plötzlich hatte ich bewußten Zugang zu dieser Wahrheit erlangt. Wie bei der Synästhesie, von der in diesem Buch bereits die Rede war, wurde mir ein körperlicher Prozeß bewußt. So entdeckte ich eine grundlegende menschliche Motivation, eine zeitlose Quelle für physiologische Kraft und Gesundheit.

Wie bin ich zu der Auffassung gelangt, daß der Glaube an Gott eine grundlegende menschliche Motivation oder ein Überlebensinstinkt ist? Lassen Sie mich noch einmal jene Entdeckungen zusammenfassen, die mich zu dieser Schlußfolgerung geführt haben. Wir haben untersucht, wie wirkungsvoll der Glaube sein kann, wenn er von einer Person, von demjenigen, der diese Person medizinisch betreut, oder in der Beziehung zwischen diesen beiden kultiviert wird. Wir haben demonstriert, daß sich persönliche Überzeugungen, Glaubenssätze, im Körper auswirken, entweder positiv beim erinnerten Wohlbefinden oder negativ beim Nocebo-Effekt. Wir haben außerdem betrachtet, wie unsere Kultur, ethnische Zugehörigkeit und unsere Alltagserfahrungen unsere Sicht der Welt und damit ja auch unsere Physiologie beeinflussen.

Dann haben wir uns eingehend mit der Arbeitsweise des Gehirns beschäftigt, mit dem außerordentlich komplizierten System der Erzeugung und Speicherung von Nervenzellen-Aktivitätsmustern. Wir haben gesehen, wie sich dabei Lebenserfahrungen und Genetik vermischen und unaufhörlich jene zellulären Pfade verändern, die unser gesamtes Denken, unsere Bewegungen, Gefühle und Körperfunktionen steuern. Wir haben erfahren, daß uns Höhenangst und möglicherweise auch die Angst vor Schlangen angeboren ist, ebenso die Kampf-oder-Flucht-Reaktion und ein Gefühl dafür, »vollständig« zu sein – Arme, Beine und einen Rumpf zu besitzen. Dabei handelt es sich um genetische Prädispositionen. Unserem Gehirn sind diese Strategien fest einprogrammiert, weil sie unseren Vorfahren das Überleben ermöglichten und dem Erhalt unserer Spezies dienten. Außerdem unterziehen wir unbewußt alles, was mit uns und unseren Ideen geschieht, einer emotionalen Bewertung, deren Logik und Ursprung noch ungeklärt sind.

Die Bürde der Sterblichkeit

Wir haben uns noch nicht mit dem Umstand befaßt, daß uns Menschen eine Intelligenz aufgebürdet ist, die unser Überleben bedroht. Zwar sind wir die intelligentesten Geschöpfe auf Erden, klüger als alle anderen Tiere, aber wir sind wohl die einzige Spezies, die sich ihrer Sterblichkeit und der Unausweichlichkeit des Todes bewußt ist. Angesichts solcher Fakten ist Unwissenheit vielleicht ein Segen, denn das Wissen um den eigenen Tod kann für den Menschen so quälend, so deprimierend und ängstigend werden, daß es sich zu einer Gefahr für unser Überleben entwickelt. Weil wir die einzige Spezies sind, deren Mitglieder sich fragen können: »Was wird aus mir, wenn ich sterbe?«, müssen wir diese Frage auf eine Weise beantworten, die unserem Überleben dient.

Von Cicero ist die Bemerkung überliefert: »Alle Philosophie befaßt sich nur mit einem Gegenstand – dem Tod.« Ich bin zu der Überzeugung gelangt, daß dem Menschen, als

Gegengewicht zu dieser Urangst, der Glaube an Gott angeboren ist. Ob Gott nun existiert oder nicht, unsere Gene garantieren, daß es unserem Körper guttut, wenn wir an Gott als Antithese zur menschlichen Sterblichkeit und Verletzlichkeit glauben. Damit das Wissen um die ständige Drohung des Todes uns nicht lähmt, hegt unser Gehirn den Glauben an einen besseren, edleren Sinn des Lebens.

In ihrem Buch *Nah ist und schwer zu fassen der Gott* schreibt Karen Armstrong: »... Juden, Christen und Muslime haben bemerkenswert ähnliche Gottesbilder entwickelt, die wiederum anderen Kontemplationen des Absoluten ähneln. Wenn Menschen versuchen, einen letzten Sinn und Wert in ihrem Leben zu finden, scheint ihr Denken sich dabei stets in eine bestimmte Richtung zu bewegen. Diese Richtung wurde ihnen nicht von außen aufgezwungen, sondern scheint vielmehr für den Menschen natürlich zu sein.« Der Glaube an Gott ist in der Tat für den Menschen etwas Natürliches, so natürlich wie unser Instinkt, zu kämpfen oder zu fliehen. Wie schon erwähnt, führen diese angeborenen Instinkte zur Ausbildung bestimmter, allgemein verbreiteter Archetypen, ebenso wie es gemeinsame Ängste und Neigungen gibt, die sich in den Sagen und Legenden völlig verschiedener Völker und Länder niedergeschlagen haben. Ähnlich entwickeln wir Ideen über das Göttliche, weil wir offenbar darauf programmiert sind, »uns in eine bestimmte Richtung zu bewegen«.

Nach meiner Eingebung beim Rasieren verbrachte ich zwei Jahre damit, in der religiösen und weltlichen Literatur nach einer gemeinsamen Formel für die Aktivierung der Entspannungsreaktion zu suchen. Ich stellte fest, daß die Ergebnisse in jeder Nation und jeder Religion die gleichen waren. In jeder Kultur existierten religiöse oder weltliche Übungen, die aus zwei grundlegenden Schritten bestanden – Konzentration auf eine sich wiederholende Aktivität und eine passive Haltung gegenüber störenden Gedanken. Gebete besaßen transformierende Kraft unabhängig von den verwendeten Worten, ob es sich nun um ein hinduistisches Gebet handelte oder um das katholische Ave Maria, sei es im Judentum, Buddhismus, Christentum oder im Islam. Es gab eine Vielzahl von Beschreibungen des friedvollen Zustandes, in den die religiösen Übungen die Gläubigen versetzten. Darüber hinaus fand ich viele weltliche Methoden, mit deren Hilfe sich jene physiologische Entspannung herbeiführen ließ, wie ich sie bei Menschen beobachtet hatte, die Transzendentale Meditation praktizierten. Dabei handelte es sich um wissenschaftlich erprobte Methoden wie die Lamaze-Atmung, das autogene Training und die progressive Muskelentspannung.

Glaube ist lebenswichtig

Ob Sie nun im eigentlichen Sinne an Gott glauben oder nicht, in jedem Fall streben Sie danach, Ihrem Leben Sinn und Bedeutung zu verleihen. Natürlich manifestiert der einzelne diese ihm angeborene Intention auf sehr unterschiedliche Weise. Aber uns allen spenden von uns als transzendent betrachtete Qualitäten des Lebens in hohem Maße Stärkung und Trost.

Manche Menschen lassen sich von Kindern inspirieren, weil Kinder noch rein und voller Möglichkeiten sind. Für andere sind Gärten eine Quelle des Trostes, weil sich in ihnen das Leben mit all seinem Farbenreichtum ständig erneuert. Die Meisterwerke in der Musik und den anderen Künsten vermögen von Generation zu Generation ihre Bewunderer zu inspirieren. Gleiches gilt für die Wunder der Natur – wolkenumkrönte Berggipfel, die ewige Brandung der Ozeane, und der Sonnenaufgang an jedem neuen Morgen.

Der Glaube an Gott scheint aber besonders große Heilkraft zu besitzen, weil »Gott« nach allen mir bekannten Definitionen grenzenlos ist. Es ist Teil unserer Natur, an eine allmächtige Kraft zu glauben, damit unsere Gesundheit nicht untergraben wird vom Wissen um die eine letzte, bedrohliche Wahrheit – daß wir alle anfällig für Krankheiten sind und sterben müssen.

Wenn ich in diesem Buch von »dem einen Gott« spreche, so ist hoffentlich klar, daß ich mich damit auf alle Gottheiten der jüdisch-christlichen, buddhistischen, islamischen und hinduistischen Überlieferungen beziehe, und auf alle von den Menschen unterschiedlicher Kulturen und Epochen sonst noch geliebten und verehrten Götter und Geister. Bei meinen wissenschaftlichen Beobachtungen habe ich gelernt, daß die Resultate des Glaubens immer die gleichen sind, unabhängig davon, welchen Namen man dem Unendlichen Absoluten gibt oder welcher theologischen Richtung man folgt.

Außerdem befürchte ich, daß die Sprache, die ich in diesem und anderen Kapiteln benutze, um spirituelle Erfahrungen zu diskutieren, trotz sorgfältiger Ausformulierung unnatürlich und unangemessen wirkt. Mit diesem Problem hatten die Menschen immer schon zu kämpfen, wenn sie versuchten, das Geheimnisvolle und Göttliche in enge, einschränkende sprachliche Begriffe zu fassen. Da wir es gewohnt sind, eine Trennlinie zwischen Wissenschaft und Religion, zwischen Geist und Materie zu ziehen, bereitet es uns Unbehagen, Gott und Gene, Spiritualität und Nervenzellen miteinander in Verbindung zu bringen.

Eine organische Sehnsucht

Trotz des Mangels an angemessenen Vokabeln und Philosophien wird die Sehnsucht nach dem Göttlichen in uns vollständig und organisch zum Ausdruck gebracht. Jack Miles, ein früherer Jesuit und Redaktionsmitglied der *New York Times,* schreibt in seinem kürzlich erschienenen Buch *Gott. Eine Biographie:* »Noch immer hören wir im Schlaf Seinen ruhelosen Atem.« Laut einer Gallup-Umfrage glauben 95 Prozent der Amerikaner an Gott. Natürlich wissen wir nicht, welche persönliche Vorstellung von Gott die Teilnehmer dieser Umfrage haben. Aber es ist bemerkenswert, daß nahezu alle Bürger dieses Landes an die Existenz eines allmächtigen Wesens glauben.

Wissenschaftler spüren diese Sehnsucht genauso deutlich, wenn nicht sogar noch schmerzhafter, als die Gesellschaft insgesamt. Umfragen zufolge bezeichnen sich die meisten Wissenschaftler als atheistisch. Aber es gibt ein altes Sprichwort: Ein bißchen Wissenschaft führt dich von Gott weg, doch viel Wissenschaft führt dich zu Gott zurück. Besonders Physiker befinden sich dabei in einem wirklichen Urdilemma. Die Anzahl der Variablen, die in Übereinstimmung kommen mußten, um den »Urknall« auszulösen, war so gewaltig, die Zufälle und das Timing bei der Geburt des Universums waren so unwahrscheinlich und absurd, daß den Physikern nur die Wahl bleibt, die Entstehung des Lebens als ein göttliches Wunder oder als einen unvorstellbaren Glücksfall zu betrachten. Die neue »Chaos-Theorie« geht davon aus, daß sogar die scheinbar willkürlichen, unzähligen kleinen Ereignisse des Lebens – das Wellengekräusel in einem Teich, das Flattern einer Fahne im Wind, die kleinen Unregelmäßigkeiten des Herzrhythmus – vorhersagbar und berechenbar werden, wenn man sie lange genug mit Hilfe hochentwickelter Computer und komplizierter mathematischer Modelle erforscht.

In einer Besprechung neuer Bücher, in denen Wissenschaft und Religion miteinander in Verbindung gebracht werden, schreibt Jim Holt vom *Wall Street Journal:* »Nach allem, was die Wissenschaft bislang weiß, ist beinahe alles an diesem Universum – sein Talent zur Selbstorganisation; seine fein abgestimmte Fähigkeit, Galaxien, Leben, Bewußtsein hervorzubringen; seine bloße Existenz – enorm unwahrscheinlich. Da liegt die Vermutung nahe, daß wir unser Dasein einem übernatürlichen Schöpfungsplan verdanken.«

Evidence of Purpose: Scientists Discover the Creator, eines der besprochenen Bücher, wurde von Sir John Templeton herausgegeben. Mr. Templeton, einer meiner Mentoren, widmet eine von ihm gegründete Stiftung und seine ganzen Energien der Suche nach einer wissenschaftlichen Grundlage für die Existenz Gottes. Ich habe in einem Beratergremium der John Templeton Foundation mitgewirkt und hatte dabei Gelegenheit zum Gedankenaustausch mit Dr. Owen Gingerich von der Harvard University, Dr. Daniel H. Osmond von der University of Toronto und Dr. Robert John Russell von der Graduate Theological Union. Sie alle steuerten Kapitel zu dem Buch *Evidence of Purpose* bei.

In seinem Buch *Die Physik der Unsterblichkeit* argumentiert der Kosmologe Frank J. Tipler, daß die Theologie eines Tages zu einem Zweig der Physik werden wird und die Wissenschaftler in der Lage sein werden, die Frage zu beantworten, ob ein allgegenwärtiger, allwissender Gott existiert. Die Wahrscheinlichkeit, daß sich die Elemente bei der Geburt des Universums genau so kombinierten, wie es für die Entstehung von Leben, wie wir es kennen, notwendig war, ist extrem klein, was die Theorie eines »übernatürlichen Schöpfungsplanes« sehr überzeugend macht. Tipler und die anderen Autoren argumentieren überzeugend, daß das Universum kein Zufallsprodukt ist, sondern einem bewußten Plan folgt.

Der Physiker und Nobelpreisträger Leon Lederman gab einem fundamentalen und sich hartnäckig einer Entdeckung entziehenden Faktor humorvoll den Namen »das Gottesteilchen«. Diese Gottesteilchen, besser bekannt als Higgsons, dienten als Sprungbretter, von denen die anderen Urteilchen abprallten, ein Vorgang, bei dem die abprallenden Teilchen Masse erhielten. Man nimmt an, daß ohne Higgsons die anderen Teilchen masselose Geister geblieben wären, die, alle gleich schwer, mit Lichtgeschwindigkeit im All herumsausen würden. Wissenschaftler glauben, daß die Higgsons für den Beginn jenes Vorgangs verantwortlich sind, den wir »Schöpfung« nennen und bei dem Myriaden von Materieteilchen und erkennbaren Formen des Lebens, die Strukturen des gesamten Universums, geboren wurden. Viele Forscher suchen zur Zeit fieberhaft nach den Higgsons. Dabei gehen sie davon aus, daß entweder die Teilchen jenen wunderbaren Zufall hervorbrachten, den wir »Leben« nennen, oder daß das Higgson Schachfigur in einem meisterhaften göttlichen Spielplan war. Doch so begierig die Wissenschaft auch am Rätsel unserer Existenz herumkratzen mag, ich bin überzeugt, das Geheimnis unseres Ursprungs und des Ursprungs dieses bemerkenswerten Universums wird unergründlich bleiben.

Das letzte Geheimnis

Die Autorin Kathryn Harrison formuliert es so: »Daß in der modernen Welt der Glaube durch die Wissenschaft ersetzt wurde, bedeutet für die meisten von uns, daß es für uns nicht mehr *das* Geheimnis gibt, das große Mysterium, sondern nur noch kleine Geheimnisse, die wir schon bald alle enträtselt haben werden.« Unsere Kultur unterwirft alles der empirischen Analyse und versucht, die Unbekannten zu reduzieren in der Hoffnung, eines Tages die ganze Welt fein säuberlich in statistischen Zahlenreihen und mathematischen Formeln erfassen zu können. Und dann werden wir vielleicht in der Lage sein, die unstetigsten Variablen wie das Schicksal, menschliche Entscheidungen, zwischenmenschliche Beziehungen und alle anderen Geheimnisse ganz präzise vorherzusagen.

Doch auch wenn wir neues Wissen erwerben, Geheimnisse entschlüsseln, fühlen wir in uns eine vage Leere und Unerfülltheit. Der Glaube ist unsere einzige dauerhafte Quelle des Trostes. Das mag daran liegen, daß der Glaube an ein unendliches Absolutes einziges Gegengewicht zur letzten Realität von Krankheit und Tod ist.

Aber der Glaube ermöglicht es uns auch, das Unsichtbare und Unbewiesene zu würdigen, wodurch eine Hoffnung entsteht, die sich der Vernunft entzieht. Karen Armstrong schreibt, daß die Menschen der Frühzeit Götter »nicht nur anbeteten, um höhere Mächte günstig zu stimmen; dieser frühe religiöse Glaube feierte auch das Wunder, das Geheimnis, das offenbar immer schon ein unverzichtbarer Teil der menschlichen Erfahrung auf dieser schönen und doch schrecklichen Welt gewesen ist.«

Transzendenter Glaube

Ich habe festgestellt, daß der religiöse Glaube wie keine andere Überzeugung imstande ist, den Geist zur Ruhe kommen zu lassen und das unproduktive Grübeln zu unterbrechen, das so oft unser Denken aufzehrt. Unser Körper besitzt ausgezeichnete Selbstheilungskräfte, doch viel zu oft behindern wir diesen Prozeß. Wir machen uns Sorgen, daß sich hinter einem simplen Husten etwas viel Schlimmeres verbergen könnte, weil wir so viele Horrormeldungen gehört oder gelesen haben. Wir zweifeln daran, daß unser Körper aus sich heraus die Kraft hat, mit der Infektion fertigzuwerden, weil uns das von der Werbung und der Pharmaindustrie eingeredet wird. Diese Ängste und Zweifel lösen die Kampf-oder-Flucht-Reaktion mit all ihren streßbedingten Symptomen und Krankheiten aus und schwächen die uns von der Evolution geschenkten Selbstheilungskräfte. Ständige Ängste und Zweifel hinterlassen Spuren in unseren Nervenzellen, so daß der Körper sich viel zu oft an Krankheiten und Gesundheitsgefahren »erinnert« – der bereits beschriebene Nocebo-Effekt.

Da der Glaube die Erfahrung zu transzendieren und die Wirklichkeit zu bannen scheint, eignet er sich besonders gut, um Ängste zu beseitigen und Hoffnung und eine positive Erwartungshaltung zu erzeugen. Hoffnung und positive Erwartungshaltung wiederum erzeugen erinnertes Wohlbefinden – die Neurosignatur-Botschaften der Heilung, von denen die Reserven und Abwehrkräfte des Körpers mobilisiert werden.

Barbara Dawsons »Wunder«

Genau das ist offenbar auch im Fall meiner Patientin Barbara Dawson geschehen. »Gott hat mich noch nicht aufgegeben«, sagte sie zu ihrem Chirurgen, als er ihr wegen des Krebses, der ihren Hals befallen hatte, zur Operation riet. Barbara, die mit ihren 67 Jahren noch wie fünfzig aussah, sagte, sie würde lieber sterben, als sich zur Entfernung des Tumors die Hälfte ihrer Zähne und den halben Kiefer herausoperieren zu lassen.

Zwei Töchter standen Barbara an jenem Tag bei, als sie sich entscheiden mußte, welcher Weg der Krebsbekämpfung bei ihr eingeschlagen werden sollte. Die Töchter bemühten sich, ihre eigene Sorge und die der anderen Geschwister zu verbergen. Sie hatten gesehen, wie die Mutter den frühen Tod des Vaters überstanden und sie alle vom schmalen Lehrerinnengehalt allein aufgezogen und sogar aufs College geschickt hatte. Später hatte Barbara mehrere Herzattacken, eine Herzschwäche und die Probleme mit ihrer chronischen Diabetes überlebt. Daher wollten die Töchter glauben, was Barbara selbst glaubte – daß Gott sie retten würde.

»Aber Mrs. Dawson, der Tumor kann so groß werden«, sagte der Chirurg und zeigte mit den Händen, wie die Geschwulst herauswachsen und Barbaras Gesicht entstellen könnte.

»Na schön, wenn er das tut, werde ich eine Mütze für ihn stricken«, entgegnete sie. Barbara hatte das Gefühl, daß die Operation unnötig war. Sie war sicher, eine weniger aggressive Behandlung mit Bestrahlungen würde auch funktionieren. Aber sie konnte nicht ahnen, wie quälend die folgenden Monate für sie werden würden. Während der Bestrahlungen, durch die Barbaras Geschmacksknospen, Speicheldrüsen und Gaumen gefühllos wurden, mußte sie wochenlang im Krankenhaus bleiben. Sie konnte kaum noch schlucken, so daß sie unter Nahrungs- und Flüssigkeitsmangel litt. Ihr Herzleiden verschlimmerte sich, weil die Herzmedikamente ihr oft wieder zur Nase herauskamen, wenn sie sie zu schlucken versuchte.

Und doch sind inzwischen vier Jahre vergangen, ohne daß Barbara eine Mütze für ihren Tumor zu stricken brauchte. Der Krebs in ihrem Hals ist verschwunden. Sie hat die siebzig Pfund, die sie während ihrer Krankheit verlor, nicht wieder zugelegt und sich so eines Gewichtsproblems entledigt, daß ihr jahrelang zu schaffen machte. Barbara hat einen neuen Lebensgefährten, ihre erste Liebesbeziehung seit dem Tod ihres Mannes vor 32 Jahren. Ihr Internist und ihr Chirurg bezeichnen sie als ein medizinisches Wunder – ein

Ausdruck, den schon viele Ärzte im Zusammenhang mit Barbaras Genesung benutzt haben.

Obwohl mehrere Spezialisten der Ansicht gewesen waren, nur eine Operation könne ihr Leben retten, kämpfte Barbara mit Behandlungsmethoden gegen den Krebs, an die sie glaubte: Bestrahlungen, seit Jahrzehnten eine Standardtherapie gegen Krebs, und eine andere wirksame Methode, die es schon immer gegeben hat, die aber von der Medizin oft ignoriert wurde – Barbara glaubte unerschütterlich an die Richtigkeit ihrer Entscheidungen, an ihre Therapie, ihre Ärzte und an Gottes Macht, sie zu heilen, wenn das Sein Wille war.

So schwach und zerbrechlich sie uns, die wir uns um sie kümmerten, auch mitunter erschien, Barbara erwies sich als ein wahres »Glaubens-Kraftpaket«. Jede Zelle ihres Körpers schien von der Überzeugung genährt zu werden, daß Gott mit Barbara Dawson in diesem Leben noch etwas vorhatte. Sie betete täglich, unterstützt durch eine Gebetskette von Verwandten und Freunden im ganzen Land. »Meine Kinder beten für meine Gesundheit«, sagte sie. »Ich bete für ein reines Herz. Ich bete dafür, ein liebevoller, ganzer Mensch sein zu dürfen.«

Barbara hatte Beten gelernt, als sie als Kind eine schwarze Pfingstgemeinde besuchte. Der Geistliche dort hatte von einem »geheimen Ort der Stille tief im Inneren« gesprochen, an den er sich täglich für eine Stunde zum Gebet zurückzog. Das war auch der Grund, warum Barbara mich vor zwölf Jahren an ihr Krankenbett gerufen hatte. Sie hatte miterlebt, wie ich ihrer Zimmernachbarin die Entspannungsreaktion beibrachte. Dank ihrer Religiosität griff Barbara die Idee, mit der Entspannungsreaktion etwas Gutes für ihre Gesundheit zu tun, bereitwillig auf. Sie übte regelmäßig und verbrachte ein- bis zweimal täglich zwanzig Minuten im Gebet oder in stiller Meditation.

In den zwölf Jahren, die ich Barbara Dawson nun kenne, habe ich von ihr Erstaunliches gelernt. Aber ist sie ein medizinisches Wunder? Ja und nein. Das Wort »Wunder« wird in der Öffentlichkeit wesentlich häufiger benutzt als in der Medizin. Wir Ärzte gehen mit dem Wort »Wunder« sehr vorsichtig um. Wir glauben nun einmal, daß es kaum etwas gibt, was die Wissenschaft nicht erklären kann oder zumindestens eines Tages erklären können wird. Zieht man die Rolle in Betracht, die Barbaras Glaube bei ihrem Kampf gegen die Krankheit spielte, dann liefert erinnertes Wohlbefinden die wissenschaftliche Erklärung für ihre Genesung. Um ein »Wunder« im eigentlichen Sinne handelt es sich dabei also nicht.

Wahrscheinlich sprechen Laien so gern von »Wundern« – trotz der strengen Maßstäbe, die die Medizin, die katholische Kirche und andere an diesen Begriff anlegen –, weil sie instinktiv die Wirkung des Glaubens und des erinnerten Wohlbefindens im Körper spüren und anerkennen. Aber in diesem Zusammenhang möchte ich noch einmal an das Zitat des Priesters erinnern, der für die kirchliche Untersuchung der Wunderheilungen von Lourdes zuständig ist und sagt, wir dächten heute für gewöhnlich, »Wunder brächten Glauben hervor«. Aber in Wahrheit, sagt er, »bringt der Glaube Wunder hervor«.

Wie wir an den in den vorigen Kapiteln präsentierten wissenschaftlichen Ergebnissen gesehen haben, ist der Glaube in uns wirksam, aber daran ist nicht notwendigerweise etwas Geheimnisvolles. Jetzt, wo wir um die Existenz physiologischer Mechanismen wissen, die unseren Glauben körperlich manifestieren, erscheint es um so wunderbarer, daß unser Gehirn/Körper dazu in der Lage ist. Statt die Wunder zu entzaubern, unterstreichen die neuesten Ergebnisse wissenschaftlicher Forschung, wie ehrfurchtgebietend und vielleicht sogar wunderbar der menschliche Körper ist.

Wir alle verfügen über eine genetische Prädisposition dafür, im Glauben Heilung zu finden. Aber nur wenige von uns bringen die Kraft auf, mit einer Diagnose so fertigzuwerden wie Barbara Dawson. Wir lassen uns von der Krankheit beherrschen. Bei unserer oft krampfhaften Suche nach Befreiung von Schmerz und Leid entgeht uns häufig, was wir wirklich brauchen und wonach sich unser Körper wirklich sehnt. Selbstachtung ist dafür ein gutes Beispiel. Gloria Steinem hat es als »Revolution von innen« bezeichnet, wenn wir unsere Selbstachtung zurückgewinnen. Wie sie erkannte, scheitert die Emanzipation, für die sie kämpfte, oft daran, daß es Frauen und Männern an dem nötigen Selbstvertrauen mangelt, voneinander zu lernen und ihre persönliche und politische Macht miteinander zu teilen. Sie vertritt die Auffassung, und ich stimme ihr darin zu, die Welt wäre kooperativer und weniger auf Konkurrenz bedacht, friedliebender und weniger aggressiv, wenn die Bürgerinnen und Bürger und die Regierenden mehr Selbstvertrauen besäßen.

Doch wenn wir gegen eine Krankheit ankämpfen müssen, genügt Selbstvertrauen allein nicht. Wenn eine Frau einen Knoten in ihrer Brust entdeckt, wenn ein Mann Herzschmerzen bekommt, wenn Menschen plötzlich mit besorgniserregenden Symptomen konfrontiert sind, wird ihr Selbstbild eines starken, vitalen und gesunden Individuums oft von einem Augenblick zum anderen erschüttert oder völlig zerstört. Immer wieder erleben wir, wie andere Menschen Opfer von sinnlos scheinenden Unfällen, von plötzlichen oder langwierigen Erkrankungen werden, was in uns die – oft unbewußte – Angst nährt, wir selbst könnten die nächsten sein. Panik und Furcht und die von ihnen ausgelöste Kampf-oder-Flucht-Reaktion zehren an unserer Selbstachtung, so sehr wir uns auch bemühen, ihres schädlichen Einflusses Herr zu werden. Ganz zu schweigen davon, daß Ihr Gehirn in seinem Gedächtnis alles speichert, was Sie je über Krebs oder über die Symptome von Herzattacken und anderen Leiden gehört haben. Um also Vertrauen in sich selbst haben zu können, müssen Sie nicht nur Ihre ureigenen Ängste besiegen, sondern auch alles angstmachende Wissen, das Sie im Laufe Ihres Lebens erworben haben, vergessen.

Spirituelles Heilen

Ärzte und Pflegepersonal können noch so fürsorglich, der Patient noch so optimistisch und vertrauensvoll sein, die Diagnose eines bestimmten Leidens, die Vorstellung, sich von einer »Krankheit« »erholen« zu müssen, führen zum Speichern neuer, zumeist negativer Botschaften im Gehirn. Zwar möchten wir gern glauben, daß unserem Körper nichts unmöglich ist, wenn wir ihn nur richtig mobilisieren. Doch daß man uns jetzt plötzlich als »krank« und »schwach« ansieht, belastet uns und führt zu den entsprechenden physiologischen Reaktionen. Bewußt oder unterbewußt speichern wir Eindrücke, die zu sich selbst erfüllenden Prophezeiungen werden können: daß uns unser Glück im Stich gelassen hat, daß wir anfällig für Krankheiten geworden sind, daß wir an unserem Gesundheitszustand selbst schuld sind, daß die Medizin in vielen Fällen machtlos ist, daß die Ärzte uns etwas verschweigen oder daß uns Behinderung, Abhängigkeit, Leiden oder gar der Tod drohen.

Deswegen ist meines Erachtens der Glaube an eine höhere Macht so wichtig. Der Glaube an die verordnete Therapie und an den behandelnden Arzt sind wunderbar therapeutisch und bei 60 bis 90 Prozent aller gesundheitlichen Störungen erfolgreich. Wenn Sie dann außerdem an eine unbesiegbare und unfehlbare höhere Macht glauben, erhöht das die Heilwirkung noch zusätzlich.

Aus diesem Grund vertrete ich die Auffassung, daß der

Glaube an etwas Absolutes, Göttliches, Teil unseres genetischen Erbes sein muß. Da der Glaube unseren Ahnen das Überleben erleichterte, wurde er im Zuge der natürlichen Auslese als ein dominierendes genetisches Merkmal an uns weitergegeben. Man kann also sagen, daß die Evolution ironischerweise Religiosität fördert, indem sie unser Gehirn veranlaßt, Impulse zu erzeugen, die uns ermutigen und Kraft zum Durchhalten geben. So werden Glaube, Hoffnung und Liebe Bestandteil der Neuromatrix, mit der wir unser Leben bewältigen.

Eine leibliche Seele

In seiner Darstellung der Arbeitsweise des Gehirns schreibt Dr. Damasio: »Der wahrhaft verkörperte Geist, wie ich ihn mir vorstelle, macht Gebrauch von jenen feinsten Funktionsebenen, wo die Seele erzeugt wird. Heute betrachte ich Seele und Geist mit all ihrer Würde und möglichen Größe als komplexe, einzigartige Zustände eines physischen Organismus.« Aus einer solchen Perspektive sind Geist und Körper untrennbar, werden unsere Überzeugungen und Emotionen vom Körper erzeugt und verwirklicht, und die Seele – die man einst für immateriell und schwer faßbar hielt – ist auf bemerkenswerte Weise Teil unseres leiblichen Daseins.

Wenn unsere leibliche Seele intakt ist, verleiht uns der Glaube an Gott einen Lebenswillen, den wir ohne Gott nicht hätten. Daher wird die Religion für uns mit zunehmendem Alter wichtiger, ein Trend, der schon von den Historikern aufgezeigt wurde. Er bestätigt sich auch im verstärkten Interesse an der Spiritualität, das die inzwischen im mittleren Alter befindlichen »Baby boomer« an den Tag legen. Die nahende Jahrtausendwende könnte gleichfalls ein Auslöser für die vermehrt zu beobachtende Suche nach

Gott sein. So wie in der bereits erwähnten Studie über die erhöhte Sterblichkeit vor und nach Geburtstagen Menschen dieses Datum als einen wesentlichen Einschnitt betrachten, geht es vielleicht auch vielen mit dem näherrückenden Jahr 2000.

Wenn körperlicher Verfall und Tod unentrinnbar näherrücken, wächst die innere Qual und damit auch das Bedürfnis, unser jetziges Leben spirituell auszufüllen. Wie das alte Sprichwort sagt: »Nichts schärft die Aufmerksamkeit so wie der Henker.« Daher finden Menschen während lebensbedrohender Erkrankungen Trost in der Religion, daher beten Kirchengemeinden für kranke Mitglieder und lassen manche Katholiken sich die Krankensalbung erteilen. Aus diesem Grund wenden sich Aidskranke, deren Lebensstil oft von den offiziellen Religionen verdammt wurde, in der ihnen noch verbleibenden Zeit der Spiritualität zu und überwinden alle Barrieren, die sie davon ab hielten, an Gott zu glauben und ein religiöses Leben zu führen. Durch nichts wird Gott für die Menschen so real wie durch die Bedrohung des nahen Todes. Ob wir uns dessen bewußt sind oder nicht, der Tod ist ständig eine reale Bedrohung für ein Gehirn, das Hindernisse überwinden möchte, für einen Organismus, der ein oberstes Ziel hat – das eigene Leben zu erhalten.

Karen Armstrong schreibt: »Meine Untersuchung der Religion hat gezeigt, daß Menschen spirituelle Tiere sind. Vieles spricht dafür, daß *Homo sapiens* auch *Homo religiosus* ist. Gleich als die ersten Angehörigen der Gattung Mensch auf der Erde erschienen, haben sie damit begonnen, Götter anzubeten.«

Die individuelle Sinnlosigkeit

In ihrem Buch *Dying to Live, Near Death Experiences* schreibt Dr. Susan Blackmore, Psychologieprofessorin an der University of the West of England, daß uns Menschen, wenn wir dem Leben keine tiefere Bedeutung verleihen, nur übrig bleibt, über unsere »individuelle Sinnlosigkeit« nachzugrübeln. Weil das Nachgrübeln über die Sinnlosigkeit unseres Lebens sich verheerend auf die Gesundheit auswirken kann, erscheint die Annahme naheliegend, daß unser Gehirn statt dessen eine Sehnsucht nach Sinnhaftigkeit entwickelt hat. Was für ein Gedanke! Selbst wenn Sie erklärter Atheist oder Agnostiker sind, hungert Ihr Gehirn dennoch nach Sinn und findet in entsprechenden Vorstellungen Trost. Unser Gehirn tut, was getan werden muß, damit wir fruchtbar sind und uns vermehren«. Indem unsere Biologie uns für die Macht des Glaubens empfänglich macht, verkünden die Gene gewissermaßen das Evangelium.

Manche vertreten daher die Ansicht, der Mensch habe die Vorstellung, es gebe einen Gott, als Krücke entwickelt, als Balsam, um die grausame Wirklichkeit erträglicher zu machen. In diesem Sinne schreibt Dr. Blackmore:

> Das Problem mit der Evolution ist und war immer, daß sie wenig Raum für einen höheren Sinn des Lebens oder für eine individuelle Seele läßt ... Die unbewiesene Idee, daß Gott uns aus einem bestimmten Grund erschuf, ist, auch wenn sie unserem Wissen über die Natur der belebten Welt widerspricht, wesentlich bekömmlicher als die Idee, daß wir unser Dasein lediglich den Launen von »Zufall und Notwendigkeit« verdanken, wie der französische Biologe Jacques Monod es ausdrückte. Die Menschen kämpfen immer für die Ideen, die ihnen am besten gefallen, ja sind sogar bereit, für sie zu sterben ... Diese Idee [der

> Sinnlosigkeit] kann einfach zu furchtbar sein, und deshalb erfinden wir etwas Substantielleres, an das wir uns klammern können. »Es muß noch eine andere Wirklichkeit hinter dieser geben!« Oder: »Jetzt hebt sich der Schleier der Illusionen, und ich erkenne die wahre Realität.« Ich glaube, daß das alles Versuche sind, der schrecklichen Wahrheit auszuweichen: Es gibt nichts Substantielles, an dem wir Halt finden könnten – nicht einmal uns selbst.

Folgt man dieser Interpretation, dann hat die Evolution Selbsttäuschung *en masse* hervorgebracht. Da der Tod nun einmal der Punkt hinter dem Satz des Lebens ist, hat das hochentwickelte Gehirn vielleicht versucht, die Zeichensetzung zu korrigieren, um dem Unvermeidlichen zu entrinnen. Sogar jene Wissenschaftler, die nach einem Gottesteilchen suchen, nach einem Sinn hinter der materiellen Welt, machen sich womöglich selbst etwas vor. So sagt der Physiker Edward Kola vom Fermi National Accelerator Laboratory: »Nichts fällt der Wissenschaft leichter, als zu finden, wonach sie gesucht hat.«

Von Gott implantiert?

Andere beharren darauf, daß unsere Fähigkeit, zu glauben und Gott anzubeten – das, was viele als Seele bezeichnen würden –, uns von einem Schöpfer eingepflanzt wurde, der wollte, daß wir ihn (bzw. »Sie« oder »Es«) erkennen. Glauben wir, weil Gott wollte, daß wir ihn verehren und anbeten und uns danach sehnen, Erfüllung im Absoluten zu finden? Wenn das so ist, wenn es göttlicher Absicht entspricht, daß sich die Seele durch die Evolution manifestiert hat, lassen sich niedere Lebensformen dann durch den menschlichen Glauben beeinflussen? Sie erinnern sich gewiß, wie ich diese

Frage mit Lady Raeburn experimentell zu klären versuchte. Das Ergebnis, wenn auch bislang nicht zuverlässig reproduzierbar, deutet darauf hin, daß Tiere und Pflanzen möglicherweise tatsächlich auf den menschlichen Glauben reagieren. Natürlich ist das ein sehr umstrittenes Gebiet, auf dem noch erheblich intensiver geforscht werden muß.

Was war zuerst da?

Bei dieser Frage ist es wie mit der Henne und dem Ei. Ich glaube, es wird der Wissenschaft nicht gelingen, festzustellen, was es zuerst gab – das Tier oder die Seele, den Menschen oder eine Idee Gottes, ein Dasein, in dem der Glaube sich zu einer Überlebensstrategie entwickelte, oder die Gene, die Leben und Glauben überhaupt erst ermöglichten. Trotz aller Anstrengungen der Wissenschaft bleibt das Rätsel unserer Existenz auch weiterhin ungelöst.

Doch meine wissenschaftliche Entdeckungsreise hat mich zu einer Erkenntnis geführt, die ich für weit wichtiger halte, jedenfalls für meine Tätigkeit als Arzt. Es ist unerheblich, was zuerst da war – Gott oder der Glaube an Gott. Die von mir hier präsentierten Forschungsergebnisse zeigen, daß positive Überzeugungen und Erwartungen sehr therapeutisch sind und daß gerade der Glaube an Gott äußerst gesund ist.

Auch wenn das tief religiösen Menschen ziemlich kalt und analytisch erscheinen mag, der Glaube ist so oder so gut für unseren Körper. Ob Gott nun wirklich existiert oder lediglich Einbildung eines Gehirns ist, das sich nach ihm sehnt, auf jeden Fall werden die, die an ihn glauben, dadurch gesünder und führen ein erfüllteres Leben. Der Glaube ist gut für uns, ob Sie nun der Ansicht sind, daß Gott uns diese Gene eingepflanzt hat oder daß die Menschen selbst Gott erfunden haben, um ihrem Körper die Angst vor dem Tod zu nehmen und sich das Leben auf Erden erträglicher zu machen.

Wenn der Mensch tatsächlich für Gott programmiert ist und von der Spiritualität profitiert, wie gehen wir dann mit dieser neuen Erkenntnis um? Wie werden sich die Medizin, die Gesellschaft, der einzelne Mensch auf das neue Wissen über diese unbewußte Veranlagung, die unsere tägliche Lebenserfahrung bestimmt, einstellen? Da wird es gewiß nötig sein, daß Theologen, religiöse Führer, aber auch viele andere Menschen, intensiv über die von mir und anderen zusammengetragenen wissenschaftlichen Fakten und die sich daraus ergebenden Konsequenzen nachdenken. Doch auf den restlichen Seiten dieses Buches möchte ich mich nun mit der Bedeutung erinnerten Wohlbefindens und des Glaubensfaktors für die Medizin und das öffentliche Gesundheitswesen befassen.

Welche Art von Religion?

Nach meinen Erkenntnissen ist es unerheblich, zu welchem Gott Sie beten oder welcher religiösen Richtung Sie folgen. Das spirituelle Leben ist allgemein sehr gesund. Allerdings lassen die neueren Ergebnisse der Gehirnforschung und die Erfahrungen meiner Patienten bei der Entspannungsreaktion einige Rückschlüsse darauf zu, welche Form der religiösen Aktivität besonders günstig ist.

Obgleich wir in der westlichen Kultur so darauf erpicht sind, in unserem Leben Hinweise für göttliches Wirken zu finden, leugnen wir oft den Wert von intuitiven Eindrücken und sogar von Emotionen. Wie Sie sich erinnern, dienen Emotionen Gehirn und Körper dazu, Informationen zu bewerten. Sie spielen in der menschlichen Physiologie und für das Denken eine viel wichtigere Rolle, als die westliche Zivilisation ihnen gemeinhin zu gesteht. Obwohl wir noch nicht genau verstehen, wie Gefühle im Gehirn erzeugt und verarbeitet werden, geht der Synästhesie-Experte Dr. Cytowic davon aus, daß wir mehr wissen, als wir zu wissen glauben. Er glaubt, daß wir alle über weit mehr Urinstinkte verfügen, als uns bewußt ist. Oft blockieren wir die unserem Körper und Geist innewohnende natürliche Weisheit, weil wir den Zugang zu ihr verlernt haben oder weil wir darauf konditioniert sind, bei Problemen rasch zu agieren, statt darauf zu warten, daß die Antworten sich von selbst einstellen.

Wir wissen, daß geistige Konzentrationsübungen, von denen die Entspannungsreaktion aktiviert wird, Geist und Körper wirkungsvoller beruhigen als jede andere Methode. Wir wissen, daß dabei offenbar der Geist entrümpelt wird, was ihn aufnahmebereiter und kreativer macht. Und wir wissen, daß diese Erfahrung auf manche Menschen sehr spirituell wirkt und daß diese Spiritualität ihnen gesundheitlich guttut.

Möglicherweise sind intuitive, nichtintellektuelle Erfahrungen Gottes oder von Spiritualität, wie sie durch geistige Konzentration, Meditation und ständig wiederholte Gebete ausgelöst werden, besonders wirkungsvoll. In der westlichen Kultur legen wir großen Wert darauf, daß alles, was wir als wichtig ansehen, auf harten Fakten, wissenschaftlichen Beweisen und rationalem Denken basiert, und nicht auf Intuition oder Glauben. Mit den Begriffen »Mystik« oder »Mysterium« fühlen wir uns traditionell nicht sonderlich wohl. Wissenschaftler wie ich sammeln Umfrageergebnisse und Meßwerte und sind bestrebt, die spirituelle Erfahrung präzise zu charakterisieren – durch die dabei zu beobachtenden Geist/Körper-Einflüsse, durch die Analyse menschlicher Glaubensvorstellungen und den Nachweis eines genetischen

Programms, das für die Spiritualität des Menschen verantwortlich ist.

Auch viele der großen Kirchen beschränken die Freude an der Gegenwart Gottes und die erlaubten Rituale auf einen sehr engen Rahmen, während sie leidenschaftliche und transzendente spirituelle Erfahrungen mit Kulten, Extremisten und Hippies assoziieren. Statt uns an dem Bild eines transzendenten und weitgehend unergründlichen Gottes zu freuen – eines Wesens, das sich einer exakten Beschreibung entzieht, dem wir uns aber dennoch nahe fühlen, und das gut für uns selbst und für die Menschheit insgesamt ist –, sind wir eifrig darauf bedacht, Gott auf persönliche, klar identifizierbare Merkmale zu reduzieren.

Der Versuch, sich ein Bild von Gott zu machen

Karen Armstrong schreibt, daß ein zentrales Motiv von Judentum, Christentum und Islam die Vorstellung »einer Konfrontation oder persönlichen Begegnung zwischen Gott und der Menschheit« sei, wobei »Gott zu den Menschen eher durch einen Dialog als durch stille Kontemplation in Beziehung tritt«. Unerbittlich pocht sie darauf, daß ein solcher übermäßig vermenschlichter Gott, von dem wir uns vorstellen, daß er zu uns spricht, wie wir selbst miteinander sprechen, »zu einer gefährlichen Bürde werden kann«. Sie schreibt:

> Er kann zu einem bloßen Götzenbild verkommen, einer Projektion unserer beschränkten Bedürfnisse, Ängste und Begierden. Dann können wir annehmen, daß er liebt, was wir lieben, und haßt, was wir hassen. Dann bestärkt er uns in unseren Vorurteilen, statt uns dazu anzuregen, sie zu transzendieren. Hat es den Anschein, daß er eine

> Katastrophe nicht verhindert hat oder eine Tragödie gar von ihm veranlaßt worden ist, kann er uns gefühllos oder grausam erscheinen ... Auch der Umstand, daß der personifizierte Gott auf ein Geschlecht festgelegt ist, wirkt sehr einschränkend ...

Die Geschichte ist mit dem Blut von Religionskriegen getränkt. Gegen alle gesundheitlichen Vorzüge, die wir dem Glauben zuschreiben, könnte man anführen, daß der Glaube an Gott so oft als Rechtfertigung für Barbarei und Völkermord diente. Armstrong ist der Ansicht, daß unsere übermäßige Vermenschlichung Gottes, unser krampfhafter Versuch, das Unergründliche zu ergründen, dafür verantwortlich sind. Dies dient nicht nur als Alibi für verwerfliche menschliche Absichten, sondern beraubt den religiösen Glauben obendrein seiner Energie, einer Energie, von der wir wissen, welche segensreiche körperliche Wirkung sie hat. Armstrong vertritt die Auffassung, daß die Menschheit durch die intuitive oder stärker mystisch orientierte Gotteserfahrung – die es zu allen Zeiten und in allen Religionen gegeben hat –, einen großen Schritt nach vorn machen könnte. Doch leider schienen sich, wie sie schreibt, die positiven Resultate der Mystik nur einem kleinen Kreis von sehr disziplinierten Meditationsschülern zu erschließen. Sie gibt zu bedenken, daß die Menschen vermutlich Mentoren und Führer als Helfer bei ihrer mystischen Gottessuche benötigen würden.

Meine Forschungsergebnisse und die meiner Kollegen sprechen gegen diese Bedenken Armstrongs. Mönche, Rabbis, Priester und andere disziplinierte Gebets- und Meditationsschüler unterscheiden sich biologisch nicht von Ihnen und mir; sie können auch nur auf eine solche Weise beten, daß dadurch die Entspannungsreaktion mit ihren positiven spirituellen und körperlichen Erfahrungen ausgelöst wird, auf die unser Körper programmiert ist. Immerhin berichten einige meiner Patienten, daß sie schon beim erstmaligen Aktivieren der Entspannungsreaktion eine Art spiritueller Erleuchtung erlebten. Bei den Teilnehmern unserer Studie zeigte sich schon nach einem Monat mit regelmäßigen Entspannungsübungen eine deutlich erhöhte Spiritualität.

Spiritualität zu regeln und zu organisieren ist Sache der offiziellen Religionen. Vom Standpunkt der Medizin aus läßt sich nur sagen, daß von der Entspannungsreaktion und den mit ihr praktizierten Gebetsübungen keine oder fast keine Gefahren ausgehen. Ganz im Gegenteil haben diese kurzen, regelmäßigen, selbständig durchgeführten Gebete oder Meditationen beträchtliche gesundheitliche Vorteile. Aber manche Gläubige finden es beunruhigend, wenn alle Menschen, auch solche, die keiner Kirche angehören und keinem besonderen, religiösen Weg folgen, freien Zugang zu einer geistigen Wesenheit haben, die man Gott nennen kann. Wenn jedermann bequem zu Hause in Kontakt mit Gott treten kann, fragen sie, wer braucht dann noch Kirchen und Tempel? Und wenn die Ordnung der organisierten Religionen die »göttlich berauschten« Personen nicht mehr im Zaum hält, wie will die Gesellschaft dann Fanatiker und Extremisten unter Kontrolle halten, die behaupten, Gott habe ihnen persönlich ihre Taten befohlen?

Wenn Meditation und geistige Konzentrationsübungen täglich über viele Stunden und unter den extremen Bedingungen praktiziert werden, wie meine Kollegen und ich sie bei Meditationen, Exerzitien und in Klöstern beobachteten, ist die wachsame und kundige Anleitung durch erfahrene Übende und Lehrer zweifellos angebracht und vernünftig. Ansonsten sind, wie schon gesagt, seltsame oder dramatische Erlebnisse sehr selten. Im allgemeinen stellen sich friedvolle Gefühle und innere Ruhe ein – intensiv genug, daß viele Leute sie für ein Gottesgeschenk halten. Unabhängig davon wird sich die Gesellschaft, wie es auch bisher der Fall war, weiterhin mit Fanatikern und Extremisten auseinanderzusetzen haben, die im Namen Gottes Verbrechen begehen.

Die Leitungen der großen Kirchen werden Konzepte erarbeiten müssen, wie wissenschaftliche Entdeckungen, die oberflächlich betrachtet vielleicht gegenwärtigen Glaubensvorstellungen zuwiderlaufen, in die religiöse Praxis integriert werden können. Ich habe die Erfahrung gemacht, daß die meisten Geistlichen die von mir empfohlenen Entspannungsübungen dankbar aufgreifen, zu ihrem eigenen und dem persönlichen und spirituellen Wohl ihrer Gemeinde.

Die heilende Wirkung der Spiritualität

Wie heilsam und friedenstiftend könnte in dieser zerstrittenen, zerrissenen Welt die Erkenntnis wirken, daß wir alle die Gegenwart einer äußeren energetischen Macht, eines Gottes, wenn Sie es so nennen möchten, unmittelbar erleben können! Viele meiner Patienten berichten mir, ihre auf ihrem religiösen Glauben basierenden Entspannungsübungen hätten ihren Horizont erweitert, sie sensibler für die spirituelle Qualität des Lebens gemacht und ihre Toleranz gegenüber anderen Religionen erhöht. Die Entspannungsreaktion hilft ihnen nicht nur, sich auf eine spirituelle Energie einzustimmen, sondern macht sie auch offener gegenüber ihren Mitmenschen.

Doch der Gedanke, Gott sei lediglich das Produkt unseres Glaubens, wenn auch eines für das Überleben der Menschheit entscheidenden Glaubens, ist für manche Menschen ziemlich erschreckend: Obwohl Gott letztlich unergründlich und unbeweisbar bleibt und unser Bild von ihm durch unseren eigenen Geist und Körper hervorgebracht wird, ist dieser Gedanke für viele Gläubige sehr hart.

So verwirrend diese Neuigkeit auch für manche Leute sein mag, meine medizinischen Forschungen belegen, daß es völlig gleichgültig ist, ob diese Fähigkeit zur Spiritualität nun von Gott kommt oder ein Gebot der Evolution ist – in jedem Fall ist sie gut für unsere Gesundheit und gut für die Menschheit. Wenn man an etwas Göttliches, etwas Absolutes glaubt, kann man dabei nur gewinnen.

Es gibt einen Autoaufkleber mit dem Aufdruck: »Erwarte Wunder!«, und der Refrain eines Gospel-Songs lautet: »Ich erwarte jeden Tag ein Wunder!« Wir haben gesehen, daß es höchstwahrscheinlich physiologische Erklärungen für jene gesundheitlichen Besserungen oder völligen Heilungen gibt, die wir gerne als Wunder bezeichnen. Wir haben gesehen, daß mystische und spirituelle Erfahrungen, die manchen Menschen wie ein Wunder erscheinen, für alle erfahrbar sind, die durch entsprechende Übungen die Entspannungsreaktion aktivieren. Spektakuläre Erlebnisse, wie wir sie bei Wundern oft erwarten, sind dabei allerdings selten.

Daher kommt der Spruch »Laß los und laß Gott machen« meiner Philosophie im Hinblick auf erinnertes Wohlbefinden und den Glaubensfaktor näher. Um in den Genuß der heilenden Wirkung der Entspannungsreaktion zu kommen, muß man sich vorübergehend von Alltagssorgen und Anspannung frei machen. Wenn die Menschen sich dabei Gott oder einem anderen Objekt ihres religiösen Glaubens zuwenden, hilft ihnen das mehr als jede andere positive Überzeugung. Wenn Sie mit Hilfe jenes Glaubens, der Ihnen im Leben am meisten bedeutet, störende Gedanken beiseite schieben und so den natürlichen Heilkräften Ihres Körpers freien Lauf lassen, dann können Sie vielleicht tatsächlich einen Frieden erleben, der größer ist als alle Vernunft.

Ich denke, daß die Beweise eindeutig sind. Das, was bei Barbara Dawson zutraf, gilt für uns alle: Unser Körper erfreut sich an unserer angeborenen Spiritualität. Der Glaube durchströmt uns und beeinflußt uns in hohem Maße. Mit einer leiblichen, nicht vom Körper zu trennenden Seele und der genetischen Veranlagung, uns selbst Trost zu spenden, sind wir den Anforderungen des Alltags besser gewachsen und wissen das große Mysterium des Lebens mehr zu schätzen. Der Glaube ist heilsam und lebensbejahend, jetzt und in Ewigkeit.

10. KAPITEL

Optimale Medizin, optimale Gesundheit

Nach dem Bombenanschlag auf das Regierungsgebäude in Oklahoma City im Jahr 1995 wurde der stellvertretende Feuerwehrchef Jon Hansen für die meisten von uns zu einer vertrauten Erscheinung. Er war es, der den Reportern die täglich wachsende Zahl der von seinen Rettungsmannschaften aus den Trümmern geborgenen Toten bekanntgab. Obwohl zwei Tage nach der Explosion keine Überlebenden mehr gefunden wurden, versäumte Hansen es nie zu versichern, daß die Retter die Hoffnung noch nicht aufgegeben hätten.

In den folgenden Wochen wurde der Opfer gedacht, Verdächtige wurden verhaftet, und die Psyche der Nation mußte sich mit der Tatsache abfinden, daß es nirgendwo Sicherheit gibt und daß Furcht und Vorsicht nun mehr denn je unser Denken beherrschen werden. Doch während dieser ganzen Zeit mußte Hansens Rettungsteam mit seiner grausigen Arbeit fortfahren, den Geruch und den Anblick des Todes ertragen. Oft gerieten sie dabei wegen der Instabilität der Hausruine selbst in Lebensgefahr.

Erst am Ende ihres Einsatzes, als die Einsturzgefahr zu groß wurde und sie endgültig an das Abrißunternehmen übergeben mußten, gestand Hansen ein, daß jede weitere Hoffnung sinnlos war. Bis zu diesem Punkt wies er immer wieder darauf hin, daß die Männer und Frauen der

Rettungsmannschaften ohne Hoffnung auf Überlebende nicht weitermachen könnten.

So wie die Hoffnung den Rettern von Oklahoma die Kraft gab, durchzuhalten und einen Sinn in ihrem Einsatz bei dieser furchtbaren und sinnlosen Tragödie zu erkennen, brauchten die Menschen, darauf habe ich im letzten Kapitel hingewiesen, immer schon den Glauben, um zu überleben und mit der bitteren Realität ihrer eigenen Sterblichkeit fertigzuwerden. Es ist eine unvermeidliche Reaktion auf Leben und Tod, daß wir Überzeugungen herausbilden, eine bestimmte Art und Weise, wie wir unsere Umwelt wahrnehmen und deuten – der religiöse Glaube ist eine besonders tröstliche, hilfreiche Form einer solchen Überzeugung, aber auch alle anderen Arten von Überzeugungen beeinflussen den Körper in hohem Maße. Wie wir gesehen haben, üben Glaube und Hoffnung einen starken Einfluß auf uns aus, der sich körperlich im Phänomen des erinnerten Wohlbefindens manifestiert.

So natürlich Glaube und erinnertes Wohlbefinden auch für uns sein mögen, für eine Medizin, die ihren Wert so lange geleugnet hat, sind sie alles andere als natürlich. In diesem Kapitel möchte ich aufzeigen, wie das auf dem Glauben basierende Heilen wieder Teil der westlichen Medizin werden kann. Ich werde darlegen, welche enormen Kosteneinsparungen mit dieser Form der Geist/Körper-Therapie möglich sind, Kosteneinsparungen, die gegenwärtig bei Testprogrammen überall im Land unter Beweis gestellt werden. Ich hoffe, Ihnen und den Politikern aufzeigen zu können, wie die medizinische Praxis dadurch reformiert werden kann, daß man in großem Umfang erinnertes Wohlbefinden einsetzt und Medikamente und technische Verfahren auf jene Fälle beschränkt, bei denen sie wirklich notwendig und hilfreich sind. Auch werde ich mich mit dem Einfluß der unkonventionellen Medizin befassen und darlegen, wie sie meines Erachtens genutzt werden sollte.

Das medizinische Modell: Der dreibeinige Stuhl

Ich habe vorgeschlagen, daß die Medizin der Zukunft wie ein dreibeiniger Stuhl sein sollte, der auf drei im Gleichgewicht befindlichen Komponenten ruht: der Selbstfürsorge, der Medikation und technischen Verfahren. Auf diesem Modell basiert die Arbeit von meinen Kollegen und mir am Mind/Body Medical Institute.

Das Mind/Body Medical Institute ist vermutlich das älteste einer Reihe neuer Zentren im ganzen Land, die bestrebt sind, über Geist/Körper-Interaktionen aufzuklären und auf ihnen basierende Therapien zu einem Bestandteil der offiziellen Medizin zu machen. In zehnwöchigen Gruppenseminaren behandeln meine Kollegen und ich Hunderte von Patienten jährlich. Dabei betonen wir den Wert der Selbstfürsorge, die Möglichkeiten, wie ein Patient sich durch gesunde Ernährung, Bewegung, Entspannungsübungen und Streßbewältigung selbst Gutes tun kann. Wir bieten Programme für eine gesunde Lebensweise an, die sich an Krebs- und Aids-Patienten wenden sowie an Menschen, die unter Herzproblemen, chronischen Schmerzen, Unfruchtbarkeit, Beschwerden der Menopause und Schlafstörungen leiden. Wir bieten den Patienten Entspannungskassetten, Bücher und andere Materialien an, die ihnen bei der Selbstbehandlung helfen.

Aber wir widmen uns auch der medizinischen Weiterbildung. In jedem Jahr unterrichten wir Ärzte und anderes medizinisches Personal aus den Vereinigten Staaten und der ganzen Welt. Wir bilden auch Geistliche, Lehrer und Gesundheitsbeauftragte von Unternehmen aus, die wir mit den in diesem Buch vorgestellten Prinzipien bekanntmachen. Sie erlernen diese für die Gesundheit so wertvollen Selbsthilfemethoden, damit sie ihrerseits ihren Patienten, Gemeindemitgliedern, Schülern und Arbeitskollegen helfen können.

Unter der Leitung von Marilyn Wilcher haben wir Filialen des Mind/Body Medical Institute im ganzen Land gegründet. An den folgenden Kliniken werden unsere Schulungsprogramme ebenfalls eingesetzt: Morristown Memorial Hospital in Morristown, New Jersey; Memorial Health Care System in Houston, Texas; Riverside Methodist Hospital in Columbus, Ohio; Baptist Hospital in Nashville, Tennessee, und St. Peters Hospital in New Brunswick, New Jersey.

Natürlich gibt es noch andere Geist/Körper-Programme an konventionellen und unkonventionellen medizinischen Einrichtungen, die sich bemühen, den Amerikanern und dem amerikanischen Gesundheitswesen jene Therapiemöglichkeiten nahezubringen, die auf dem Glauben und der Änderung des persönlichen Verhaltens beruhen. Doch ich glaube, die Stärke des Mind/Body Medical Institute und seiner Filialen liegt in unserer Konzentration auf Weiterbildung und einen integrierten Ansatz, bei dem alle Möglichkeiten des dreibeinigen Stuhls in vollem Umfang genutzt werden. Wir berücksichtigen die Selbstheilungskräfte des Patienten und bevorzugen nicht einseitig bestimmte Formen der konventionellen oder unkonventionellen Medizin. Wir betonen die günstigen Kosten und die medizinischen Vorzüge der Selbstfürsorge und die Notwendigkeit, auf medikamentöse oder technologische Behandlungsmethoden zu verzichten, wenn sie nicht wirklich helfen, ganz gleich, wer sie verordnet.

Die ökonomischen Anreize

Es sind also bereits einige Programme realisiert, die die medizinische Praxis verändern werden. Aber wie läßt sich eine wirklich umfassende Reform unseres Gesundheitswesens erreichen? Hierbei spielen ökonomische Anreize eine entscheidende Rolle. Mit der Geist/Körper-Medizin ließen sich, nach vorsichtiger Schätzung, über 50 Milliarden Dollar Gesundheitskosten einsparen.

Meine Kollegen und ich verfügen über umfangreiche Belege dafür, daß Geist/Körper-Therapien nicht nur ein preiswertes und bislang weitgehend ungenutztes Heilmittel sind, sondern auch Kosten einsparen helfen und die Qualität der medizinischen Betreuung verbessern. 1991 ermittelten Dr. Margaret Caudill, andere Forscher und ich in einer Studie, wie wirksam die Geist/Körper-Medizin bei Patienten mit chronischen Schmerzen ist. Wie bereits an anderer Stelle berichtet, neigen solche Schmerzpatienten dazu, medizinische Einrichtungen übermäßig zu beanspruchen in der Hoffnung, von ihren Schmerzen befreit zu werden. Auf zehn wöchentlichen Gruppensitzungen machte Dr. Caudills Team 109 Schmerzpatienten mit der Entspannungsreaktion, mit bestimmten Körperübungen, gesunder Ernährung und Methoden der Streßbewältigung vertraut. Ein Jahr nach diesen Sitzungen war die Anzahl der Arztbesuche dieser Patienten um 36 Prozent zurückgegangen – eine Kosteneinsparung von schätzungsweise 12 000 Dollar. Eine Studie aus dem Jahr 1990, durchgeführt von Dr. Caroline J. C. Hellman, unter Mitarbeit von meinen Kollegen und mir, ergab eine Abnahme der anschließenden Arztbesuche bei zuvor stationär behandelten Patienten um 50 Prozent.

Zu einem ähnlichen Ergebnis kamen die Initiatoren einer zwanzig Jahre dauernden Studie an Patienten von Kaiser Permanente, dem größten Krankenhausbetreiber des Landes. Sie wiesen darauf hin, daß die mangelnde Bereitschaft der Mediziner, psychosoziale Faktoren angemessen zu berücksichtigen – Streßfaktoren, die bei Patienten von der westlichen Wissenschaft noch nicht nachweisbare Symptome erzeugen –, unser Gesundheitswesen in den Bankrott zu treiben drohe. Dr. Nicholas A. Cummings und Dr. Gary R.

VandenBos fanden heraus, daß das Gesundheitswesen gerade deshalb überbeansprucht wird, weil 60 bis 90 Prozent der Arztbesuche auf emotionale Probleme zurückzuführen sind, die sich in körperlichen Symptomen manifestieren. Sie schreiben:

> Viele Patienten klagen über Sorgen und Symptome, die auf soziale, zwischenmenschliche und berufliche Schwierigkeiten zurückzuführen sind. Solche Patienten erhalten in unserem Gesundheitswesen oft keine angemessene und wirksame Hilfe. Vielmehr ist eine oberflächliche und wenig mitfühlende Abfertigung in diesen Fällen die Regel ... Wenn der Patient aber seine nervöse Anspannung, ohne sich dessen bewußt zu sein, in einen Schmerz im unteren Rückenbereich übersetzt, wird er dafür vom Arzt sofort mit Röntgenaufnahmen, Labortests, Medikamenten und der Aufforderung zu weiteren Besuchen »belohnt«.

Das kann, argumentieren die Autoren, den Patienten bewußt oder unbewußt dazu ermutigen, auch weiterhin diese Schmerzen zu haben und so die vermeintliche Erwartungshaltung zu befriedigen. Wir haben es hier also mit dem Nocebo-Effekt zu tun, dem Gegenteil erinnerten Wohlbefindens.

Wie unrealistische Erwartungen erzeugt werden

Erinnern Sie sich noch an die Studie, in der Menschen mit chronischen Schmerzen, die glaubten, Schmerzen bedeuteten zwangsläufig körperliche Behinderung, tatsächlich größere Schmerzen hatten und stärker in ihrer Beweglichkeit eingeschränkt waren? Oft werden in unserem Medizinsystem Patienten geradezu ermutigt, körperliche Symptome zu entwickeln oder aufrechtzuerhalten, um so »Glaubwürdigkeit« zu erlangen. Patienten lernen auch, oft zum Arzt zu gehen und das System übermäßig zu beanspruchen, weil ihnen von der Medizin suggeriert wird, Schmerzfreiheit sei das Ziel. Und Patienten gehen erneut zum Arzt, weil sie beim ersten Besuch nicht die erhoffte Zuwendung und Anteilnahme erhielten oder weil sie die diagnostische Bestätigung für »mysteriöse« Schmerzen oder Symptome suchen, die mit schulmedizinischen Methoden vielleicht noch nicht nachweisbar sind.

Bei Kaiser Permanente ging man aufgrund dieser Studie dazu über, psychotherapeutische Beratungen in großem Umfang anzubieten, um besser auf Patienten mit streßbedingten Beschwerden eingehen zu können. Diese Lösung bewirkte eine deutliche Kostensenkung. 80 Prozent der im Rahmen der Studie beobachteten Patienten profitierten von kurzen psychotherapeutischen Beratungsgesprächen, bei denen einfühlsam ihre Probleme besprochen und gemeinsam Lösungsmöglichkeiten erarbeitet wurden.

Psychotherapeutische Beratung, die eine Änderung im Denken bewirkt und somit eine Form erinnerten Wohlbefindens darstellt, ist für viele Menschen hilfreich, besonders wenn sie mit Sorgen oder Problemen sehr komplizierter und dauerhafter Art zu kämpfen haben. Doch es gibt viele Patienten, zum Beispiel der bereits erwähnte Jimmy Burke mit seinen chronisch gewordenen Angstzuständen, bei denen Beratung allein nicht ausreicht. Die Psychiatrie ist manchmal genauso reduktionistisch wie die übrige Medizin, indem sie sich weigert, die kumulative Natur streßbedingter Erkrankungen anzuerkennen oder die Tatsache, daß eine unheilvolle Konstellation aus negativem Denken, Zweifeln und Sorgen unmittelbar zu medizinischen Problemen beitragen kann.

Dr. Kurt Kroenke vom Bethesda-Hospital in Maryland und Dr. A. David Mangelsdorff vom Brooke Army Medical Center in Texas ermittelten, daß von 567 untersuchten Patienten 74 Prozent über Symptome klagten, für die es keine erkennbare organische Ursache gab. Bei zwei Dritteln dieser Fälle wurden die Patienten dennoch einer gründlichen Diagnose unterzogen, die pro Patient zwischen 110 und 409 Dollar kostet. Nur in 16 Prozent der Fälle ließ sich dabei eine organische Ursache für die Beschwerden ermitteln. Die Kosten für die Suche nach einer klar diagnostizierbaren »organischen Ursache« waren hoch, insbesondere bei Beschwerden wie Kopfschmerzen (7778 Dollar) und Rückenschmerzen (7263 Dollar), beides typische Streßsymptome. Nur 55 Prozent der Patienten wurden schließlich eine medizinische Behandlung verordnet, und oft erwies sich die Behandlung als unwirksam.

Wie ich bereits erwähnte, sind 60 bis 90 Prozent aller Arztbesuche auf Geist/Körper-Probleme und Streß zurückzuführen. Bei den errechneten 50 Milliarden Dollar an Einsparungen ging ich von einem Durchschnitt von 75 Prozent aus. Ich schätzte, daß von diesen Besuchen die Hälfte – also 37,5 Prozent – durch eine stärkere Betonung der Geist/Körper-Gesundheit und des erinnerten Wohlbefindens überflüssig werden würden. Nach der Statistik des Jahres 1994 gibt es in den USA etwa 670 000 praktizierende Ärzte, deren Sprechstunde im Durchschnitt von 74,2 Patienten pro Woche aufgesucht wurde, was 3858,4 Arztbesuchen pro Arzt und Jahr entspricht. Jeder Besuch eines Patienten in der Praxis kostet durchschnittlich 56,2 Dollar. Die durchschnittlichen Gesamtkosten pro Jahr betrugen 1994 also 670 000 x 3858,4 x 56,2 = 145,3 Milliarden Dollar. Eine Reduzierung dieser Besuche um 37,5 Prozent entspricht demnach einer jährlichen Einsparung von 54,5 Milliarden Dollar.

Noch gar nicht berücksichtigt sind dabei die Einsparungen bei den verordneten Medikamenten, den Labortests und dem Einsatz technischer Geräte. Wenn die Wirkung der unkonventionellen Medizin im wesentlichen auf erinnertem Wohlbefinden beruht, wovon ich fest überzeugt bin, und die Amerikaner somit dazu gebracht werden könnten, auch seltener unkonventionelle Methoden in Anspruch zu nehmen – für die sie momentan mindestens 13,7 Milliarden Dollar jährlich ausgeben –, sind weitere Einsparungen in Milliardenhöhe erreichbar.

Eine neue Strategie

Ich glaube, daß bei 60 bis 90 Prozent aller Arztbesuche erinnertes Wohlbefinden und andere Selbsthilfemethoden die Therapie der Wahl sind. Bei anderen akuten oder chronischen Zuständen können diese Methoden den Erfolg von Medikamenten, Bestrahlungen oder Operationen erhöhen. Indem die Medizin die Überzeugungen und Wertvorstellungen der Patienten respektiert, kann sie den Patienten ihre Würde und Selbstbestimmung zurückgeben, deren Verlust im heutigen Medizinbetrieb von so vielen Menschen beklagt wird. Der medizinische Berufsstand braucht eine bessere Strategie zur Behandlung der überwiegenden Mehrheit seiner Patienten – für drei Viertel der Patienten, die Arztpraxen und Ambulanzen aufsuchen. Bei diesen Patienten können wir mit unseren gegenwärtigen Diagnosetechniken meist nicht die Ursache ihrer Beschwerden aufdecken, und unsere pharmakologischen und chirurgischen Behandlungsmethoden sind hier in hohem Maße ineffektiv.

Dr. David Sobel wies 1993 in einem Artikel in *Mental Medicine Update* darauf hin, daß 25 Prozent aller Arztbesuche wegen Beschwerden erfolgen, die die Patienten in

Selbsthilfe kurieren könnten, ohne deswegen einen Arzt aufzusuchen. Wenn Patienten besser zur Selbstdiagnose und -behandlung angeleitet würden, könnte die Zahl der Arztbesuche sich demnach um ein Viertel verringern. Mit anderen Worten, einem großen Teil jener Patienten, die das Gesundheitswesen unnötig und kostenintensiv in Anspruch nehmen, könnte beigebracht werden, sich selbst zu behandeln.

Wenn die Geist/Körper-Medizin zu einem festen Bestandteil der normalen medizinischen Praxis wird, wenn Patienten dazu ermutigt werden, eine aktive Rolle bei Therapie und Gesundheitspflege zu übernehmen, verringert das, laut Dr. Sobel, die Arztbesuche um 17 Prozent, die verordneten Therapien für geringfügige Erkrankungen um 37 Prozent und verkürzt die Krankenhausaufenthalte wegen Operationen um durchschnittlich 1,5 Tage. Arztbesuche wegen akuter Asthmabeschwerden gehen um 47 Prozent zurück, Arztbesuche von Arthritis-Patienten um 40 Prozent und Besuche beim Kinderarzt um 25 Prozent. Bei der Geburtshilfe, die enorme Kosten verursacht, kann die Anzahl der Kaiserschnitte um 56 Prozent reduziert werden, und der Bedarf für Epiduralanästhesie während der Wehen reduziert sich um erstaunliche 85 Prozent.

Geist/Körper-therapeutische Ansätze können sehr kosteneffizient sein, stärken die Eigenverantwortung des Patienten und wirken einer unnötigen und übermäßigen Inanspruchnahme medizinischer Leistungen entgegen. Wenn Ärzte größeres Gewicht auf jene Dinge legen, die Patienten für sich selbst tun können, verordnen sie weniger Labortests, aufwendige Untersuchungen, Operationen und Medikamente, wodurch die Gesundheitskosten drastisch zurückgehen.

Doch wann ist Selbstbehandlung angebracht? Und wie kann ein Patient wissen, welches Bein des dreibeinigen Stuhls bei seinem jeweiligen Gesundheitsproblem gerade angezeigt ist? Die Antwort auf die erste Frage ist klar und eindeutig: Selbstbehandlung unter Einbeziehung des erinnerten Wohlbefindens sollte für jede Frau und jeden Mann zur festen Gewohnheit werden. Sie sollte fester Bestandteil Ihres Tagesablaufs sein, so daß gesundheitliche Störungen im Geist/Körper-System gar nicht erst entstehen. Wenn dennoch eine Erkrankung auftritt, können Selbstbehandlung und erinnertes Wohlbefinden in jedem Fall Abhilfe schaffen oder aber die zusätzlich notwendige ärztliche Behandlung unterstützen. Mit anderen Worten, Selbstbehandlung und erinnertes Wohlbefinden sollten bei jedem Symptom und jeder Erkrankung angewendet werden.

Wir haben in diesem Buch eine Fülle von medizinischen Bedingungen angeführt, bei denen Glaube und Überzeugungen eine wesentliche Rolle spielen – sowohl positiv beim erinnerten Wohlbefinden, als auch negativ beim Nocebo-Effekt. In der folgenden Aufstellung, die keineswegs vollständig ist, sind die Bedingungen aufgeführt, die durch den Glauben beeinflußt werden, wie aus den Studien, die in diesem Buch aufgeführt sind, hervorgeht:

- Angina pectoris
- Bronchialasthma
- Herpes simplex
- Zwölffingerdarmgeschwüre
- alle Arten von Schmerzen – Rücken-, Kopf-, Unterleibs-, Muskel-, Gelenk-, postoperative, Nacken-, Bein- und Armschmerzen
- Erschöpfung
- Schwindel
- Impotenz
- Gewichtsverlust
- Husten
- Verstopfung

- kongestive Herzschwäche
- Ekel und Erbrechen während der Schwangerschaft
- rheumatische Arthritis
- postoperative Schwellungen
- Bluthochdruck
- Diabetes mellitus
- Degeneration des Herzmuskels
- Schläfrigkeit
- Nervosität
- Schlaflosigkeit
- Hautreaktionen bei giftigen Pflanzen
- Scheinschwangerschaft
- Taubheit
- Tod (eindeutig ein besonders schwerer Nocebo-Effekt)

Natürlich können all diese Symptome und Krankheiten durch viele andere Faktoren als unsere Überzeugungen hervorgerufen oder beeinflußt werden. Ich möchte aber darauf hinweisen, daß die körperliche Störung in vielen Fällen ihre Ursache im Geist/Körper-Bereich haben kann und die Behandlung damit in den Bereich der Selbstfürsorge fällt. Erinnertes Wohlbefinden und andere Formen des gesunden Lebens können einen riesengroßen Beitrag zur Heilung dieser Krankheiten leisten.

Doch was ist mit den beiden anderen Beinen des dreibeinigen Stuhls? Ich weise unmißverständlich darauf hin, daß Medikamente und chirurgische Eingriffe, auch ohne die Zuhilfenahme erinnerten Wohlbefindens, Menschen kurieren können, wenn ihr Einsatz angeraten und erforderlich ist. Es wäre dumm und gefährlich, unter diesen Umständen nicht auf sie zurückzugreifen. Damit würden Sie sich selbst die fabelhaften, wissenschaftlich erprobten Segnungen vorenthalten, die es den Menschen ermöglichen, Krankheiten zu überwinden und länger und besser zu leben.

Umfangreiche medizinische Ausführungen wären nötig, um alle Erkrankungen und Situationen zu dokumentieren, bei denen ärztliche Hilfe auf jeden Fall angebracht und sinnvoll ist. Dennoch soll die folgende Aufstellung Ihnen einen Eindruck von jenen medizinischen Therapien geben, die von unzweifelhaftem Wert für uns sind, wenn man sie auf richtige Weise einsetzt:

- Impfungen gegen Kinderlähmung, Diphtherie, Pocken, Keuchhusten, Masern, Hepatitis und Tetanus
- Anästhesie bei Operationen
- Unfallchirurgie
- Zahnfüllungen und Zahnersatz
- Einsatz von Antibiotika gegen Bakterien
- künstliche Augenlinsen gegen Blindheit durch grauen Star
- Hörgeräte
- Vitamine gegen Vitaminmangelkrankheiten
- Hormonersatztherapien gegen Krankheiten, die durch Hormonmangel verursacht werden
- Prothesen für Amputierte und Behinderte
- künstliche Gelenke
- Medikamente gegen Herzschwäche, Herzrhythmusstörungen, Lymphome, seelische Störungen und Schizophrenie
- künstliche Herzklappen
- Herzschrittmacher gegen Herzrhythmusstörungen
- Herz-Defibrillatoren gegen Herzstillstände
- Transplantationen von Leber, Herz, Nieren und Lunge

So sehr ich auch für Selbstfürsorge und Selbstbehandlung eintrete, empfehle ich dennoch dringend, daß Sie Ihren Arzt aufsuchen, wenn ein Symptom immer wieder auftritt oder sehr heftig ist. Es ist lebenswichtig abzuklären, ob ein medizinisches Problem vorliegt, zu dessen Behandlung die unersetzlichen Möglichkeiten der wissenschaftlichen Medizin erforderlich sind. Wenn Sie erst einmal ein besseres Gespür für Ihre alltäglichen, kleinen körperlichen Beschwerden entwickelt haben, werden Sie selbst erkennen, wann ein Arztbesuch angezeigt ist.

Daß ich weniger Arztbesuche und geringere Kosten durch den Einsatz von erinnertem Wohlbefinden prognostizierte, bedeutet nicht, daß Patienten davor zurückschrecken sollten, Ihren Arzt aufzusuchen. Im Gegenteil, ich hoffe, die Einbeziehung der Geist/Körper-Medizin in die medizinische Praxis bewirkt, daß die Beziehung zwischen Patient und Arzt besser und befriedigender wird, weil die Ärzte die Signale des Körpers besser verstehen, ihre Patienten zur Selbsthilfe ermutigen und keine falschen Erwartungen in die Möglichkeiten der Medizin wecken.

Wie wir gesehen haben, sind Geist/Körper-Interaktionen offenbar die Ursache vieler Krankheitssymptome, wodurch dem erinnerten Wohlbefinden eine besonders große Heilwirkung zukommt. Andererseits reicht aber erinnertes Wohlbefinden allein nicht aus, um Krankheiten zu behandeln, bei deren Entstehung biologische und Umweltfaktoren eine Rolle spielen, die über den Rahmen reiner Geist/Körper-Interaktionen hinausgehen.

Gute Nachrichten zum Thema Selbstfürsorge

Dennoch gibt es neuerdings Belege dafür, daß Selbstbehandlung und -fürsorge sogar in Situationen, wo man es am wenigsten erwarten würde, eine Rolle spielen können. Dr. Michael H. Antoni und seine Kollegen von der University of Miami führten eine aufschlußreiche Studie mit gesunden

Homosexuellen durch, die zuvor noch nicht auf das Aidsvirus oder HIV getestet worden waren. Nachdem man die Männer nach dem Zufallsprinzip in zwei Gruppen eingeteilt hatte, wurden sie auf das Vorhandensein von HIV-Antikörpern getestet. Anschließend wurde mit der einen Gruppe in der Zeit, bis ihnen das Testergebnis mitgeteilt wurde, eine wöchentliche Gruppensitzung durchgeführt, bei der sie ein Selbstfürsorge-Training erhielten. Die Vergleichsgruppe erhielt kein solches Training. Die Männer in der ersten Gruppe erlernten progressive Muskelentspannung und andere Techniken zur besseren Streßbewältigung. Außerdem wurden sie mit der »kognitiven Neuprogrammierung« bekanntgemacht, einer Methode, mit der Menschen ihre negativen Denkmuster durchbrechen und sie durch bejahende, erinnertes Wohlbefinden auslösende Gedanken ersetzen können.

72 Stunden bevor und eine Woche nachdem den Männern ihre Testergebnisse mitgeteilt wurden, nahm man ihnen Blut ab und ließ sie Fragebögen über ihre momentane geistig-seelische Verfassung ausfüllen. Am Ende zeigte sich, daß die Männer mit positivem Testergebnis in der Gruppe, die das Selbstfürsorge-Training erhalten hatte, keine erhöhte Depressivität aufwiesen, im Gegensatz zu den HIV-positiven Männern in der Kontrollgruppe. Entsprechend zeigte die Blutuntersuchung eine Woche nach Bekanntgabe des Testergebnisses, daß die HIV-positiven Männer in der Selbstfürsorgegruppe eine deutlich höhere Anzahl von Helfer- und Killerzellen im Blut hatten – immunologische Verbündete, mit denen das körpereigene Immunsystem Krankheiten abwehrt. Dr. Antoni und seine Kollegen schließen aus dem Ergebnis dieser Studie, daß die Entspannungstechniken und die Bereitschaft zur Teilnahme an solchen Maßnahmen die Psyche und das Immunsystem besser vor dem durch die Diagnose ausgelösten Streß schützte.

Eine andere Studie, durchgeführt von Dr. Fawzy I. Fawzy

von der UCLA School of Medicine in Zusammenarbeit mit anderen Institutionen, belegte den Wert der Selbstfürsorge bei Menschen, die am lebensgefährlichen malignen Melanom erkrankt waren. Patienten, die über die Krankheit selbst, über gesunde Ernährung und Streßbewältigung aufgeklärt wurden und psychologische Hilfe in Gruppen- und Einzelsitzungen erhielten, hatten weniger Rückfälle und wiesen eine geringere Sterblichkeit auf als Patienten, die diese Hilfe nicht erhielten.

Es zeigt sich immer deutlicher, daß die Art und Weise, wie wir uns selbst wahrnehmen und unseren Alltag bewältigen, sich unmittelbar auf die Zellen in unserem Körper auswirkt. Um es noch einmal zu betonen, ich rate nicht zur Abkehr von der modernen Medizin und ihren großartigen Möglichkeiten. Es wäre töricht, keinen Gebrauch von den erstaunlichen lebensrettenden und die Lebensqualität verbessernden pharmazeutischen Produkten und technischen Neuerungen zu machen, die uns heute zur Verfügung stehen. Ich bevorzuge einen ausgewogenen Ansatz, symbolisiert durch das von mir vorgeschlagene medizinische Modell des dreibeinigen Stuhls, weil ich Menschen vom simplen »Entweder-Oder«-Denken abbringen möchte, das die Dinge zu sehr vereinfacht und gefährlich sein kann.

Ein ausgewogener Ansatz

Yogi Berra soll einmal gesagt haben: »Wenn du an eine Weggabelung kommst, folge ihr.« Dem kann ich nur zustimmen. Für mich ist die »Weggabelung« die Verknüpfung zweier Wege – dem der traditionellen und dem der Geist/Körper-Medizin – zu dem von mir vorgeschlagenen ausgewogenen Ansatz. Ich habe mich während meiner beruflichen Laufbahn immer gern in der Mitte bewegt und versucht, wissenschaftliche Untersuchungsmethoden auf Bereiche anzuwenden, die als unwissenschaftlich galten. Bei der wissenschaftlichen Beschäftigung mit von vielen als progressiv angesehenen Fragen bin ich in meiner Arbeit stets konservativ geblieben, indem ich mich bemühte, den menschlichen Glauben leidenschaftslos und objektiv zu untersuchen – obwohl es sich dabei um ein hoch subjektives und oft leidenschaftlich diskutiertes Phänomen handelt. Ich hatte den Wunsch, meine medizinischen Erkenntnisse für die breite Öffentlichkeit zugänglich zu machen, indem ich Bücher veröffentlichte, vor medizinischen Laien Vorträge hielt und Seminare für sie veranstaltete. Gleichzeitig blieb ich der Harvard Medical School treu, wo ich mich dafür einsetzen konnte, daß meine Arbeit wissenschaftliche Anerkennung fand.

Vor zwanzig Jahren, als ich das sehr populäre Buch *Gesund im Streß. Eine Anleitung zur Entspannungsreaktion* schrieb, wurde mir von einigen älteren Kollegen gesagt, direkte Kommunikation mit der Öffentlichkeit sei für Angehörige der Harvard Medical School ein inakzeptables Verhalten. Allgemein ist es seither üblich, daß akademische Mediziner und andere Wissenschaftler, die ihre Botschaft erfolgreich im Alltagssprache übersetzen und vermarkten, den akademischen Bereich verlassen und ins »öffentliche Leben« überwechseln. Dafür gibt es zahlreiche Gründe, nicht zuletzt den, daß es sehr schwierig ist, den Spagat zwischen zwei voneinander getrennten Welten zu schaffen – einer Welt, die sich Informationen in mundgerechten Happen serviert wünscht, während die andere nach der präzisen Darstellung sorgfältig dokumentierter Fakten verlangt, einer Welt, die das große Gesamtbild sehen möchte, während die andere Krankheiten isoliert betrachtet und auf ihre Grundkomponenten reduziert.

Für mich hat sich das Wandern zwischen verschiedenen Welten als sehr lohnend erwiesen. Natürlich bedeutete es, daß meine Arbeit sich nicht so leicht einordnen ließ. Vertreter der unkonventionellen Medizin wissen nicht, ob ich Freund oder Feind bin. Journalisten ärgern sich über meine Weigerung, mich in eine bestimmte Schublade stecken zu lassen. Einige Vertreter der alten Garde der Medizin wußten nicht immer so recht, was sie mit meinen Forschungsergebnissen über die Entspannungsreaktion und die Selbstfürsorge anfangen sollten. Daß ich eine solche Mittlerposition einnehme, die meines Erachtens der menschlichen Wirklichkeit besser gerecht wird als eine willkürliche Unterteilung in verschiedene Nischen, hat meine Arbeit für sehr viele Patienten sinnvoll und hilfreich gemacht. Bluthochdruckpatienten, die sich nie mit Meditation befaßt hätten, weil ihnen das zu exotisch vorkam, üben nun regelmäßig die Entspannungsreaktion, weil ihre Wirksamkeit wissenschaftlich erforscht und dokumentiert wurde. Langjährige Anhänger von Yoga und Meditation wissen es zu schätzen, daß solche Forschungen der Heilwirkung dieser alten Methoden nun wissenschaftliche Glaubwürdigkeit verliehen haben. Sowohl religiöse als auch nichtreligiöse Menschen, ob liberal oder konservativ eingestellt, können von Selbstfürsorge und der Erkenntnis profitieren, daß persönliche Überzeugungen, so unterschiedlich sie sein mögen, medizinischen Wert besitzen.

Mein Eintreten für eine ausgewogene Mittlerposition in der Medizin erfordert es, daß ich etwas zum gegenwärtigen Interesse der westlichen Gesellschaft an der unkonventionellen Medizin sage.

Unkonventionelle Medizin

Viele Menschen wenden sich der unkonventionellen Medizin zu, weil sie am konventionellen System viele Schwächen zu entdecken glauben. Sie ziehen es vor, sich an weniger konventionelle Heiler zu wenden, die auch solche gesundheitlichen Beschwerden anerkennen, die sich einer wissenschaftlichen Diagnose entziehen, und die außerdem das Vorhandensein einer Energie oder Kraft im Körper anerkennen, die von der westlichen Wissenschaft nicht nachgewiesen werden kann. Auch fühlen die Anhänger der unkonventionellen Medizin sich davon angezogen, daß in ihr Kräuter benutzt werden, die ihnen natürlicher erscheinen, und Behandlungsmethoden, die sie für weniger aggressiv halten. Ich trete sehr dafür ein, daß die Medizin die Selbstheilungskräfte der Patienten mobilisiert und die heilende Wirkung des Glaubens besser nutzt. Allerdings bezweifle ich, ob es klug ist, einfach eine Form von medikamentöser oder sonstiger von außen kommender Therapie durch eine andere zu ersetzen. Die »natürlichste« Form der Heilung ist jene, die der Patient oder die Patientin selbst innerlich herbeiführt. Viel zu oft wenden sich Patienten von der Schulmedizin ab und setzen statt dessen auf ganz unangemessene unkonventionelle Heilmethoden, statt ihre eigenen inneren Heilungsprozesse zu unterstützen.

Deswegen benutze ich nicht gern den Ausdruck »alternativ«. Ich halte es für falsch, wenn Patienten sich nur noch auf unkonventionelle Therapien verlassen und auf die traditionelle Medizin und den ärztlichen Rat völlig verzichten. Ich bevorzuge die Bezeichnung »unkonventionell«, um Behandlungsmethoden zu beschreiben, die nicht zum medizinischen »Mainstream« gehören und gegenwärtig noch nicht den wissenschaftlichen Standards – Meßbarkeit, Vorhersagbarkeit und Reproduzierbarkeit – genügen. Vor dreißig Jahren galten Konzentrations- und Meditationsübungen als »unkonventionell«, aber durch meine Forschungsarbeit und die anderer Wissenschaftler über die genau nachweisbaren physischen Resultate dieser Übungen sind sie heute von der offiziellen Medizin anerkannt. Eine aktuelle Gallup-Umfrage belegt, wie verbreitet sie inzwischen sind: Danach praktizieren heute 26 Prozent der US-Bevölkerung Meditations- und Entspannungsübungen.

Ist erinnertes Wohlbefinden unkonventionell?

Wendet man diese Kriterien an, welchem Lager ist dann erinnertes Wohlbefinden zuzuordnen – dem konventionellen oder dem unkonventionellen? Es ist schwer zu sagen, ob das als Placebo-Effekt bekannte Phänomen heute zum »Mainstream« gehört. Zweifellos existiert es schon, seit es Menschen gibt, und es ist bei jeder Form medizinischer Behandlung mitbeteiligt, ob Ärzte und Patienten dies nun anerkennen oder nicht. In medizinischen Lehrbüchern und Vorlesungen findet es keine besondere Erwähnung. Weder ist es Bestandteil des medizinischen Grundwissens, das Ärzte mit ans Krankenbett bringen, noch werden Patienten dazu ermutigt, sich damit vertraut zu machen und es für ihre Genesung zu nutzen. So muß man momentan wohl sagen, daß erinnertes Wohlbefinden immer noch »unkonventionell« ist, auch wenn es mehr wissenschaftliche Glaubwürdigkeit besitzt als andere unkonventionelle Heilmittel, zum Beispiel Bienenpollen oder Haiknorpel.

Was für einen *großen Teil* der traditionellen Medizin gilt, nämlich, daß ihre Wirkung ausschließlich auf erinnertem Wohlbefinden beruht, sollte meines Erachtens für die unkonventionelle Medizin *insgesamt* vermutet werden, solange nichts Gegenteiliges bewiesen ist. Wobei aber das durch unkonventionelle Medizin ausgelöste erinnerte Wohlbefinden bei vielen Leuten sehr erfolgreich wirkt.

Da ich immerhin ein ganzes Buch über erinnertes Wohlbefinden geschrieben habe, möchte ich unkonventionelle Therapien keineswegs herabwürdigen, wenn ich sage, daß die ihnen zugeschriebene Wirkung auf den Selbstheilungskräften der Patienten beruht. Doch während sich die traditionelle Medizin einiger atemberaubender, wissenschaftlich verifizierbarer Methoden und Medikamente rühmen kann, trifft das auf die unkonventionelle Medizin bislang nicht zu. Nichtsdestotrotz, erinnertes Wohlbefinden, aktiviert durch unkonventionelle Medizin, kann sehr gut funktionieren.

Eine Verschwörungstheorie

Manche Befürworter der unkonventionellen Medizin hängen einer Verschwörungstheorie an, wonach Pharmaindustrie, Universitätskliniken und Ärzteschaft sich mit dem Ziel verbündet haben sollen, die Erprobung und Einführung neuer und oft kostengünstigerer Heilmittel und -verfahren zu verhindern. Doch auch wenn mir gelegentlich davon abgeraten wurde, mich mit unorthodoxen Heilmethoden zu beschäftigen, glaube ich nicht an die Existenz einer Verschwörung. Zwar gibt es im Gesundheitswesen gewisse Hindernisse, die beseitigt werden sollten. Doch ich weiß auch, daß viele Wissenschaftler genauso arbeiten wie ich. Sie testen unkonventionelle Heilverfahren wissenschaftlich exakt auf die ihnen zugeschriebene Wirkung. Die meisten dieser Forscher wären durchaus bereit, öffentlich für eine bislang als abwegig betrachtete Methode einzutreten, wenn sie genügend Testergebnisse vorweisen könnten, um den Wert dieser Methode zu beweisen.

Außerdem war bei den von mir zuvor beschriebenen medizinischen Untersuchungsreihen die Wirksamkeit der jeweiligen Therapie fast immer eindeutig erkennbar. Nicht nur war der Erfolg einer Therapie unmittelbar zu sehen, sondern der Erfolg stellte sich auch bei fast allen behandelten Patienten zuverlässig ein. Viele unkonventionelle Therapien sind schon seit langem im Umlauf, aber ob sie eine über das erinnerte Wohlbefinden hinausgehende Wirksamkeit besitzen, ist nach wie vor fraglich. Die Akupunktur ist dafür ein Beispiel. Entspräche ihre inhärente Heilwirkung der wissenschaftlich bewiesener Methoden, hätte man das längst erkannt.

Die Nationale Gesundheitsbehörde hat ein Amt für Alternativmedizin eingerichtet, um die Heilwirkung unorthodoxer medizinischer Praktiken zu prüfen. So werden wir eines Tages hoffentlich in der Lage sein, Erfolge anzuerkennen, die nicht ausschließlich auf erinnertem Wohlbefinden basieren. Einstweilen sollten wir alle gesundheitlichen Möglichkeiten nutzen, die uns zur Verfügung stehen, und alle Heilmethoden auch durch unsere positiven Überzeugungen unterstützen.

Ich rate Ihnen dringend, mit Ihrem Arzt zu sprechen, ehe Sie mit einer unkonventionellen Therapie beginnen. Wenn Sie wissen, daß Ihr Arzt in dieser Hinsicht voreingenommen ist, sollten Sie sich einen anderen Arzt suchen, der unkonventionellen Methoden aufgeschlossener gegenübersteht. Mein ehemaliger Student Dr. David M. Eisenberg, heute am Beth Israel Hospital in Boston tätig, fand heraus, daß 72 Prozent der Patienten, die unkonventionelle Medizin in Anspruch nehmen, ihren Hausarzt nicht darüber informieren. Bevor das Wissen um die Entspannungsreaktion sich in der offiziellen Medizin durchsetzte, beklagten sich meine Patienten häufig darüber, daß andere Ärzte nicht anerkennen wollten, welche Rolle die Selbstbehandlung bei der Senkung des Blutdrucks und anderen gesundheitlichen Verbesserungen spielen kann. Aber mit der Zeit wird es üblich werden, daß konventionelle und unkonventionelle Behandler die Patientenbetreuung koordinieren, Informationen austauschen und gemeinsam die Fortschritte eines Patienten begleiten.

Risikoabwägung bei unkonventioneller Medizin

Wenn Sie eine unkonventionelle Therapie in Erwägung ziehen und mit Ihrem Arzt darüber sprechen, sollten Sie sie der gleichen Risiko/Nutzen-Analyse unterziehen, wie Sie es auch bei einer konventionellen Therapie tun würden. Fragen Sie sich: »Ist der Nutzen der Therapie größer als die Risiken?« »Welche positive Wirkung besitzt die Therapie und ist sie ihr Geld wert?« Und: »Was könnte schiefgehen, entweder bei der Therapie selbst oder dadurch, daß andere Behandlungsmöglichkeiten ignoriert werden?« Wie bei der traditionellen Medizin rate ich Ihnen auch hier, daß Sie sich auf Ihren Instinkt verlassen und sich keiner Behandlung unterziehen, an die Sie nicht glauben. Halten Sie sich besser von Akupunktur fern, wenn Sie Angst vor Nadeln haben, und umgekehrt, wenn die alte chinesische Medizin Sie fasziniert und anzieht, sollten Sie es ruhig einmal damit versuchen.

Das häufigste Risiko bei unkonventioneller Medizin sind die möglicherweise nutzlosen Behandlungskosten, die, ähnlich wie bei der konventionellen Medizin, erheblich sein können und von vielen Krankenkassen nicht übernommen werden. Die Amerikaner geben jährlich schätzungsweise 13,7 Milliarden Dollar für unkonventionelle Therapien aus. Weil Sie die Behandlungskosten meistens aus der eigenen Tasche zahlen müssen, sollten Sie zunächst einmal überlegen, wie Sie selbst erinnertes Wohlbefinden aktivieren und sich die vielen Gesundheitsvorteile der Selbstfürsorge erschließen können. Wenn es Ihnen gelingt, Ihre Selbstheilungskräfte allein zu mobilisieren, brauchen Sie nicht auf teure unkonventionelle Therapien zurückzugreifen.

Im allgemeinen besteht nur ein geringes Risiko, daß durch unkonventionelle Medizin körperliche Schäden verursacht werden. Bei der Homöopathie zum Beispiel erhalten die Patienten lediglich Wasser, das zuvor eine aktive Substanz enthielt. Solange die Behandlung nicht unangenehm ist oder unter unhygienischen Bedingungen stattfindet, sind Akupunktur, Chiropraktik und Massagetherapien relativ sicher. Auch bei Kräuterarzneien sollten Sie prüfen, ob bei Zubereitung und Lagerung eine ausreichende Hygiene gewährleistet ist.

Die schwerwiegendsten Risiken unkonventioneller Medizin bestehen darin, daß ernste körperliche Erkrankungen übersehen werden, daß geeignetere konventionelle Behandlungsmethoden ungenutzt bleiben oder daß es zu negativen Wechselwirkungen zwischen konventionellen und unkonventionellen Therapien kommt. So kann es zum Beispiel sein, daß eine bestimmte Kräuterarznei sich schlecht mit einem ebenfalls eingenommenen pharmazeutischen Medikament verträgt. Diese Risiken lassen sich aber vermeiden, wenn Sie alle Behandlungsschritte mit Ihrem Arzt absprechen und wenn Arzt und unkonventioneller Heiler miteinander in Kontakt stehen.

Aufklärung über Behandlungsrisiken und der Einsatz von Placebos

Ich glaube, daß die freundliche Ermutigung durch den Arzt für den Patienten eine enorme Hilfe ist. Sie genügt, um erinnertes Wohlbefinden auszulösen. Zu diesem Zweck Placebos einzusetzen, empfehle ich nicht. Ärzte und Pflegekräfte sollten den Patienten bezüglich seines Gesundheitszustandes nicht anlügen oder ihn über den medizinischen Wert eines Medikamentes oder eines Eingriffs täuschen. Weil unsere Gesellschaft so darauf konditioniert ist, von Ärzten wirksame Medizin zu erhalten, wäre ein »Totalentzug«, ein sofortiger völliger Verzicht auf die Medikamenteneinnahme, selbst bei Beschwerden, auf die diese Medikamente einen nur geringen Einfluß haben, sehr schwer durchführbar. Wir Ärzte können aber den Medikamentenkonsum allmählich reduzieren, je mehr die Patienten lernen, ihre Selbstheilungskräfte zu mobilisieren und ihre Identität als gesunde Menschen zurückzuerlangen.

Vermutlich werden wir auch weiterhin Wert darauf legen, über Operationsrisiken oder mögliche Nebenwirkungen von Medikamenten aufgeklärt zu werden, auch wenn das Wissen um diese Risiken schädlich für uns sein kann. Es wäre für medizinisches Personal und Patienten gleichermaßen von Vorteil, wenn unsere Gesellschaft weniger prozeßsüchtig wäre, so daß freundliche Ermutigungen durch den Arzt wichtiger wären als furchteinflößende Warnungen vor Operationsrisiken und medikamentösen Nebenwirkungen. Berücksichtigt man, was wir über den Nocebo-Effekt wissen, dann sollte die Aufklärung des Patienten über mögliche Risiken ärztlicher Eingriffe in einer warmherzigen, vertrauensvollen Atmosphäre mit Aufrichtigkeit und großem Einfühlungsvermögen erfolgen.

Die Zeit ist reif

Nachdem ich Jahrzehnte damit zugebracht habe, wissenschaftliche Beweise für die Verbindung von Geist und Körper zu sammeln, scheint die Zeit nun endlich reif für diese Erkenntnisse zu sein. In der westlichen Medizin vollzieht sich, wenn auch langsamer, als die Öffentlichkeit es gern sähe, ein tiefgreifender Wandel. Ich glaube wirklich, daß unsere beiden Wege sich nun treffen. Die Ärzteschaft sehnt sich heute, trotz des Beharrens auf Descartes' Irrtum, nach der gleichen vertrauensvollen Kommunikation, die sich auch die Patienten wünschen. Laut Dr. Thomas Inui, Harvard-Professor für Ambulante Pflege und Vorbeugung und Direktor der Abteilung für Präventivmedizin, sieht die Zukunft für Ärzte und Patienten so aus. In einem Artikel in *The Economist* schrieb er im Dezember 1994, daß die Tage gezählt seien, in denen die Rolle der Ärzte »sich auf die Diagnose und die Verordnung hochentwickelter Medikamente beschränkt«. Diese Aufgaben, sagt er voraus, würden zunehmend von Technikern, Robotern und anderen Maschinen übernommen, »während man die Ärzte wieder wegen ihres Rates und ihrer sozialen Weisheit konsultieren wird, so daß sie zu ihrer ursprünglichen Rolle als Heiler zurückkehren«.

Aus dieser neuen Definition ergeben sich auch neue Verantwortlichkeiten. Wie wir im nächsten Kapitel sehen werden, muß sich das Verhältnis zwischen Arzt und Patient wandeln. Patienten und Ärzte müssen lernen, den Glauben wirken zu lassen. Mit einem ausgewogeneren Ansatz, bei dem Glaube und erinnertes Wohlbefinden häufiger in die Behandlung einbezogen werden, können wir zu einer höheren Form der Medizin gelangen. Darauf bezieht sich Dr. Inui. Er berichtet, wie er als junger Arzt bei den Navajo in New Mexico arbeitete und von einem Indianer gefragt wurde, was er denn mache. Dr. Inui wußte nicht recht, was er darauf antworten sollte, und erwiderte: »Ich verschreibe Pillen.« – »Ah«, sagte der Fragesteller. »Dann bist du einer von den niederen Medizinmännern. Wir haben zwei Arten von Medizinmännern, hohe und niedere. Zu den hohen gehen wir, wenn wir Rat und Schutz brauchen.«

11. KAPITEL

Vertrauen Sie Ihrem Instinkt, vertrauen Sie Ihrem Arzt

Vor einigen Jahren eröffnete das Mind/Body Medical Institute eine Filiale am Riverside Methodist Hospital in Ohio. Einer der Ärzte, von denen ich bei der Einweihungsfeier begrüßt wurde, war Dr. Donald J. Vincent, emeritierter Direktor der Gerontologie. Er erzählte mir, welch wichtige Rolle der Placebo-Effekt bei seiner früheren Tätigkeit als Landarzt gespielt habe.

Von 1939 an war Dr. Vincent sieben Jahre lang als einziger Arzt für 1500 Menschen in Utica im ländlichen Ohio zuständig. Er hatte die Praxis von einem Dr. Kass übernommen, der in dieser Kleinstadt bis zu seinem Tod viele Jahre als Arzt tätig gewesen war. Als Dr. Vincent die Praxis bezog, räumte er zunächst einmal die »Pillenkammer« aus. Ein solches Aufbewahrungszimmer für Arzneien war damals in Arztpraxen häufig anzutreffen, weil viele Landärzte Tabletten und andere Medikamente selbst ausgaben. Dabei fiel ihm ein großes Gefäß mit leuchtend roten Kapseln auf, das die Aufschrift »Placebos« trug. »Ich warf einen kurzen Blick auf das Gefäß«, erinnert sich Dr. Vincent, »und da ich ein Medizinstudium und eine einjährige internistische Ausbildung absolviert hatte, hielt ich mich für einen Wissenschaftler. Also marschierte ich nach draußen und schüttete die Kapseln in den Mülleimer. Das schien mir das einzig richtige zu sein.«

Doch zu Dr. Vincents Überraschung beklagten sich etliche Patienten mit ganz unterschiedlichen Erkrankungen darüber, daß seine Verordnungen nicht so gut halfen wie die von Dr. Kass. Eine Dame, die unter Osteoarthritis litt, sagte: »Das Medikament, daß Sie mir gegeben haben, hat nicht so gut geholfen wie die roten Pillen von Dr. Kass.« Ein Herr, dem Bluthochdruck zu schaffen machte, fragte: »Können Sie mir nicht die roten Pillen geben, die Dr. Kass mir immer für meinen Blutdruck gegeben hat?« Es dauerte nicht lange, und Dr. Vincent rief bei der Firma an, die die Placebo-Pillen herstellte, und bestellte ein großes Glas davon. Da die Patienten an sie glaubten, bewirkten diese Pillen wahre Wunder.

Dr. Vincent sagt, in seinen sieben Jahren als Landarzt habe er mehr über die Medizin gelernt als während seiner übrigen sechzigjährigen Laufbahn als Arzt und Medizindozent. Die Erkenntnisse, die er damals gesammelt habe, hätten trotz aller seitherigen Fortschritte der Medizin immer noch ihre Gültigkeit. Dr. Vincent begriff, daß es nicht nur die roten Pillen waren, die Dr. Kass' Behandlungserfolge bewirkt hatten. »Zweifelsohne machte mich die demütige Erkenntnis, doch auf diese roten Pillen zurückgreifen zu müssen, zu einem besseren Arzt«, erklärt er. »Damals mußte ich noch eine Menge darüber lernen, wie wichtig es ist, zu zuhören und einfühlsam auf Patienten einzugehen. In Wahrheit ist es die Einstellung desjenigen, der die Placebo-Pillen verabreicht, welche Wirkung sie beim Patienten erzielten.«

Menschliche Anteilnahme

Der junge Dr. Vincent, bewaffnet mit den neuesten Erkenntnissen der medizinischen Wissenschaft, mußte seine »Einstellung« gegenüber den Patienten, die seine Landarztpraxis aufsuchten, überdenken. Nach wenigen Monaten wurde ihm klar, daß seine Patienten sein offenes Ohr und sein Einfühlungsvermögen weit mehr schätzten als die neuesten medizinischen Entdeckungen und die von ihm geschriebenen Rezepte. Noch lange nachdem er weggezogen war und an einem städtischen Krankenhaus praktizierte, erhielt er Anrufe und Besuche von Patienten aus Utica, manchmal von alten Witwen, die bei ihm Rat und Ermutigung suchten, manchmal von Leuten, die gar nicht wegen medizinischer Probleme zu ihm kamen, sondern weil sie beispielsweise Rat wegen eines Hausverkaufs suchten. Wenn Dr. Vincent selbst nicht helfen konnte, stellte er den Kontakt zu jemandem her, der es konnte.

Es ist nicht schwer, die »Einstellung« oder Motivation herauszufinden, die Dr. Vincent mit der Zeit entwickelte und verkörperte. Einfach ausgedrückt, sorgte er sich um seine Patienten. Er tat mehr, als nur *für* sie zu sorgen, ihren Gesundheitszustand zu diagnostizieren und Therapien zu verordnen. Er sorgte sich *um* sie. Wirklich gute Ärzte strahlen eine solche Sorge und Wärme aus. Sie entwickeln ein Gespür dafür, wie sehr eine Patientin wie Mrs. Johnson um ihr Augenlicht fürchtet, weil sie ihr wöchentliches Bridge-Spiel aufgeben müßte, das die einzige Abwechslung in ihrem Leben ist. Oder wie schwer es für Mr. Miller ist, sich eine Stunde für eine Untersuchung freizunehmen, weil er an seinem Arbeitsplatz in der Fabrik so unter Druck steht. Oder wie es kommt, daß Bobby Casey in jeder Leichtathletik-Saison über Rückenschmerzen klagt, jedesmal wenn sein Trainer ihm prophezeit, er werde den legendären 100-Meter-Rekord seines Bruders brechen.

Wie ich in diesem Buch immer wieder betont habe, verleihen solche Werte und Überzeugungen nicht nur unserem Leben Sinn, sie beeinflussen auch unsere körperliche Gesundheit. Ihre gedanklichen und emotionalen Reaktionen auf alltägliche Erlebnisse sind Signale des Gehirns an den Körper, die neurologisch und biochemisch Ihre Gesundheit steuern und verändern. Der Streß, den ein Mann erlebt, wenn sich sein Geburtstag nähert und er das Gefühl hat, er habe die selbstgesteckten Ziele nicht erreicht, kann zu seinem Tod beitragen. Die Erwartung, daß nach einer Lumbalpunktion Kopfschmerzen auftreten, kann unter Umständen die Kopfschmerzen überhaupt erst auslösen.

Die überwiegende Zahl der gesundheitlichen Probleme, die Amerikaner veranlaßt, zum Arzt zu gehen, steht im Zusammenhang mit Streß. Daher müssen Ärzte und Patienten lernen, durch Selbsthilfemethoden wie das Aktivieren der Entspannungsreaktion, durch eine positive Erwartungshaltung und erinnertes Wohlbefinden Streß abzubauen und die Gesundheit zu verbessern. Wir haben gesehen, daß der Glaube eine wichtige Rolle für die Gesundheit spielt. Wir sind von Geburt an darauf programmiert, Sinn in unserem Leben zu suchen und darin Hoffnung und Trost zu finden. Je mehr wir über das Gehirn herausfinden, desto deutlicher zeigt sich, daß in unserem Organismus Körper, Geist und Seele untrennbar ineinander verwoben sind.

In diesem Kapitel werde ich daher Wege aufzeigen, wie Sie im gegenwärtigen Medizinbetrieb in den Genuß der Vorzüge erinnerten Wohlbefindens gelangen, wie Sie die Beziehung zu Ihren Ärzten verbessern, den für Sie besten Therapieweg finden und Nutzen aus Ihrem Glauben an Schulmedizin oder unkonventionelle Medizin ziehen können. Obgleich ich mich in erster Linie auf die Verbesserung der konventionellen Medizin konzentriere, lassen sich meine Empfehlungen auch auf Ihren Umgang mit Vertretern der unkonventionellen Heilverfahren anwenden.

Es gibt, wie bereits erwähnt, drei Wege, erinnertes Wohlbefinden auszulösen. Dieser Selbstheilungsmechanismus, eine Art eingebaute Apotheke Ihres Körpers, wird aktiviert durch Ihren Glauben, den Glauben desjenigen, der Sie behandelt, und durch den Glauben, der aus Ihrer partnerschaftlichen Zusammenarbeit entsteht.

Wie können Sie sicherstellen, daß Sie eine ärztliche Betreuung erhalten, bei der Geist/Körper-Einflüsse und die körpereigenen Selbstheilungskräfte angemessen berücksichtigt werden? Diese Frage ist nicht so leicht zu beantworten, weil viele Ärzte immer noch der traditionellen Sichtweise anhängen, sich hauptsächlich auf Medikamente und Eingriffe verlassen und die Möglichkeiten der Selbstheilung leugnen. Aber ich habe für Ihre Suche nach dem richtigen Arzt einige Empfehlungen aufgestellt, die Ihnen dabei helfen sollen. Diese Schritte können auch den Ärzten helfen, erinnertes Wohlbefinden zu mobilisieren:

1. Finden Sie die wichtigsten Überzeugungen und Beweggründe Ihres Gegenübers heraus.
2. Sprechen Sie über Ihre Überzeugungen und handeln Sie ihnen entsprechend.
3. Lassen Sie den Glauben wirken.

Ich richte meine Aufmerksamkeit auf die Verbesserung des traditionellen Umgangs zwischen Arzt und Patient, aber diese Regeln sollten Sie auch für Ihre Kontakte zu unkonventionellen Therapeuten anwenden. Es ist wichtig, daß Sie sich einen Eindruck von den grundlegenden Überzeugungen und Beweggründen Ihres Arztes verschaffen. Schließlich wünschen Sie sich einen mitfühlenden Arzt, der offen für Ihre aktive Mitwirkung bei der Behandlung ist, und der von der Macht des Glaubens ebenso überzeugt ist wie von der Wirksamkeit von Medikamenten und Operationen. Sie wünschen sich jemanden, der nicht nur *für* Sie sorgt, sondern auch *um Sie besorgt* ist.

1. Finden Sie die wichtigsten Überzeugungen und Beweggründe Ihres Gegenübers heraus.

Ehe Sie sich für einen bestimmten Arzt entscheiden, bitten Sie Freunde, Kollegen, Krankenschwestern und Apotheker, Ihnen jemanden zu empfehlen. Suchen Sie sich einen Arzt, der Freundlichkeit und Anteilnahme aus strahlt, der vorsichtig bei der Verordnung von Medikamenten und Therapien ist und die aktive Mitwirkung des Patienten begrüßt.

Es ist wichtig, sich in einer Umgebung ärztlich behandeln zu lassen, die Ihnen möglichst angenehm ist. Wenn Sie das Gefühl haben, in der hochtechnisierten Atmosphäre einer großen Klinik die beste Behandlung zu erhalten, sollten Sie dorthin gehen. Wer sich hingegen vor der Anonymität eines solchen Großbetriebes fürchtet, ist mit einem kleinen Krankenhaus oder der ambulanten Behandlung in einer Arztpraxis besser bedient. Wenn antiseptische Gerüche und lange, kalte Flure Sie abschrecken, sollten Sie sich eine Einrichtung suchen, wo eine angenehme, wohnliche Atmosphäre gepflegt wird.

Der erste Eindruck

Eine kürzlich veröffentlichte Studie der Harvard University enthüllt, daß unser erster Eindruck und unsere instinktiven Reaktionen in der Regel richtig sind. Laut einem Artikel im *Journal of Personality and Social Psychology* von 1993 zeigten die Psychologie-Professoren Nalini Ambady und Robert Rosenthal von der Harvard University Studenten Videofilme von maximal dreißig Sekunden Länge, auf denen Hochschullehrer in verschiedenen Unterrichtssituationen zu sehen waren. Der Ton zu den Videos war nicht hörbar, so daß die Studenten ausschließlich die Körpersprache oder das nonverbale Verhalten der Lehrer einschätzen konnten. Ambady und Rosenthal verglichen diese Augenblickseindrücke mit Beurteilungen, die am Semesterende von Studenten abgegeben worden waren. In nahezu drei Viertel der Fälle stimmten die intuitiven Reaktionen der Probanden mit den Beurteilungen durch jene Studenten überein, die ein ganzes Semester lang Gelegenheit gehabt hatten, Persönlichkeit und Unterrichtsstil der jeweiligen Lehrer oder Lehrerinnen kennenzulernen. Ambady und Rosenthal nehmen an, daß die Fähigkeit des Menschen, andere so schnell einzuschätzen, evolutionsbedingt ist. Um als Art zu überleben, mußten die Menschen lernen, rasch und intuitiv Freund und Feind zu erkennen.

Um in vollem Umfang in den Genuß erinnerten Wohlbefindens zu gelangen, müssen wir unseren Instinkten vertrauen. Wenn Sie bereits bei einem Arzt oder einer Ärztin in Behandlung sind, sollten Sie einmal kurz darüber nachdenken, wie Ihr Verhältnis zu ihm oder ihr ist. Hat der Arzt Ihnen Wege aufgezeigt, wie Sie Ihre körperlichen Beschwerden oder Probleme möglicherweise ohne Medikamente in den Griff bekommen können? Interessiert er sich für Sie persönlich, erkundigt er sich nach Ihrer Arbeit, Ihrer Familie? Haben Sie das Gefühl, daß er Ihnen während Ihres Besuchs seine ganze Aufmerksamkeit widmet? Hat Ihr Arzt Sie je danach gefragt, was Ihrer Meinung nach die Ursache Ihres medizinischen Problems oder Symptoms ist? Fühlen Sie sich in seiner Gegenwart wohl? Wenn Sie nicht sicher sind, was Ihr Arzt über die Macht des Glaubens denkt, fragen Sie ihn danach! Erwähnen Sie, daß Sie dieses Buch gelesen haben, und fragen Sie ihn nach seiner Meinung über die Zusammenhänge von Geist und Körper.

Menschliche Anteilnahme

Das meinte Dr. Vincent mit der richtigen »Einstellung«. Ihr Arzt braucht nicht Ihre religiösen oder philosophischen Anschauungen zu teilen. Aber damit in Ihnen das für erinnertes Wohlbefinden unerläßliche Vertrauen entstehen kann, brauchen Sie einen Arzt, der Sie als ganzen Menschen wahrnimmt und Ihnen das Gefühl gibt, daß Sie mehr für ihn sind als eine seelenlose Ansammlung von Organen und Körperfunktionen. Dr. Francis Weld Peabody, der erste Direktor des Thorndike Memorial Laboratory in Harvard – wo meine Laufbahn als Forscher begann, schrieb 1927 in seinem klassischen medizinischen Werk *The Care of the Patient:* »Eine der entscheidenden Qualitäten des Klinikers ist seine menschliche Anteilnahme, denn das Geheimnis der richtigen Versorgung des Patienten liegt in der Sorge um ihn.«

Im großen und ganzen bringen Menschen, die zum Medizinstudium zugelassen werden, zwei Eigenschaften mit: den Wunsch, Menschen zu helfen, und eine Befähigung zum wissenschaftlichen Arbeiten. Aber während ihrer vierjährigen medizinischen Ausbildung, in der von den zukünftigen Ärzten erwartet wird, daß sie sich Wissen über alle Krankheiten und Funktionen des menschlichen Körpers aneignen, gewöhnen sie sich daran, Symptome und Erkrankungen losgelöst vom realen Patienten zu betrachten. Auf ihr Detailwissen wird im Studium weit mehr Gewicht gelegt als auf ihre Fähigkeit, das Wohlbefinden des ganzen Menschen im Blick zu behalten. Mit dieser Voraussetzung gehen die Mediziner dann in ihre ärztliche Praxis, wo sie Einzelsymptome wichtiger nehmen als die Ganzheit, den Körper wichtiger als den Geist. Dadurch bekommen viele Patienten das Gefühl, es mangele diesen Ärzten an Mitgefühl und persönlichem Interesse.

Natürlich ist es möglich, daß ein eher unhöflicher oder unaufmerksamer Arzt trotzdem die erste Form erinnerten Wohlbefindens bei ihnen auslöst, indem er Ihnen eine Therapie verordnet, an die Sie glauben, vielleicht weil sie bei einem Ihrer Freunde geholfen hat oder Sie darüber etwas in der Zeitung gelesen haben. Es ist möglich, daß ein Arzt, der mehr Zuversicht als Fürsorge ausstrahlt, die zweite Form erinnerten Wohlbefindens auslöst, jene, die sich aus dem Glauben und der Erwartungshaltung des behandelnden Arztes speist. Damit erinnertes Wohlbefinden aber seine volle Heilwirkung entfalten kann, müssen Sie an Ihren Arzt glauben. Sie müssen bei Ihrem Arzt ein gutes Gefühl haben, um dieses Vertrauen entwickeln zu können.

Empfehlung an die Ärzte

So wie ich Patienten empfehle, sich über die Motivation Ihrer Ärzte Klarheit zu verschaffen, sollten auch Ärzte sich bemühen, die Überzeugungen und Motivationen ihrer Patienten herauszufinden. Dazu ist es nötig, aufmerksam zuzuhören, wenn Patienten ihre gesundheitliche Verfassung und die in ihrem Leben besonders wichtigen Aktivitäten beschreiben, und sie dazu aufzufordern, wenn sie es nicht von sich aus tun. Wir müssen wachsam sein, welche Ängste Patienten zum Ausdruck bringen, gerade auch auf jene Ängste achten, die die Patienten schüchtern und verlegen zu verbergen versuchen. Das ist die Kunst der Medizin. Sie zu erlernen braucht seine Zeit; es ist ein wesentlich intuitiverer Prozeß als die wissenschaftliche Diagnostik, mit der wir uns auf der Universität und während der klinischen Ausbildung fast ausschließlich beschäftigen.

Einer meiner Patienten hat bei ärztlichen Untersuchungen regelmäßig einen erhöhten Blutdruck, der darauf zurückzuführen ist, daß unter diesem – normalgewichtigen – Mann vor Jahren der Untersuchungstisch in einem Sprechzimmer zusammenbrach. Auch erinnern Sie sich sicher noch an die junge Frau, die für ihren Internisten schwärmte und nur dann erhöhte Blutdruckwerte hatte, wenn *er* ihr den Blutdruck maß. Wenn wir als Ärzte bei unseren Patienten auf diese individuellen Charakteristiken achten, auf subtile und scheinbar zufällige Details, die die Einzigartigkeit eines

Menschen ausmachen, können wir genauere Diagnosen stellen und lösen gleichzeitig erinnertes Wohlbefinden aus.

2. Sprechen Sie über Ihre Überzeugungen und handeln Sie ihnen entsprechend.

Es ist für Patienten und Ärzte gleichermaßen wichtig, daß sie über ihre Überzeugungen offen sprechen und ihnen gemäß handeln. Sie werden sich gewiß noch an die von mir bereits erwähnte Studie erinnern, die ergab, daß bei den Patienten, die mehr Fragen stellen, seltener medizinische Probleme auftauchen. Die Studie sagt aus, daß Patienten ihr Wohlergehen nicht nur in die Hände von Ärzten legen sollten, zu denen sie volles Vertrauen haben, sondern daß sie auch selbst eine aktive Rolle bei ihrer Gesundung übernehmen sollten. Sprechen Sie also mit Ihrem Arzt über Anspannungen und Sorgen, die eine Ursache für Ihre gesundheitlichen Probleme sein oder sie verschlimmern könnten. Vertrauen Sie Ihrem Instinkt, und vertrauen Sie dem Arzt, der Wert darauf legt, daß Sie ihm Ihre persönlichen Einschätzungen und Eindrücke bezüglich Therapie und Krankheitsverlauf mitteilen.

Viele Patienten fühlen sich betrogen, wenn sie mit leeren Händen aus dem Sprechzimmer kommen. Ärzte befriedigen häufig diese Erwartungshaltung, indem sie etwas verordnen, auch wenn der Zustand des Patienten das eigentlich nicht erfordert. Das ist eine Form von erinnertem Wohlbefinden – Sie bekommen eine Pille, von der Sie erwarten, daß sie Ihnen helfen wird. Aber Ärzte unterschätzen dabei häufig die Bereitschaft des Patienten, es einmal mit Selbsthilfe, einer Ernährungsumstellung, Körperübungen oder anderen medikamentenfreien Therapien zu versuchen.

Wenn Sie ein Mensch sind, der nicht gern Medikamente einnimmt, der oft stärker unter Nebenwirkungen leidet als andere Patienten, oder wenn Sie bezweifeln, daß bei Ihren

Symptomen eine medikamentöse Behandlung erforderlich ist, sollten Sie unbedingt mit Ihrem Arzt darüber sprechen. Wenn der Arzt Ihre Wünsche kennt, ist er vielleicht weniger geneigt, Ihnen sofort Tabletten zu verordnen. Wenn eine medikamentöse Behandlung in Ihrem Fall unumgänglich ist, wird der Arzt vielleicht bei der Dosierung vorsichtiger sein und genauer überwachen, wie Sie das Medikament vertragen. In jedem Fall werden Sie emotional besser auf die Behandlung ansprechen, wenn der Arzt sich auf die von Ihnen geäußerten Wünsche und Bedenken einstellt. Ihre emotionale Einstellung zur Therapie und den ärztlichen Anordnungen kann, wie wir zu Anfang dieses Buches gesehen haben, in sich selbst lebensrettend sein – auch wenn es sich bei dem verordneten Medikament um ein Placebo handelt.

Vertrauen Sie Ihren Instinkten

Im Alltag beurteilen wir eine Situation häufig »aus dem Bauch heraus«, also instinktiv. Wir können sagen, ob ein Kellner oder eine Kellnerin überlastet und unkonzentriert ist. Wir spüren, ob uns der Mechaniker in der Autowerkstatt ernst nimmt. Wir merken, wenn jemand nicht bei der Sache ist und uns nicht wirklich zuhört. Doch Ärzten gegenüber, wenn es um angstbesetzte und oft intime Probleme geht, ignorieren wir unsere wahren Gefühle und Reaktionen, obgleich die Gehirnforschung uns sagt, daß Emotionen für dic Entscheidungsprozesse in unserem Geist/Körper von entscheidender Bedeutung sind.

Gewiß würden Sie es sich nicht gefallen lassen, wenn ein Friseur Ihnen nachlässig und hastig die Haare schnitte, dabei immer wieder auf die Uhr schaute oder seine Arbeit wiederholt für relativ nebensächliche Telefonate und Unterhaltungen unterbräche. Sie hätten kein Vertrauen zu einem Börsenmakler, der Sie nicht zurückriefe. Sie würden Ihre Kinder nicht in eine Tagesstätte geben, deren Leiter Ihnen oder Ihrem Kind ganz offensichtlich nicht zuhört. Auch ist es unwahrscheinlich, daß Sie Ihre Geschäfte einer Person anvertrauten, die eine Dreiviertelstunde zu spät zu einem vereinbarten Termin käme.

Sagen Sie, wenn Sie etwas stört

Die American Medical Association hat vor kurzem ermittelt, daß Patienten im Durchschnitt zwanzig Minuten im Wartezimmer ihres Arztes zubringen. Daran kann sich eine fünfzehn- bis dreißigminütige Wartezeit im Untersuchungszimmer anschließen, die weniger angenehm ist, weil der Patient schon den Oberkörper freimachen oder in ein zugiges Papierhemd schlüpfen mußte. Einer neuen JAMA-Studie zufolge verärgern solche Zeichen von Mißachtung die Patienten und erhöhen die Wahrscheinlichkeit, daß sie den Arzt verklagen. Prozesse wegen ärztlicher Kunstfehler werden viel öfter von Patienten angestrengt, die das Gefühl haben, ihre Ärzte seien menschlich gleichgültig, hörten ihnen nicht zu, ließen sie unnötig lange warten und seien nur schwer erreichbar.

Statt wütend zu werden, sollten Sie mit dem Arzt über solche Dinge sprechen. Wenn er darauf nicht eingeht, suchen Sie sich einen anderen Arzt. Wenn Sie regelmäßig vierzig Minuten warten müssen, obwohl man Ihnen einen festen Termin gegeben hat, oder wenn Sie vom Arzt oder seinem Personal in anderer Weise rücksichtslos oder herablassend behandelt werden, untergräbt das Ihr Vertrauen in Ihren Arzt und blockiert das erinnerte Wohlbefinden. Die erstaunlichen Selbstheilungskräfte Ihres Körpers sind vermutlich der beste Freund, den Sie in der Welt der Medizin finden können. Sie sollten nicht zulassen, daß diese Kräfte durch negative Erlebnisse mit Ärzten geschwächt werden.

Heilende Worte

In seinem Theaterstück *Der Arzt am Scheideweg* charakterisiert George Bernard Shaw die Figur des Sir Ralph Bloomingfield Bonington folgendermaßen:

> ... Heiterkeit und Zuversicht ausstrahlend, Heilung schon allein dadurch bewirkend, daß Krankheit und Besorgnis schlichtweg unvereinbar mit seiner stets willkommenen Gegenwart waren. Wie es heißt, fügten sich sogar gebrochene Knochen unter dem bloßen Klang seiner Stimme wieder zusammen.

Der Klang der Stimme eines Arztes oder einer Ärztin, die Worte, die er oder sie wählt, die Hoffnung, die er oder sie im Patienten wecken kann, und die Zeit, die für ein gutes Gespräch zwischen Arzt und Patient erforderlich ist, das alles trägt in hohem Maße zur Heilung bei und wird von Ärzten und Krankenversicherern heutzutage in seiner Bedeutung unterschätzt.

In der Zeitschrift *Patient Care* vom 15. Juni 1995 berichtet Dr. Richard Letvak von der schmerzlichen Erfahrung, daß seine Worte bei einem seiner Patienten unbeabsichtigt den Nocebo-Effekt auslösten. Er schreibt:

> Ich behandelte einen Holzfäller, der sehr schwer – und allein – draußen im Wald arbeitete. Zweimal hatte er nach dem Fällen einer großen Zahl Bäume plötzlich unter Atemnot, Benommenheit und Schmerzen in der Brust gelitten. Obwohl bei ihm keine Risikofaktoren für Angina pectoris erkennbar waren, sagte ich ihm, seine Beschwerden kämen vermutlich vom Herzen und wir würden ausprobieren, ob sie sich medikamentös beeinflussen ließen. Das war sein erster und letzter Besuch in meiner Praxis. Er hat das ausgestellte Rezept nie einge-

löst. Wie ich später erfuhr, hatte meine Vermutung ihn derartig aus der Bahn geworfen, daß er depressiv wurde und anfing, seine Frau zu schlagen.
Schließlich suchte dieser Patient einen Kardiologen auf. Es wurde ein Belastungs-EKG gemacht, obwohl die dabei auftretende Belastung bei weitem nicht an seine übliche tägliche Anstrengung heranreichte. Wie zu erwarten war, ergab diese Untersuchung, daß er sein Herz bis zu der für sein Alter maximalen Pulsfrequenz belasten konnte, ohne daß Herzschmerzen auftraten. Selbst wenn tatsächlich eine Herzkrankheit vorgelegen hätte, zeigten sich, jedenfalls unter üblicher Belastung, keine Symptome. Der Kardiologe gab dem Patienten eine sehr viel angenehmere Begründung für die Brustschmerzen: Der Mann hatte sich ganz einfach bis zur völligen Erschöpfung überarbeitet.
Es gehört zu den Wahrheiten in der Medizin, daß Diagnosen nicht immer richtig sein können. Dieses Erlebnis war mir aber eine Warnung, meine Worte sorgfältig zu wählen. Gewiß hatte es Anzeichen dafür gegeben, wie sehr meine Mutmaßung den Patienten traf, aber ich hatte nicht auf sie geachtet. Wenn ich gespürt hätte, daß ich den Mann möglicherweise in eine tiefe Krise stürzte, hätte ich versucht, meinen Verdacht herunterzuspielen. Schließlich bestand für den Mann keine unmittelbare Gefahr. Ich hätte vielleicht sagen sollen, daß ich mir nicht sicher sei, ob die Beschwerden vom Herzen kämen, vielleicht seien sie aber auch völlig harmlos. Daher würden wir zunächst einmal abwarten, ob sie in der nächsten Zeit erneut auftraten. Meine Mutmaßung, es liege bei ihm möglicherweise eine ernste Erkrankung vor, bewirkte nur, daß er sich noch schlechter fühlte.

Hier zeigt sich wieder einmal, wie sehr es auf das Gespräch mit dem Patienten ankommt. Für den Patienten, der unruhig auf die Diagnose des Arztes wartet, macht es einen enormen Unterschied, wenn dieser seine Worte sorgfältig und einfühlsam wählt. Das bedeutet nicht, daß Ärzte ihre Patienten anlügen sollen. Sie sollen sich nur der möglichen Wirkung ihrer Worte bewußt sein, ihrer Macht, beim Patienten erinnertes Wohlbefinden oder den Nocebo-Effekt auszulösen. Für eine optimale medizinische Betreuung ist es unerläßlich, daß die Ärzte Zeit dafür haben, bei den Patienten Ängste zu lindern und ihnen Hoffnung und Vertrauen einzuflößen. Die Krankenversicherer sollten bei der Berechnung der ärztlichen Leistungen genügend Zeit für das Gespräch zwischen Arzt und Patient einräumen. Denn ein gutes Gespräch mit dem Patienten löst bei ihm erinnertes Wohlbefinden aus und fördert seine Gesundung.

3. Lassen Sie den Glauben wirken.

Von meinen drei Empfehlungen ist diese vermutlich für Ärzte, Patienten und das gesamte Gesundheitswesen am schwersten zu beherzigen. Wir müssen auf die Macht des Glaubens vertrauen. Obgleich es für unseren Körper die natürlichste Sache der Welt ist, sich selbst zu heilen, geht es uns völlig gegen den Strich, ihn einfach gewähren zu lassen. Die Vorstellung, »gar nichts zu tun«, empfinden wir als sehr bedrohlich.

Daher leugnen wir den therapeutischen Nutzen geduldigen, aufmerksamen Abwartens. In der Ausgabe des *Economist* vom Dezember 1994 wird Dr. Randolph Nesse, ein Psychiater von der University of Michigan in Ann Arbor, als einer der führenden Theoretiker der sogenannten Evolutionsmedizin vorgestellt. Dr. Nesse glaubt, daß die moderne Medizin möglicherweise die »natürlichen Reparaturmechanismen des Körpers« behindert, indem sie sich zu rasch mit ihren Medikamenten und Apparaten in die Körpervorgänge einmischt. »Geduldiges, aufmerksames Abwarten« ist unter diesem Gesichtspunkt der bei uns üblichen und allgemein erwarteten medizinischen Norm – dem sofortigen ärztlichen Eingreifen – vorzuziehen.

Kontrolle aufgeben, um Kontrolle zurückzugewinnen

Sofortiges Handeln gibt Patienten und Ärzten das Gefühl »die Dinge unter Kontrolle zu haben«. Doch geht unser Wunsch nach Kontrolle häufig zu weit. Wir sind zu dem Glauben erzogen, unser Geist und unser Körper müßten ständig auf Hochtouren arbeiten. Wir glauben, nervliche Anspannung und die daraus resultierenden Adrenalinstöße bewirkten gute Leistungen, und wir halten nur kontrollierte, zielgerichtete Gehirnaktivität für produktiv. Doch in Wahrheit ist eine unnötige und zu lange Aktivierung der Kampf-oder-Flucht-Reaktion schädlich für den Körper, und oft sinkt die geistige Produktivität, wenn das Gehirn zu sehr mit gedanklicher Aktivität überladen wird. Daher rate ich meinen Patienten, sich bei der Entspannungsreaktion nicht zu sehr auf die möglichen Ergebnisse zu konzentrieren. Diese Absichtslosigkeit hat häufig den wunderbaren Nebeneffekt, daß die Patienten langfristig das Gefühl bekommen, ihr Leben viel besser unter Kontrolle zu haben und leistungsfähiger zu sein.

Ähnliches gilt auch für Ärzte. Ich habe festgestellt, daß Ärzte, die ihren Kontrollzwang und übermäßigen Perfektionismus aufgeben und statt dessen ihren Patienten bei der Aktivierung der Selbstheilungskräfte helfen, beruflich zufriedener sind und über mehr Selbstsicherheit verfügen. Die größere Sicherheit teilt sich den Patienten im Auftreten des Arztes mit.

Dr. Vincent, der ehemalige Landarzt, sagt, der Rückgriff auf die zuvor abgelehnten Placebos habe ihn bescheidener gemacht. Er mußte sich eingestehen, nicht allwissend zu sein und nicht alles heilen zu können. Das ist ein sehr unbequemes Eingeständnis für die meisten Ärzte, die in ihrem eifrigen Bemühen, Krankheiten zu besiegen, nie um eine Antwort verlegen sind, nie versagen wollen und nichts unversucht lassen, den Zustand eines Kranken zu verbessern.

Am Beispiel des Anästhesisten, der in Tränen ausbrach, als er eine Patientin beten hörte, kann man erkennen, wie tief die Ärzte, trotz ihrer vermeintlichen Nüchternheit, durch Spiritualität anrührbar sind. Es ist ein trauriger Gedanke, daß wir uns als Ärzte und menschliche Wesen allzuoft von unserer eigenen Seele, von unseren wichtigsten Instinkten abgeschnitten haben und daß wir so oft die vielen alltäglichen Beispiele ignorieren, welch großen Einfluß Hoffnung und Glaube auf die Gesundheit haben. Vielleicht hoffen wir, daß unsere künstliche Distanz zum Glauben, zum Wesenskern der menschlichen Natur, das Vorhandensein von »Tod« und »Krankheit« für uns weniger real, weniger schmerzlich macht. Leidenschaftlich bemühen wir uns, Krankheiten zu kontrollieren und zu besiegen, ärztliche Leistungen so rasch und effizient zu erbringen, wie die Krankenversicherungen es von uns verlangen, und unseren Patienten einen realen, nicht bloß einen flüchtigen oder unkalkulierbaren Grund zur Hoffnung zu geben. Dabei haben wir jedoch die wissenschaftlich erwiesenen und vollauf befriedigenden Quellen der Hoffnung für unsere Patienten und für uns selbst weitgehend ignoriert.

Dr. Oliver Wendell Holmes' Kur gegen diese Ignoranz war radikal. Er sagte: »Wenn alle existierenden Medikamente ins Meer geworfen würden, wäre das ein Segen für die Menschheit und schlimm für die Fische.« Ich schlage nicht vor, die ganze Medizin über Bord zu werfen. Aber ich empfehle, daß wir uns in der Beziehung zwischen Arzt und Patient stärker auf den gesunden Menschenverstand verlassen und Medikamente und ärztliche Eingriffe auf jene Zustände beschränken, die durch Selbstheilung allein nicht gebessert werden können. So nutzen wir, wie ich es in meiner Analogie des dreibeinigen Stuhls beschreibe, sowohl unsere inneren Heilkräfte als auch die großartigen Medikamente und Verfahren der modernen Medizin auf bestmögliche Weise.

In unserem sehr amerikanischen Bestreben, Probleme zu lösen, müssen wir endlich den unsichtbaren, aber zuverlässigen Beitrag angemessen berücksichtigen, den das erinnerte Wohlbefinden, das innere, physiologische Wirken des menschlichen Geistes, für unsere Gesundheit leistet. Wir müssen es zu einem festen Bestandteil der modernen Mentalität machen, die Körperlichkeit des Geistes zu würdigen. Dieser Körper/Geist wird durch Hoffnungen und Affirmationen angespornt, aber nicht notwendigerweise durch Apparaturen und Medikamente, jene Verkörperungen neuzeitlichen Erfindungsreichtums. Im nächsten Kapitel werde ich unsere gesellschaftliche Konditionierung analysieren. Ich werde Vorschläge machen, wie man auf gesündere Weise mit dem ständig auf uns einströmenden, oft negativen und Ängste auslösenden Informationsfluß und seinen vielen problematischen Auswirkungen umgehen kann.

12. KAPITEL

Der Fluch der schlechten Nachrichten

In ihrem Buch *Solomons Lied* beschreibt die Pulitzerpreisträgerin Toni Morrison sehr genau, welche reale Gefahr von eingebildeten oder vorgestellten Gefahren ausgehen kann. Morrisons Charaktere, die junge Pilate und ihr Bruder Macon, verbringen, nachdem ihr Vater Opfer eines Mordes geworden ist, Wochen in dunklen, unheimlichen Wäldern, eine Erfahrung, die Pilates Sicht des Lebens für immer verändert. Sie sagt:

> Macon sagte mir immer wieder, die Dinge, vor denen wir uns fürchteten, existierten gar nicht wirklich. Was macht es für einen Unterschied, ob das, wovor du dich fürchtest, wirklich existiert oder nicht? Ich weiß noch, wie ich einmal unten in Virginia für einen Mann und seine Frau als Wäscherin arbeitete. Eines nachmittags kam der Mann in die Küche. Er zitterte und sagte, ich solle ihm Kaffee machen. Ich fragte ihn, was denn mit ihm los sei, er sehe so schlecht aus. Er sagte, das wüßte er auch nicht, aber er fühle sich, als könnte er jeden Moment von einer Klippe stürzen. Dabei stand er auf dem gelb-weiß-roten Linoleum, das so flach wie ein Plätteisen war. Erst hielt er sich an der Tür fest, dann am Stuhl, und versuchte nach Kräften, nicht zu stürzen. Da erinnerte ich mich, wie es damals in den Wäldern gewesen war. Ich fühlte das alles

noch einmal. Also sagte ich zu dem Mann, ich kann Sie ja festhalten, damit Sie nicht fallen. Er schaute mich mit dem allerdankbarsten Gesichtsausdruck an ... Ich stellte mich hinter ihn und verschränkte meine Finger vor seiner Brust und hielt ihn fest. Unter seiner Weste schlug sein Herz aus wie ein heißes Maultier. Aber nach und nach beruhigte es sich wieder.

Doch dann kommt die Ehefrau des Mannes in die Küche und fragt Pilate, was sie denn da treibe. Pilate erklärt ihr die prekäre Situation und läßt den Mann dabei los. »Sobald ich losließ, fiel er mit voller Wucht auf den Boden. Seine Brille ging zu Bruch, und so weiter. Er fiel genau aufs Gesicht ... Ich weiß nicht, ob diese Klippe wirklich existierte oder nicht, aber er brauchte drei Minuten, um hinunterzustürzen.«

»War er tot?« fragt Pilates Gefährte.

»Mausetot.«

Morrisons Beschreibung eines »Glaubens, der tötet« ist keine literarische Erfindung. Wie wir bei Voodoo und bei Patienten mit Todessehnsucht sahen, ist der Nocebo-Effekt real, schädlich und potentiell todbringend. Das erklärt sich aus der engen Verwobenheit von Fakten und Fiktion im menschlichen Körper. Unsere Gedanken und Ansichten über die Welt um uns sind der physiologischen Welt in uns einprogrammiert.

In seinem *Encheiridion* sagt der griechische Philosoph Epiktet im ersten Jahrhundert nach Christus: »Nicht das, was geschieht, verstört die Menschen, sondern ihre Meinungen darüber.« Diese Meinungen werden durch unsere lebenslangen Erfahrungen geformt und, entsprechend ihres emotionalen Gehalts, vom Gehirn in seinem Gefühlslaboratorium, zu dem die Amygdala, die Stirnlappen und die rechte Großhirnrinde gehören, ausgewertet. Physisch werden diese Meinungen durch die Neurosignaturen unseres Gehirns repräsentiert. Aus unserer Erziehung, aus Fernsehbildern, unserer Lektüre, dem, was Freunde uns erzählen, oder Eindrücken, die wir bei Besuchen im Krankenhaus, in Fitneßclubs oder Apotheken sammeln, entsteht ein Gemisch von bewußten und unbewußten Erinnerungen. Dies alles sind Elemente eines inneren Milieus, auf das das Gehirn ständig zurückgreift, um sich für eine der jeweiligen Situation angemessene körperliche Reaktion zu entscheiden.

Die Nebenwirkungen schlechter Nachrichten

In den ersten elf Kapiteln dieses Buches haben wir uns mit positiven gesundheitlichen Effekten beschäftigt, die durch das harmonische Zusammenspiel von Geist und Körper ermöglicht werden. Doch weil so viele Informationen, mit denen wir unser Gehirn füttern, pessimistisch, brutal oder angstmachend sind, oder weil unser Geist darauf trainiert ist, sich gerade mit diesen Aspekten besonders zu beschäftigen, leidet unser Körper unter den schädlichen Nebenwirkungen von »Nocebos« oder negativen Glaubenssätzen. In diesem Kapitel werden wir untersuchen, welchen Schaden die auf uns einstürmende Negativität anrichten kann und wie Sie als Individuum sich vor diesen schädlichen Auswirkungen schützen können. Die Fähigkeit, uns mit Hilfe unseres Glaubens und unserer Selbstheilungskräfte dagegen zu schützen, ist uns angeboren, aber wir müssen oft daran erinnert werden. Daher habe ich einige Tips aufgeführt, wie Sie sich an gute Gesundheit und Wohlbefinden »erinnern« können.

Um an alles andere als an Wohlbefinden erinnert zu werden, brauchen Sie nur einmal für ein oder zwei Minuten mit der Fernbedienung Ihres Fernsehers zu spielen. Es geht nicht nur darum, daß wir uns stundenlang freizügige Videos anschauen oder daß Nachrichtensendungen uns regelmäßig mit den Greueltaten in Bosnien konfrontieren. Der moderne Mensch hat die Neigung, sogar anscheinend hilfreiche, positive Informationen zu einer Quelle von Streß zu machen. Wir lassen zu, daß Informationen uns manipulieren und in uns ungesunde Gedanken und Gefühle auslösen – Minderwertigkeits- und Sinnlosigkeitsgefühle, Schuld, Scham, um nur einige zu nennen.

Wir quälen uns mit Selbstvorwürfen, weil wir nicht perfekt sind und unser Leben nicht so großartig ist wie die Glitzerwelt in den Zeitschriften und auf dem Fernsehschirm. Wir huldigen einem schlanken Schönheitsideal, schinden unseren Körper fanatisch oder ergehen uns in Schuldgefühlen, wenn wir uns dazu nicht aufraffen können. Statt uns gesund zu ernähren, greifen wir zu Diät-Drinks, und das alles ist Ausdruck einer Haltung, die gutes Aussehen nicht als Folge gesunder biologischer Prozesse betrachtet, sondern als schwer erkämpftes Resultat harter Arbeit und Selbstverleugnung. Wir streben danach, perfekte Eltern zu sein, die Anforderungen von Haushalt und Beruf tadellos zu bewältigen und in unseren Ehen und Beziehungen immerwährende Leidenschaft zu erleben.

Wir liegen im Dauerkonflikt mit uns selbst und sind überzeugt, daß wir unsere natürlichen Neigungen besiegen müssen, statt zu lernen, uns ihrer zu erfreuen und auf gesunde Weise mit ihnen zu leben. Dadurch sind wir geradezu prädestiniert für die Angebote der Werbeindustrie, die uns sagt, wie wir unsere innere Leere füllen können. Seien es Ordnungssysteme für unsere Schränke, Seminare für Zeit-Management, Sportgeräte, die wir nur kurz benutzen und dann in irgendeinem Abstellraum verschwinden lassen, oder die Vielzahl von Schmerzmitteln, die man uns beim kleinsten körperlichen Unbehagen zu schlucken empfiehlt – unsere Konsumentengewohnheiten beruhen oft nicht auf unseren wirklichen Bedürfnissen, sondern auf Bedürfnissen, die uns von der Werbung eingeredet werden.

In einem solchen Klima ist es sehr schwierig, sich an Wohlbefinden zu »erinnern«. Erinnertes Wohlbefinden erfordert einen gewissen Grad an Selbstvertrauen und Ruhe. Die westliche Gesellschaft betont die äußerliche Selbst-Verbesserung, nicht die innere Entwicklung. Wir sind darauf eingestellt, *mehr* zu tun, nicht weniger, um unseren Körper in Form zu bringen. Wir sind in einer »Informationsgesellschaft« aufgewachsen und haben gelernt, den freien Zugang zu Nachrichten aller Art als eine Errungenschaft zu betrachten und Menschen mit großem »Wissensdurst« zu bewundern. Daher ist unser Appetit auf Nachrichten über Gesundheit und Wohlbefinden unersättlich. Unsere Wachsamkeit gegenüber Veränderungen in unserem Körper wird von jedem neuen Bericht, in dem man uns sagt, wie wichtig die Früherkennung von Krankheiten sei, weiter geschärft.

Ohne uns notwendigerweise bewußt zu sein, daß diese Spaltung, auf Descartes zurückzuführen ist, haben wir unsere Überzeugungen, unseren Glauben, in eine Ecke abgeschoben, die wir Privatleben nennen, während wir als Öffentlichkeit nur empirische Beweise, Statistiken, Augenzeugenberichte und andere sogenannte Fakten gelten lassen. Unsere Kinder bekommen in Disney-Filmen und Märchenbüchern die Empfehlung, »auf ihr Herz zu hören«, aber Erwachsene werden dazu nicht ermutigt, nicht in den diplomatischen Beziehungen oder bei Verhandlungen zwischen Arbeitgebern und Gewerkschaften, nicht bei Firmenübernahmen oder sportlichen Wettkämpfen, weder in der Politik noch in der Wissenschaft oder in irgendeinem anderen Bereich, der heutzutage für Nachrichtenschlagzeilen sorgt.

Übertriebene Gefahren

Während wir einerseits die Wichtigkeit des Glaubens und unserer persönlichen Überzeugungen unterschätzen, werden mögliche Gefahren für Gesundheit und Wohlbefinden maßlos übertrieben dargestellt. In unserer Kultur räumen wir der Krankheit mehr Bedeutung ein, als dieses Phänomen eigentlich verdient. Eine »Nachricht« ist von Natur aus etwas Außergewöhnliches, Nicht-Alltägliches, so stellen die Medien nicht unsere generell gute Gesundheit heraus, das unaufhörliche Pumpen unserer Herzen, das Tag für Tag relativ reibungslose Funktionieren aller unserer inneren Organe, die Arbeit dieser ungeheuer komplizierten Maschine, die in der Regel so problemlos ihren Dienst versieht, daß wir es als völlig selbstverständlich betrachten. Da die Medien Krankheit und Gesundheitsgefahren überbetonen, nehmen wir gegenüber diesem Thema häufig eine defensive und übertrieben wachsame Haltung ein.

Auch können wir uns nichts Schlimmeres vorstellen, als ernstlich krank oder behindert zu sein. Die Gefahren des Hasses oder Moralverlustes betrachten wir demgegenüber als zweitrangig. Krankheit und körperliche Entstellung fürchten wir weit mehr. Die Werbung leistet dieser Sichtweise Vorschub, indem sie ein »schmerzfreies Leben« zur Norm erhebt. Krankheit ist für uns so unerträglich geworden, daß Ärzte viel zu schnell eingreifen, wenn es gar nicht wirklich angezeigt ist, viel zu schnell zu Bypass-Operationen, Gebärmutterentfernungen und anderen übereilten, extremen Maßnahmen greifen. Das alles ist uns lieber, als auf die beiden Schlüsselelemente erinnerten Wohlbefindens zu vertrauen, die Selbstheilungskräfte des Körpers und die Hoffnung. Die dem ärztlichen Berufsstand eigenen Ängste vor Sterblichkeit und menschlicher Hinfälligkeit fördern eine öffentliche Abneigung gegen alles, was auch nur im geringsten vom Idealbild perfekter Gesundheit abweicht. Dadurch erhöht sich die Wahrscheinlichkeit, daß Patienten und deren Familien vor Gericht ziehen, wenn das Ergebnis einer ärztlichen Behandlung nicht ihren Wünschen entspricht.

In seinem Buch *Worried Sick: Our Troubled Quest for Wellness* empfiehlt Dr. Arthur J. Barksy von der Harvard Medical School zwar keine Geist/Körper-Lösungen für die Leiden unserer Gesellschaft, aber er bringt sehr freimütig seine Verachtung für unsere übertriebene Krankheitsfurcht zum Ausdruck. Er schreibt:

> Wir scheinen unfähig, uns unserer guten Gesundheit zu erfreuen, sie in Gefühle von Wohlbefinden und Vertrauen in unseren Körper zu übersetzen ... Wir streben nach perfekter Gesundheit und leben doch die ganze Zeit wie Invaliden. Wir tun so, als stünden wir ständig am Rande eines körperlichen Zusammenbruchs, und gleichzeitig leugnen wir diese Möglichkeit. Wir genießen unser Leben nicht, sondern quälen uns mit bösen Vorahnungen, als wäre unser Körper ein schlafender Feind ... Dabei übersehen wir die Tatsache, daß die meisten von uns meistens gesund sind, die Tatsache, daß der menschliche Organismus über bemerkenswerte Selbstheilungskräfte verfügt, erstaunlich anpassungs- und überlebensfähig ist.

Der römische Philosoph und Gelehrte Seneca sagte: »Niemand kann ein friedvolles Leben führen, wenn er zuviel darüber nachdenkt, wie es sich verlängern läßt.« Und ein weises lateinisches Sprichwort lautet: »Ein allzu gesundheitsbewußtes Leben ist ein vergeudetes Leben.« Doch die westliche Kultur huldigt einem möglichst langen Leben und äußerlicher Schönheit statt einem voll gelebten, intensiven Leben oder dem inneren Frieden. Manche Kulturen pflegen die nachmittägliche Siesta, andere betrachten das gute Essen im Familien- oder Freundeskreis als die beste Zeit des Tages, wieder andere kommen täglich zu Gebet oder Meditation zusammen. Wenn Sie Amerikaner fragen, was sie heute Gutes getan haben, bekommen Sie zur Antwort, daß sie »Sport getrieben« oder »hart gearbeitet«, Hausarbeit, Gartenarbeit, ehrenamtliche Arbeit verrichtet, oder sich als Heimwerker betätigt haben. Unser Ansehen beruht nicht auf dem, was wir sind, sondern auf dem, was wir »tun«, nicht auf dem, was wir auf der Reise erleben, sondern auf unseren Leistungen, nicht auf der Qualität unserer zwischenmenschlichen Beziehungen und unserer Wahrnehmungen, sondern auf dem Maß unserer Selbstdisziplin.

Auf die gleiche arbeitswütige, Schuldgefühle erzeugende Weise kann man auch dieses Buch benutzen, ebenso wie andere Bücher, die die Verbundenheit von Geist und Körper und die Kraft positiven Denkens herausstellen. Vielleicht steht auch bei Ihnen Meditation oder Gebet schon auf Ihrer langen Liste täglicher Aktivitäten, jener Pflichten und Erfordernisse, bei denen Sie ein schlechtes Gewissen bekommen, wenn Sie ihnen nicht regelmäßig nachgehen. In diesem Fall kann es gut sein, daß die positive Wirkung erinnerten Wohlbefindens durch den herzjagenden Streß all dieser Verpflichtungen zunichte gemacht wird.

Auch ist es sehr verführerisch, die Informationen in diesem Buch zu sehr zu vereinfachen, so daß Sie ganz besessen von Geist/Körper-Zusammenhängen werden und jede gesundheitliche Verschlechterung als spirituelles Versagen betrachten. Gesundheitliche Probleme resultieren natürlich aus einer ganzen Anzahl von Variablen, zu denen genetisches Erbe und Familiengeschichte, Umweltfaktoren, persönliche Lebensgeschichte, Gewohnheiten und Unfälle gehören. Da die Gesellschaft aber, wie wir in unserem historischen Rückblick gesehen haben, Krankheit oft stigmatisiert hat, kann Geist/Körper-Medizin im schlimmsten Fall dazu mißbraucht werden, Menschen zu verurteilen, statt ihre Kraft und ihr Selbstvertrauen zu stärken. Doch das letzte, was Schwerkranke gebrauchen können, sind Vorwürfe, daß sie an ihrem Zustand selbst schuld seien oder daß ein Rückfall bedeute, sie hätten nicht genug Glauben, um sich selbst heilen zu können.

Krankenpflege-Professorin Barbara Lowery und ihre Kollegen von der University of Pennsylvania fanden kürzlich heraus, daß von 234 befragten Brustkrebspatientinnen 40 Prozent glaubten, daß ihr persönliches Verhalten oder ihr Charakter zum Ausbruch der Krankheit beigetragen hätten. Eine stark vereinfachende Interpretation dieses und anderer Bücher, die zum Einsatz der eigenen Selbstheilungskräfte ermuntern, könnte Patienten – zusätzlich zu dem mit der Krankheit verbundenen seelischen Streß – mit Schuldgefühlen belasten. Arlene Houdin, Dozentin für Krankenpflege an der University of Pennsylvania, sagt, solche Vereinfachungen veranlaßten Patientinnen zu der Ansicht: »Ich neige zu negativem Denken, und das erhöht die Gefahr, daß der Krebs zurückkehrt.« Ich sage meinen Patienten, daß es ganz natürlich ist, mit Ängsten auf eine Krebsdiagnose zu reagieren. Es ist jedoch äußerst schädlich, Angst und Sorge zum Zentrum des Lebens werden zu lassen. Der Name der Krankheit darf nicht mehr über Sie aussagen als Ihre Persönlichkeit und Ihre Lebenserfahrung.

Bei der Entstehung von Krankheiten und ihrem Verlauf, speziell im Fall von Brustkrebs, spielen viele Faktoren eine Rolle. Die Medizin weiß in den meisten Fällen nicht, welche Ursachen vorliegen, darum sollten Sie sich auf keinen Fall selbst die Schuld geben. Wir müssen realistisch bleiben, was das erinnerte Wohlbefinden angeht. Es kann in dem Umfang helfen, wie jede Krankheit durch Geist/Körper-Interaktionen verursacht oder verschlimmert wird. Das gilt auch für den Krebs. Wenn der Krebs fortschreitet, trotz allen

Bemühens, die Selbstheilungskräfte zu stärken, dann hat die Krankheit eben ein Eigenleben, daß sich durch erinnertes Wohlbefinden nicht beeinflussen läßt. Das ist kein Grund, sich zu schämen oder Schuldgefühle zu entwickeln. Manchmal kann erinnertes Wohlbefinden ein Leiden ebensowenig bezwingen wie die besten Therapien und die renommiertesten Spezialisten. Mitunter entzieht sich die Biologie unserer Kontrolle, trotz unserer inständigen Gebete, unserer gesunden Lebensweise und einer optimistischen Einstellung.

Gesundheit: eine neue Religion

Aber die amerikanische Öffentlichkeit ist darauf konditioniert, nach einfachen Botschaften und mundgerecht aufbereiteten Informationshäppchen zu verlangen. Wir vermeiden es, über komplizierte Risikoabwägungen oder die vielschichtige Natur unserer Probleme nachzudenken. Wir ignorieren unsere beständige, wenn auch leicht schwankende, relativ gute Gesundheit und huldigen dem Ideal einer illusorischen perfekten Gesundheit. In einer Ausgabe der *Public Health Review* aus dem Jahr 1986 schreibt Dr. Marshall H. Becker von der University of Michigan: »Der Gesundheitskult ... ist eine neue Religion, bei der wir uns selbst anbeten, gute Gesundheit als Ausdruck unserer Frömmigkeit betrachten und in Krankheiten eine gerechte Strafe für diejenigen sehen, die sich noch nicht auf dem rechten Pfad befinden.«

Als Spezies, die sich ihrer eigenen Sterblichkeit schmerzhaft bewußt ist, streben wir mehr nach Gesundheit als nach Glück, oder wir verwechseln Gesundheit mit Glück. Eine Umfrage unter den Lesern von *Psychology Today* aus dem Jahr 1982 ergab, daß 42 Prozent der Umfrageteilnehmer Gesundheit für wichtiger hielten als Liebe, Arbeit oder Geld.

46 Prozent gaben an, Gesundheit sei in ihrem Leben die wesentlichste Quelle des Glücks.

Menschen, die sich sehr stark mit sich selbst beschäftigen, neigen dazu, ihre Gesundheit kritischer zu betrachten als weniger zur Innenschau neigende Zeitgenossen. Wir haben bereits erörtert, daß es gut für die Gesundheit ist, in einer altruistischen, den Mitmenschen zugewandten Haltung nach außen zu blicken oder in einem aktiven religiösen Leben nach oben zu schauen. In seinem Buch *The Symptom Iceberg: A Study of Community Health* zeigt D. R. Hanney anhand von Statistiken über Krankheitssymptome von Kirchenmitgliedern, daß Personen um so weniger über gesundheitliche Beschwerden klagen, je intensiver ihr religiöses Leben ist.

Medizinstudenten und jungen Ärzten erzähle ich gerne, welchen Rat Seine Heiligkeit, der Dalai Lama, mir und meinen Kollegen gegeben hat. Auf die Frage, wie man die innere Ruhe der Meditation außerhalb der Meditationszeiten, im Alltag, aufrechterhalten könne, antwortete er einfach: »Konzentrieren Sie sich immer auf das, was gerade vor Ihnen liegt.« Es fällt uns allen, Ärzten wie medizinischen Laien, nicht leicht, »bewußt« zu leben, jedem Augenblick und jeder Handlung, die wir gerade ausführen, unsere ungeteilte Aufmerksamkeit zu widmen, wie es der Dalai Lama und einige populäre Autoren empfehlen. Besonders erwähnenswert sind in diesem Zusammenhang die Bücher *Real Moments* von Barbara DeAngelis und *Full Catastrophic Living* von Dr. Jon Kabat-Zinn. Ich kämpfe gegen meine eigene Tendenz an, mich mit tausend Gedanken und Sorgen gleichzeitig zu beschäftigen, und schon am Morgen den Kopf voller Probleme und Erwartungen zu haben. Aber ich habe gelernt, daß ich mich im Laufe des Tages so auf meine Patienten konzentriere, daß die Kette meiner persönlichen Gedanken und Sorgen unterbrochen wird. Das gleiche geschieht, wenn Sie sich in der Meditation geistig konzentrieren und alltägliche Gedanken passiv vorüberziehen lassen. Wenn Sie Ihre Aufmerksamkeit anderen Menschen zuwenden, hebt das Ihre Stimmung. Hierbei handelt es sich um jenes »Helfer-Hoch«, das, wie bereits erwähnt, von meinem Freund Alan Luks dokumentiert wurde.

Ich bin mir darüber im klaren, wie schwer dies für Menschen zu verwirklichen ist, die sehr schwere Lasten zu tragen haben, eine ernste Erkrankung, eine Behinderung oder materielle Armut. Das macht es ihnen sehr schwer, sich auf die Freude des Augenblicks zu konzentrieren oder darauf, wie sie anderen Menschen helfen können. Oft sind diese Lasten so groß, daß das ganze persönliche Erleben völlig davon überschattet wird.

Doch selbst in solchen Fällen, erinnert uns Dr. Barsky, wird ein Symptom oder ein Problem dadurch vergrößert, daß man sich ständig darauf konzentriert, während Ablenkungen das Leiden verringern. Dr. Barsky sieht darin die Erklärung für das als »Schlachtfeld-Anästhesie« bekannte Phänomen, bei dem schwerverwundete Soldaten ihre Schmerzen ignorieren und einfach weiterkämpfen. Auf Schlachtfeldern und in Vorstandsetagen, auf Hinterhöfen und in Arztpraxen, überall gilt, daß man, statt in einem Morast aus Sorgen und Bürden zu versinken, besser mit dem Leben weitermacht, sich immer ganz auf das konzentriert, was gerade ansteht. So wird der Körper motiviert, Schmerzen und Krankheit zu vergessen und sich an jene Stärke und Vitalität zu erinnern, die einmal Teil Ihrer Lebenserfahrung war.

Wenn Sie sich jedoch ganz auf Ihre Gesundheit konzentrieren, wird, schreibt Dr. Barsky, »der Zwang zu Selbstdisziplin und Selbstkontrolle so erdrückend, daß unser Wohlbefinden darunter leidet und wir das Vertrauen in unseren Körper verlieren«. Diese Unsicherheit, dieses argwöhnische Beobachten unseres Körpers, vergrößert bestehende Probleme, löst im Gehirn unangemessene Streßsignale aus und kann dazu beitragen, daß Sorgen und Ängste um den eigenen Körper zu sich selbst erfüllenden Prophezeiungen werden.

Der Nocebo-Effekt

Der Nocebo-Effekt kann auf vielfältige Weise in Erscheinung treten. Wir haben gesehen, wie Einverständniserklärungen für Operationen mit genauer Darstellung möglicher Risiken oder betont pessimistische Prognosen von Ärzten diesen Effekt mit seinen schädlichen Konsequenzen hervorbringen können. Wie beim erinnerten Wohlbefinden galt auch hier, daß der Körper versucht, die Suggestionen des Geistes getreulich zu realisieren.

Psychogene Massenerkrankung (engl.: Mass Psychogenic Illness, kurz MPI) ist ein Modewort für einen in großem Maßstab auftretenden Nocebo-Effekt. MPI ist ein häufiges Phänomen, bei dem eine Gruppe von Personen – Arbeitskollegen, Schulkinder oder andere – sich über gleiche gesundheitliche Symptome beklagt, als sei sie Opfer einer Epidemie oder einer Umweltkatastrophe geworden. MPI war verantwortlich für die »Tanzwut«, die in Europa im Mittelalter auftrat, obwohl wir sie heute vielleicht eher einer »Massenhysterie« zuschreiben würden. In den siebziger Jahren begaben sich in Neuseeland 700 Personen in ärztliche Behandlung, weil sie Dämpfen ausgesetzt gewesen waren, die sie irrtümlich für giftig hielten. Zu Beginn der achtziger Jahre erkrankten 75 Bostoner Schulkinder ohne erkennbaren Grund während eines Schulfestes. Fabrikarbeiter wurden durch vermeintliche Stiche gar nicht existierender Insekten krank. Und neuerdings, nach den Giftgasanschlägen auf U-Bahnen in Japan, geschah es mehrfach, daß Fahrgäste auch dann über Vergiftungssymptome klagten, wenn gar kein Gas freigesetzt worden war.

In all diesen Fällen löste der Glaube an das Vorhandensein eines krankmachenden Wirkstoffs entsprechende Symptome aus. Im 19. Jahrhundert beschrieb ein Arzt das Phänomen folgendermaßen: »Um zu einer Epidemie zu werden, muß diese Krankheit mit einer populären Vorstellung oder einem Aberglauben in Zusammenhang stehen. Diese Vorstellung muß fest im Herzen der Menschen verwurzelt und so weit verbreitet sein, daß ihre pathologische Wirkung eine große Zahl von Menschen erfaßt.« Die gemeinsamen Erwartungen vieler Menschen können diese Art von Epidemien verursachen.

Wie es bei Scheinschwangerschaften auf der individuellen Ebene der Fall ist, kann ein starker Glaube Auslöser für authentische Symptome sein, denen keine wissenschaftlich dokumentierbare Ursache zugrunde liegt. Bei dem Vorfall in Neuseeland war aus einem beschädigten Frachtschiff eine übel riechende Chemikalie freigesetzt worden. Während die Behörden verzweifelt versuchten, die Chemikalie zu identifizieren, wurde eine größere Evakuierung angeordnet und das Betreten des vermeintlich verseuchten Gebietes untersagt. Hunderte von Menschen meldeten sich in den Notaufnahmen der Krankenhäuser mit Vergiftungssymptomen. Doch schließlich stellte sich heraus, daß die Substanz zwar übelriechend, aber harmlos war. Ein unangenehmer Geruch und einige besorgte Behördenvertreter lösten ein massives Auftreten des Nocebo-Effekts aus.

Mit der suggestiven Kraft des Nocebos können auch falsche Erinnerungen ausgelöst werden. Es geschieht häufig, daß Menschen schmerzhafte oder traumatische Erinnerungen verdrängen. Psychiater und Psychologen helfen ihnen dann, sich in einer Psychotherapie diese prägenden Erlebnisse wieder bewußtzumachen. Doch manchmal machen Therapeuten in ihrem Übereifer, bei ihrem Patienten die Ursache für seine Seelenqualen aufzuspüren, den Fehler, ihm bestimmte Erlebnisse zu »suggerieren«. Oder Patienten berichten von angeblichen Erlebnissen, die ihnen selbst völlig real erscheinen. Eine durch bestimmte Überzeugungen hervorgerufene falsche Erinnerung kann etwas sehr Gefährliches sein, besonders, wenn Kinder ihre Eltern fälschlicherweise beschuldigen, sie körperlich mißhandelt oder sexuell mißbraucht zu haben. Mein Kollege Dr. Fred H. Frankel vom Beth Israel Hospital in Boston schrieb kürzlich: »Der Wunsch, den Opfern von sexuellem Mißbrauch in der Kindheit zu helfen, ist überaus berechtigt, doch sollten die Ärzte auch über die Schädigungen nachdenken, die durch falsche Anschuldigungen entstehen. Längst vergessene Erinnerungen, die in Therapien ohne faktische Erhärtung zutage treten, für wahr zu nehmen, kann das Leben von unschuldigen Menschen ernsthaft gefährden oder sogar zerstören.«

In ihrem Buch *Die mißbrauchte Erinnerung* liefern Richard Ofshe und Ethan Watters viele Beispiele für falsche Erinnerungen. In einem Fall suchte eine Frau nach einer gescheiterten Ehe Hilfe bei einem Therapeuten und wurde dadurch »geheilt«, daß sie sich an die angebliche Teilnahme an einem satanischen Kult erinnerte, bei dem Ritualmorde und Kannibalismus praktiziert worden waren. Wie Ofshe und Watters berichten, stellte sich aber heraus, daß die Frau in Wahrheit nie an solchen schrecklichen Kultritualen beteiligt gewesen war. So war die Patientin am Ende durch die vom Therapeuten suggerierten »Erinnerungen« noch verwirrter und traumatisierter als durch die Eheprobleme, für die sie eigentlich Hilfe gesucht hatte.

Ich glaube, daß der Nocebo-Effekt auch bei der Erinnerung an frühere Leben am Werk ist und ebenso bei angeblichen Besuchen durch Außerirdische, über die in den Medien so oft berichtet wird. Wie erinnertes Wohlbefinden werden auch diese angeblichen Erlebnisse durch persönlichen Glauben ausgelöst, und den Menschen, die davon betroffen sind, erscheinen sie völlig real. Wie wir am Beispiel der Scheinschwangerschaft gesehen haben, bei der es selbst Ärzten mitunter schwerfällt, sie von einer echten zu unterscheiden, können sich persönliche Überzeugungen auf sehr eindrucksvolle und überzeugende Weise manifestieren. Da die wissenschaftliche Erforschung des Glaubens und seiner Auswirkungen relativ neu ist, muß die Medizin noch sehr viel lernen, ehe wir in der Lage sein werden, negative oder manipulierte Glaubensmanifestationen einwandfrei zu bestimmen und zu isolieren.

Manipuliertes Wissen

In allen diesen Fällen war Wissen Macht. Aber der ständige Wissenszuwachs erwies sich, entgegen unseren Erwartungen, für die breite Öffentlichkeit nicht immer als gut. Informationen können ihre Tücken haben, denn je mehr wir wissen, desto mehr neigen wir dazu, unsere gesunden Überzeugungen und Instinkte zu mißachten. Nehmen Sie beispielsweise das Phänomen der Hypochondrie bei Medizinstudenten. Weil die angehenden Ärzte sich ständig mit den Symptomen und Ursachen menschlicher Krankheiten befassen müssen, neigen sie dazu, bei sich selbst hinter jedem kleinen Schmerz oder Unbehagen gleich eine drohende Erkrankung zu vermuten.

Edward Shorter von der Universität Toronto berichtet in seinem Buch *Bedside Manners,* daß Menschen mit »höherem gesellschaftlichem Status«, also vermutlich jene, die sich eine bessere medizinische Versorgung leisten können und gesünder sind als die sozial Schwachen, eher wegen vergleichsweise milden Symptomen zum Arzt gehen, zum Beispiel wegen

Schnittverletzungen oder Blutergüssen, wegen Hautproblemen und Erkrankungen der oberen Atemwege. Mit anderen Worten, Menschen, die aufgrund ihrer Armut nur schlecht medizinisch versorgt werden, können sich den Luxus nicht leisten, viel Aufhebens um geringfügige gesundheitliche Beschwerden zu machen; sie müssen ihre Arztbesuche auf wirkliche Notfälle beschränken. In *Profession of Medicine* bestätigt Elliot Friedson von der New York University diese Ergebnisse. Er berichtet, daß Patienten in armen, von Krankheiten geplagten Ländern viel weniger über Krankheitssymptome klagen, als es aufgrund ihres von westlichen Medizinern festgestellten Gesundheitszustandes zu erwarten wäre. Offenbar spielen, wie wir es bereits bei den Studien über die Schmerzwahrnehmung gesehen haben, kulturelle Unterschiede bei der Beurteilung der eigenen Gesundheit eine wichtige Rolle. Es fällt jedenfalls auf, daß die Menschen sich um so stärker mit geringfügigen Gesundheitsbeschwerden beschäftigen, je gesünder die Gesellschaft insgesamt ist.

Im Februar 1995 erschien in *Gentlemen's Quarterly* ein Bericht über eine Studie, die zeigt, daß Hochschulabsolventen und Menschen, die mehr als 50 000 Dollar im Jahr verdienen, selten »sehr zufrieden« mit ärztlich verordneten Schmerzmitteln sind. Menschen mit niedrigerem Einkommen, die 15 000 Dollar oder weniger jährlich verdienen, und jene, die über keinen High-School-Abschluß verfügen, waren dagegen sehr viel eher mit der verordneten Medikation zufrieden. Interessanterweise scheint der »Glaube« an eine ärztliche Therapie bei Menschen mit höherem Bildungsniveau und höherem Einkommen geringer zu sein, obwohl dieser Personenkreis sich im allgemeinen eine bessere medizinische Versorgung leisten kann. Die verbreitete Annahme, daß Bildung unsere Lebensqualität verbessert, trifft im Bereich erinnerten Wohlbefindens offenbar nicht uneingeschränkt zu. Menschen, die sich stärker auf Hoffnung und

Glauben verlassen und die gelernt haben, geduldig auf Heilung zu warten, vielleicht weil sie gar keine andere Wahl haben, sind im Hinblick auf erinnertes Wohlbefinden möglicherweise im Vorteil gegenüber den Informationsbesessenen.

Lowell Levin, Professor an der Yale School of Public Health und einer der Autoren des Buches *Medicine on Trial,* sagt, Frauen würden in unserer Kultur besonders darauf konditioniert, jedes Stadium ihres Lebens als »krankhaften Zustand« zu betrachten, den sie nur mit ärztlicher Hilfe durchstehen könnten. Frauen nehmen fünf- bis sechsmal häufiger als Männer ärztliche Hilfe in Anspruch. Dr. Levin schreibt dazu: »Frauen wird von der modernen Medizin eingeredet, sie seien eine Gefahr für sich selbst und jedes Stadium ihrer Entwicklung sei pathologisch.«

Dr. Levin glaubt an das »Drittel-Prinzip«, wie es Dr. Phillip Lee, der stellvertretende Gesundheitsminister der Clinton-Regierung, nennt. Danach hilft ein Drittel der ärztlichen Therapien sehr gut, ein Drittel ist nutzlos und ein Drittel schadet uns. Dr. Levin behauptet daher, daß Frauen »russisches Roulette« mit einem Gesundheitssystem spielen, daß ihnen in einem Drittel der Fälle schadet. Er vertritt die Auffassung, daß 90 Prozent aller Entbindungen ungefährlich und weniger traumatisch zu Hause erfolgen könnten und daß Entbindungen in der Klinik »für die Krankenhäuser eine lukrative Einnahmequelle sind«.

Die immer noch von Männern dominierte Ärzteschaft bringe, wie Dr. Levin sagt, den Frauen nicht bei, sich selbst zu schützen. Statt dessen, sagt er, wird den Frauen beigebracht, dem amerikanischen Gesundheitswesen zu vertrauen, das Herzsymptome bei Frauen weniger ernst nimmt; das sehr häufig bei Abstrichen fälschlicherweise positive Testergebnisse produziert; das einen hohen Prozentsatz an Kaiserschnitten und viel mehr Gebärmutterentfernungen durchführt als in anderen Ländern üblich; das die Mammographie propagiert, obwohl ihr Nutzen unklar ist und das die Freigabe von Medikamenten gegen Hefepilz-Infektionen verzögerte.

Viele der medizinischen Aufklärungskampagnen und Neuigkeiten, mit denen man uns bombardiert, dienen dazu, unsere Ängste zu verstärken, statt sie zu beruhigen. Besonders die Pharmaunternehmen fördern unsere Neigung zur Hypochondrie und nutzen sie gewinnbringend. In ihrem Artikel »Vielleicht sind Sie krank, vielleicht können wir helfen« vom April 1994 schreibt Elisabeth Rosenthal, Reporterin bei der *New York Times,* daß es einmal üblich war, dem Verbraucher bei Sodbrennen zur Einnahme von Alka Seltzer für zwei Cent zu raten. Heute dagegen werde ihm in einem solchen Fall gesagt, es handele sich um einen »ernsten medizinischen Zustand«, gegen den ein verschreibungspflichtiges Medikament zum Preis von zwei Dollar zu verordnen sei. Auch, schreibt Rosenthal, liegen in den Wartezimmern der Ärzte Werbebroschüren aus, in denen man die Patienten darüber aufklärt, daß sich hinter sogenannten Excedrin-Kopfschmerzen »Migräne« verbergen könne.

Dr. Marcus Reidenberg, Herausgeber der Zeitschrift *Clinical Pharmacology and Therapeutics,* glaubt, daß die Pharmafirmen »... aus Symptomen des täglichen Lebens, des normalen Daseins, Krankheiten machen, die angeblich medizinisch behandelt werden müssen«. Er fährt fort: »Die Arzneimittelwerbung veranlaßt Patienten, mit Symptomen zum Arzt zu gehen, derentwegen sie ihn normalerweise nicht aufsuchen würden.«

»Je mehr die Leute sich mit einer Krankheit beschäftigen, desto größer ist die Wahrscheinlichkeit, daß sie deswegen einen Arzt aufsuchen und der Medikamentenabsatz steigt«, schreibt Reidenberg. Die Pharmafirmen wüßten das genau und betonten deshalb in ihren Anzeigenkampagnen Symptome und Krankheiten, statt sich auf die Werbung für ihr jeweiliges Produkt zu beschränken. Diese Strategie ist offenbar erfolgreich. Bei einer für Scott-Levin Associates, eine medizinische Vertriebsorganisation in Pennsylvania, durchgeführten Umfrage gaben 78 Prozent der befragten Ärzte an, daß viele Patienten sie wegen Symptomen aufsuchten, auf die sie, wie sie selbst zugaben, durch die Arzneimittelwerbung aufmerksam gemacht worden waren. 1989 hatten nur 30 Prozent der Ärzte einen solchen Trend bei ihren Patienten beobachtet.

Den Teufelskreis durchbrechen

Unsere Sucht nach Information schwächt oft die transformierende Kraft erinnerten Wohlbefindens oder macht sie völlig zunichte. Kürzlich erinnerte mich Corinne Kyle – meine Mitarbeiterin bei einer Studie für das berühmte George H. Gallup International Institute – behutsam und freundlich daran, wie störend sich meine Ungeduld, die Ergebnisse unserer Forschungen zu erfahren, auf ihre Arbeit auswirkte. Sie sagte: »Was Sie von mir verlangen, ist so, als würde ich Karotten oder irgendein anderes Gemüse jeden Tag aus der Erde ziehen, um nachzuschauen, ob es auch gut wächst.« Die meisten Amerikaner haben diese Neigung. Weil wir so, mit kurzlebigen Neuigkeiten überschwemmt werden, warten wir nicht gern. Noch die kleinste Gefahr verstört uns so, daß wir nie in der Lage sind, uns ganz zu entspannen. Der unaufhörliche Strom geistiger Reize bewirkt, daß unsere Aufmerksamkeitsspanne immer kürzer wird.

Diesen Teufelskreis müssen wir durchbrechen. Wenn wir unseren Geist mit Negativität und Furcht durchtränken, lösen wir damit den Nocebo-Effekt und die Kampf-oder-

Flucht-Reaktion aus, deren schädliche Wirkung auf unseren Körper uns zusätzlich Grund zur Sorge gibt. Wenn wir ein Leben lang Werbespots sehen, in denen Schmerzmittel den Leuten den Tag retten, neigen wir dazu, uns zu sehr auf Schmerzmittel zu verlassen. Das wiederum nährt in uns die Überzeugung, daß wir zur Linderung anderer vermeintlicher oder realer Beschwerden ebenfalls auf Medikamente angewiesen sind. Je mehr wir es akzeptieren, mit immer extremeren und bizarreren Informationen gefüttert zu werden und je höhere Einschaltquoten und Verkäufe sich damit erzielen lassen, desto mehr werden die Medien versuchen, diesen Wahn zu befriedigen. Wie John Updike gesagt hat, das Wort »genug« fehlt in unserem Wortschatz.

Ist es möglich, diesen Teufelskreis zu durchbrechen? Auf die Medien, die die Informationen aufarbeiten und verbreiten, brauchen wir dabei nicht zu hoffen. Da Hollywood bislang nicht auf gewalttätige und sexuell freizügige Darstellungen verzichten will, sind manche Eltern dazu übergegangen, V-Chips in ihren Fernsehgeräten zu installieren, damit ihre Kinder keine für sie ungeeigneten Sendungen zu sehen bekommen. Doch unser Gehirn braucht keinen V-Chip. Der Mensch verfügt wunderbarerweise über eine angeborene Vorrichtung, die alle hereinkommenden Informationen filtert und die zum Wohle unserer Gesundheit genutzt werden kann. Diese Vorrichtung ist unser Glaubenssystem – jene Gedanken, Gefühle und Werte, die auf einzigartige Weise uns und unsere Lebenserfahrung charakterisieren. Unser Bewußtsein ist darauf konditioniert, auf eine bestimmte Weise zu reagieren. Die erlernten Programme unseres Gehirns bilden sich dadurch, daß wir wiederholt bestimmte Erinnerungen oder Gedanken sowie die dazugehörigen Neurosignaturen und neuronischen Kombinationen abrufen. So kommt es, daß wir auf Informationen vorhersehbar und automatisch reagieren.

Da unser Gehirn sich aber unaufhörlich wandelt, besitzen wir die Fähigkeit, diese automatischen Reaktionen umzuprogrammieren und zu verändern. Dieser Prozeß wird auch »kognitive Restrukturierung« genannt. Schon *das bloße Lesen der Worte auf diesen Seiten* – der Prozeß, bei dem die Bedeutung dieser Worte verarbeitet, gespeichert und integriert wird – verändert die Programme in Ihrem Gehirn für immer. Jede neue Erfahrung, jede neue Tatsache, die von Ihrem Gehirn verarbeitet wird, verändert die Gehirnstruktur und Ihr Bewußtsein und Verständnis dessen, was Sie waren, sind und sein werden. Dank der dem Gehirn eigenen Formbarkeit können Sie sich jederzeit »neu besinnen«.

Bei allen Aktivitäten, die ich Ihnen auf den folgenden Seiten vorschlagen werde, geht es nicht darum, die bestehende Realität zu leugnen, sondern Bilder und Vorstellungen von Umständen zu entwerfen, die für Sie wünschenswert sind. Sie tun so, »als ob« diese wünschenswerten Umstände Wirklichkeit wären, und Ihr Körper reagiert darauf. Die Schriftstellerin Sherry Suib-Cohen beschreibt ihre Version des »So tun, als ob« in ihrem Buch *Secrets of a Very Good Marriage: Lessons from The Sea.* Darin erzählt sie, wie sehr sich ihr Mann wünschte, daß sie ihr gemeinsames Boot liebte, es mit »bedingungsloser Hochachtung« betrachtete. Und dabei gab es kaum einen Ort, wo sie sich, wäre da nicht die Angelleidenschaft ihres Mannes gewesen, weniger gern aufgehalten hätte als auf diesem Boot. Sie schreibt: »Um ehrlich zu sein, ich fand es albern, ein unvollkommenes Boot derartig in den Himmel zu heben. Nach meiner inneren Einschätzung war dieses Boot ganz in Ordnung, aber es war bei weitem nicht perfekt. Warum sollte ich also nicht einfach die ganze und absolute Wahrheit aussprechen?« Suib-Cohen gelangt dann aber zu der Einsicht, daß häufige verbale Streicheleinheiten einer Ehe gut bekommen, denn »wenn man einander immer wieder bestätigt, wie sehr man sich liebt, wird die Liebe dadurch unbesiegbar.«

Das gleiche gilt auch für unseren Körper. Gerade weil wir uns so viel mit der »ganzen und absoluten Wahrheit« beschäftigen, ist es wichtig für unser Gehirn und unseren Körper, daß wir gelegentlich imaginär in besseren Möglichkeiten schwelgen. Wenn Sie mit Hilfe der von mir nachfolgend beschriebenen Methoden so tun, als ob Ihr Körper unbesiegbar wäre, können Sie damit Ihre Gesundheit spürbar verbessern.

Automatische Gedanken

Zunächst einmal sollten Sie automatische negative Reaktionen bei sich identifizieren – jene unrealistischen, irrationalen oder die Wirklichkeit verzerrenden Gedanken, die Streß verursachen. In *The Wellness Book*, das ich zusammen mit meiner langjährigen Kollegin Eileen M. Stewart und anderen Mitarbeitern des Mind/Body Medical Institute schrieb, finden Sie eine wesentlich umfassendere Darstellung der Möglichkeiten, wie Sie sich von diesen schlechten Gewohnheiten befreien können. Darin schreibt Eileen Stewart zusammen mit ihren Kolleginnen Ann Webster und Carol Wells-Federman:

> Beim kognitiven Restrukturieren werden negative Gefühle, Kummer und Schmerz nicht geleugnet oder wegerklärt – es gibt vieles in unserem Leben, das uns zurecht besorgt, traurig, oder wütend macht und frustriert ... Wir empfehlen lediglich, darauf zu achten, wie unser Denken unsere Gefühle beeinflußt. So können wir es vermeiden, daß wir *im Übermaß* oder ganz automatisch Besorgnis, Traurigkeit, Wut oder Schuld empfinden oder daß ein solches Gefühl uns völlig beherrscht. Wenn starke Emotionen uns beherrschen, wird das Bewußtsein zu einem Filter. Es läßt

dann nur noch solche Gedanken zu, die uns in dieser Stimmung bestärken. Anderes nehmen wir dann kaum noch wahr.

Wir führen alle ständig Selbstgespräche, ein unaufhörliches inneres Geschwätz, bei dem wir uns selbst kritisieren, beraten, Mut machen und uns Träumen hingeben. Wenn wir etwas oft genug gesagt haben, fangen wir an, es zu glauben. Wenn Sie sich ständig sagen: »Ich bin unattraktiv«, oder »Auf meinen Körper ist kein Verlaß«, werden diese Gedanken für Sie Wirklichkeit.

Eleanor Roosevelt hat einmal gesagt: »Niemand kann Ihnen das Gefühl vermitteln, Sie waren minderwertig, solange Sie selbst nicht Ihr Einverständnis dazu geben.« Das trifft unbedingt zu. Ein ständiger Gedankenstrom von Selbstzweifeln untergräbt das Vertrauen, jenes Vertrauen, das Sie brauchen, um sich in der Welt zu behaupten, und das Ihr Körper braucht, um sich an früheres Wohlbefinden zu erinnern. Um die Sache noch zu komplizieren, entwickeln wir etwas, das Dr. Donald Meichenbaum von der University of Waterloo »bestätigende Voreingenommenheit« nennt. Wir picken uns ausschließlich solche Informationen, Menschen und Situationen heraus, die uns in unserer Stimmung und unserem positiven oder negativen Selbstbild bestärken. Um diese Ereigniskette zu durchbrechen, müssen Sie Ihren inneren Dialog verändern.

In *The Wellness Book* empfehlen wir die folgende Übung. Wenn Sie das nächste Mal mit Ihrem Auto im Stau stecken und spüren, wie Ihr Blutdruck steigt, versuchen Sie es einmal hiermit:

- Halten Sie inne
- Atmen Sie tief durch und lösen Sie körperliche Verspannungen

- Überlegen Sie und stellen Sie sich die folgenden Fragen:
  - Was geschieht hier?
  - Warum fühle ich mich so gestreßt?
  - Bin ich wirklich zu spät dran, oder hetze ich mich nur sinnlos ab?
  - Ist es wirklich so schlimm, wenn ich zu spät komme?
  - Was könnte schlimmstenfalls passieren, wenn ich zu spät komme?
  - Was nützt es, wenn ich mir deswegen Sorgen mache?
- Entscheiden Sie sich bewußt dafür, weniger besorgt und ängstlich zu sein.

Wenn wir bewußt diese vier Schritte in unseren inneren Dialog einbauen – innehalten; tief durchatmen und körperliche Verspannungen lösen; überlegen; eine bewußte Entscheidung treffen –, können wir automatische negative Reaktionen abschwächen und uns mit der Zeit ganz davon befreien. Wir können die Negativität, die in belastenden Situationen in uns entsteht, in Grenzen halten. Dadurch ändern sich unsere Meinungen und Stimmungen, was Rückwirkungen auf die Gesundheit unseres Gehirn/Körpers hat.

Visualisierungen und Affirmationen

Eine andere wichtige Strategie zur Umprogrammierung des Gehirns und zur Änderung des inneren Dialogs besteht darin, dem Ansturm der Negativität mit Hilfe von Visualisierungen und Affirmationen entgegenzuwirken jenen Methoden, die in diesem Buch bereits an früherer Stelle erwähnt worden sind.

Buddhisten machen einen sehr aktiven Gebrauch von Visualisierungen, um sich von Wut und Bitterkeit zu befreien. Zum Beispiel stellen sie sich bei einer bestimmten

Meditation vor, selbst in der Haut ihres ärgsten Feindes zu stecken. Weil es zu schwierig wird, Wut aufrechtzuerhalten, wenn wir Teile von uns selbst in den Handlungen und Gesichtern anderer Menschen wiedererkennen, funktioniert diese Meditation, wie man mir berichtete, außerordentlich gut.

Auch können wir das Von-oben-nach-unten-Denken nutzen, das Visualisierungen außerordentlich wirksam macht. Sicher erinnern Sie sich noch an die Zeichnung im vierten Kapitel, auf der eine Frau eine schöne Naturszene betrachtet und sich später daran erinnert, indem sie die im Gehirn gespeicherte Information erneut abruft. Es ist sehr einfach, sich diese dem Körper innewohnende Weisheit zunutze zu machen, indem man als Konzentrationsgegenstand einen plätschernden Bergbach, ein großes Kunstwerk oder eine andere, als angenehm empfundene Szenerie wählt.

In meinem Buch *Your Maximum Mind* habe ich beschrieben, wie Sportler Visualisierungen beim Training einsetzen. Sie lernen, die Entspannungsreaktion zu aktivieren, und visualisieren dann wieder und wieder, daß sie im Wettkampf eine optimale Leistung erzielen. Damit programmieren sie sich darauf, daß ihr Geist und ihr Körper im entscheidenden Moment die erforderlichen Bewegungen und Reaktionen perfekt beherrschen.

Sie erinnern sich gewiß, daß Affirmationen, einfach ausgedrückt, positive Gedanken sind – kurze Sätze oder Sprichwörter, die für Sie bedeutsam sind. Sie funktionieren genauso wie die von hochbezahlten Werbeagenturen entworfenen Anzeigenkampagnen und Fernsehspots. Wenn Sie diese gesunden Botschaften täglich häufig wiederholen, machen Sie sie damit zu einem festen Bestandteil Ihres inneren Dialogs, zu einem immer wiederkehrenden Leitsatz, der Ihre Glaubenssätze verwandelt und Ihr Gehirn umprogrammiert. Unsere Patienten haben festgestellt, daß Affirmationen besonders wirkungsvoll sind, wenn man sie nach dem Aktivieren der Entspannungsreaktion anwendet, wenn der Geist ruhig und aufnahmebereit ist. Hier sind einige Beispiele:

- »Ich schaffe es.«
- »Ich akzeptiere mich so, wie ich bin.«
- »Ich bin ganz ruhig.«
- »Ich werde gesund und stark.«
- »Dein Wille geschehe.«
- »Ich gebe stets mein Bestes.«

Humor

Natürlich dienen Affirmationen, so gut sie auch funktionieren, häufig als Zielscheibe für Witze in Late Night Shows. Das bringt uns zu einem der wirksamsten Heilmittel gegen Negativität: Humor. Dr. George Vaillant von der Harvard Medical School schrieb in seinem Buch *Adaption to Life:*

> Humor ist einer der wirklich eleganten Schutzmechanismen im menschlichen Repertoire. Es läßt sich nicht leugnen, daß der Humor, ebenso wie die Hoffnung, eines der wirkungsvollsten Gegengifte zu den Leiden aus der Büchse der Pandora darstellt.

Humor, Lächeln und Gelächter sind wohl die besten Mittel überhaupt, um Streß aufzulösen. In *Whe Wellness Book* empfehlen meine Kollegin Margaret Bain und die Schauspielerin Loretta LaRoche allen, die wegen ihrer Gesundheit besorgt sind, nicht Pillen, Selbsthilfebücher und Sportgeräte zu kaufen, sondern Groucho-Marx-Brillen. Mit einer großen Clownsnase, einem buschigen Schnurrbart und spinnenähnlichen Augenbrauen sieht die Welt gleich viel besser aus.

Wenn Sie sich alle Ihre Begabungen bewußtmachen, wenn Sie sich dazu zwingen, Ihre freudigen Erlebnisse wichtiger zu nehmen als die sorgenvollen, gute Laune dem Trübsinn, Ausgelassenheit der Langeweile vorziehen, wird Lebensfreude zunehmend Ihr Denken bestimmen, und Ihr Körper wird entsprechend darauf reagieren.

Gesunde Ablenkungen

Auch rate ich Ihnen dringend, ein Leben reich an gesunden Ablenkungen zu führen. Konzentrieren Sie Ihr Denken und Ihre Energien darauf, anderen zu helfen und sich aktiv in unserer Welt zu engagieren, die so dringend eine kräftige Dosis Hoffnung benötigt. In einem Zeitungsartikel vom Mai 1995 wurde berichtet, daß 47 Prozent der amerikanischen Kinder mit schlimmen Erwartungen in die Zukunft blicken. Über 53 Prozent fürchten sich vor Armut, 50 Prozent vor Entführung, 45 Prozent vor Schlägen oder sexuellem Mißbrauch. Die zehnjährige Janelle sagte zu den Interviewern: »Ich habe Angst davor, getötet zu werden. Ich möchte lange leben und alles mögliche tun. Ich will nicht tot sein.«

Wir sollten Janelles Ängste nicht einfach schönreden. Wenn in dem Stadtviertel, wo sie lebt, Gewalt, Armut und Chaos herrschen, muß sie um ihr nacktes Überleben kämpfen, nicht nur um ihre Hoffnungen und Ambitionen. Drogenmißbrauch und sinnlose Gewalt stellen eine enorme Bedrohung für die öffentliche Gesundheit dar, die wir nicht beschönigen dürfen. Vielmehr müssen wir uns dafür einsetzen, diese Bedrohung zu verringern, damit bei den Betroffenen die Hoffnung zurückkehren und ihre heilende Wirkung ausüben kann.

Zweifellos gibt es für uns alle dort draußen genug zu tun. Wie uns Alan Luks mit seiner Entdeckung des »Helfer-

Hochs« beweist, ist es außerordentlich gesund, sich ehrenamtlich für andere einzusetzen, statt allzu sehr um sich selbst besorgt zu sein. Wenn wir uns von unseren eigenen Problemen ablenken, indem wir anderen helfen, ist das weit besser für unser körperliches Wohlbefinden als das passive Baden in einer Flut aus schlechten Nachrichten, Panik und Furcht mit ihren verhängnisvollen gesundheitlichen Folgen.

Lernen Sie loszulassen

Wenn es darum geht, die Überfülle der auf uns einstürmenden Belastungen und Informationen zu bewältigen, empfehle ich folgende Vorgehensweise: Sammeln Sie alle Informationen, die Sie für die Beurteilung eines Problems benötigen, treffen Sie eine Entscheidung und lassen Sie dann los, denken Sie nicht mehr daran. Gönnen Sie Ihrem Gehirn genügend Zeit, um die neuen Fakten zu verarbeiten. Berücksichtigt man die Physiologie unseres Gehirns, ist es ein guter Rat, eine Entscheidung eine Nacht zu »überschlafen«. Man nimmt an, daß unser Gehirn, wenn wir träumen, seine Erinnerungen ordnet und sich neu programmiert. Die Gedanken werden sortiert, und die bizarren Wendungen und Bilder in unseren Träumen repräsentieren häufig das Verarbeiten und Umstrukturieren alter Informationen.

Das Aktivieren der Entspannungsreaktion hat eine ähnliche Wirkung. Oft sehen Menschen nach der Meditation die Welt »mit ganz anderen Augen«. Viele Leute berichten über erhöhte Kreativität nach dem Aktivieren der Entspannungsreaktion. Das erscheint erklärlich, wenn man davon ausgeht, daß Kreativität oft darin besteht, dieselben Fakten auf andere Weise zu interpretieren.

Alle diese von mir vorgeschlagenen Strategien können Ihnen helfen, neue und kraftvolle Überzeugungen in Ihrem

Bewußtsein zu verankern, Ihre Stimmung zu heben und Sie weniger anfällig für die schädlichen Wirkungen beunruhigender Nachrichten zu machen. Wenn man es aber mit ernsten körperlichen Krankheiten zu tun bekommt, ist es sehr schwer, »loszulassen«, eine Diagnose einfach wegzulachen, sie wegzureden oder sich davon nicht unterkriegen zu lassen.

Marg Stark, die Mitautorin dieses Buches, mußte selbst lernen, wie man »losläßt«, sich von der Fixierung auf eine Krankheit löst. Im Sommer nach ihrem Examen am Mount Holyoke College wurden Marg in einer eilig angeordneten Operation große »Wucherungen« aus dem Unterleib entfernt, die ein Gynäkologe bei einer Routineuntersuchung entdeckt hatte. Als Marg nach der Operation aufwachte, informierte sie ein Medizinalpraktikant ziemlich brüsk, daß die Wucherung zwar nicht bösartig sei, es sich aber um einen ernsten Fall von »Endometriosis« handele. Später sagte der behandelnde Arzt zu ihr, das sei der schlimmste Fall dieser Erkrankung, den er je bei einer so jungen Frau gesehen habe, und ihre Chance, Kinder zu bekommen, läge bei unter 30 Prozent.

Diese Prognose möglicher »Unfruchtbarkeit« traf Marg im Alter von 22 Jahren, als nicht Ehe und Kinder, sondern ihre Karriere als Journalistin für sie im Vordergrund stand. Marg informierte sich über Endometriosis und die möglichen Therapien. Die eigentliche Ursache der Endometriosis ist noch ungeklärt. Die Krankheit entsteht, wenn das Endometrium, die Gebärmutterschleimhaut, aus der Gebärmutter austritt, was zu allmonatlichen inneren Blutungen und, als Folge davon, zu Gewebsentzündungen führt. Das entzündete Gewebe kann sich zusammenballen und Druck auf andere Organe ausüben oder diese gar blockieren. Endometriosis ist chronisch und verschwindet nur bei einer Schwangerschaft oder in den Wechseljahren.

Als bei Marg damals diese Diagnose gestellt wurde, galt Endometriosis noch als »die Krankheit der Karrierefrauen«. Diese Bezeichnung rührte daher, daß jene Ärzte, die die Krankheit zuerst entdeckt hatten, ein Persönlichkeitsprofil typischer Endometriosis-Patientinnen erstellt hatten – danach handelte es sich überwiegend um betont ehrgeizige, weiße Frauen europäischer Abstammung, die zunächst auf Kinder verzichteten, um Karriere machen zu können. Dieses angebliche Profil erwies sich später als Fehlinterpretation, denn man entdeckte die Krankheit auch bei vielen Frauen, die diesem Bild nicht entsprachen. Jahrelang wurden die Menstruationsschmerzen vieler Frauen, die im Frühstadium oft das einzige Symptom der Endometriosis sind, von den Ärzten einfach abgetan oder verharmlost. Vermutlich waren weiße Karrierefrauen, die sich eine bessere medizinische Versorgung leisten konnten, einfach die ersten, die bei den Ärzten entschlossen eine Diagnose und Behandlung ihrer Beschwerden einforderten.

Ähnlich wie viele Frauen sich selbst die Schuld an ihrer Brustkrebserkrankung geben, machte auch Marg sich Vorwürfe wegen ihres Lebensstils, der ihr offenbar eine Krankheit eingebracht hatte, die möglicherweise Kinderlosigkeit bedeutete. Sie fing an, ihre Ausbildung an einem modernen, dynamischen College speziell für Frauen in Frage zu stellen, wo sie dazu ermutigt worden war, Karriere und Familie miteinander zu kombinieren. Auch haderte sie mit sich, ob es richtig gewesen war, eine anstrengende Karriere als Zeitungsjournalistin anzustreben. Als Tochter eines presbyterianischen Geistlichen begann Marg auch an ihrem Glauben zu zweifeln, fragte sich, ob es vielleicht »Gottes Wille« war, daß sie keine Kinder bekäme, obwohl sie es sich sehnlichst wünschte. Zusätzlich zu diesen emotionalen Problemen machten ihr Gewichtszunahme, Hitzewallungen, nächtliche Schweißausbrüche und andere unangenehme Nebenwirkungen des synthetischen männlichen Hormons zu schaffen, das sie gegen die Krankheit einnahm.

Doch mit der Zeit löste sich Marg von einer, wie sie selbst zugibt, übertriebenen Fixierung auf Endometriosis und mögliche Unfruchtbarkeit. Sie entschied, daß sie der Welt, falls sie wirklich keine Kinder bekommen sollte, doch immerhin ihre Arbeit als Autorin schenken konnte. Sie ging nicht länger zu der Endometriosis-Selbsthilfegruppe, die ihr anfangs eine große Hilfe gewesen war, jetzt aber nur noch ihre Ängste und Sorgen bezüglich der Krankheit neu aufrührte. Sie entschied, daß Gott gut ist. Auch wenn es offenbar nichts und niemanden gab, die ihre Fragen angemessen klären konnte, kam Marg zu dem Schluß, daß sich nicht alle Rätsel des Lebens lösen ließen. Sie suchte besonders anerkannte Endometriosis-Spezialisten auf und unterzog sich den neuesten, vielversprechenden Therapien, überließ die Sorge um die Krankheit aber den Ärzten. Sie selbst kümmerte sich lediglich darum, auf gesündere Art mit Streß umzugehen.

Inzwischen sind zehn Jahre vergangen. Bei Marg haben sich keine neuen Endometriosis-Wucherungen gebildet. Sie hat im vergangenen Jahr geheiratet, und sie und ihr Mann möchten eine Familie gründen, sei es mit eigenen oder mit adoptierten Kindern. Hätte Marg damals schon gewußt, was sie heute über Geist/Körper-Verbindungen, Selbstbehandlung und die Wichtigkeit positiven Denkens weiß, hätte sie, wie sie glaubt, nicht so lange gebraucht, um die Bürde ihrer Diagnose »loslassen« zu können. Wie ich schon sagte, der Druck, der durch eine ärztliche Diagnose entstehen kann, ist enorm. Aber ich glaube, unser Denken und unsere Überzeugungen – der Filter, durch den wir Diagnosen und alle anderen Lebenserfahrungen aufnehmen – können, wie John Milton in *Das verlorene Paradies* schrieb, »die Hölle zum Himmel, oder den Himmel zur Hölle machen«.

Die Vorschläge, die ich Ihnen hier präsentiert habe, können Ihnen dabei helfen, Ihr Denken und Ihre Realität zu verändern. Im folgenden Kapitel werde ich Ihnen die Erkenntnisse vermitteln, zu denen ich bei meiner lebenslangen Suche nach etwas Beständigem gelangt bin. Indem sie sich diese Weisheiten zu eigen machen, können Medizin, Gesellschaft und der einzelne Mensch vielleicht endlich das reiche Zusammenspiel von Geist, Körper und Seele wahrhaft achten und genießen. In diesem Zusammenspiel liegt eine zeitlose, unerschöpfliche Heilquelle.

13. KAPITEL

Zeitlose Heilung

Es gibt eine Quelle der Heilung, die zeitlos und beständig ist. Der medizinische Fortschritt wird nie die innere Wahrheit erinnerten Wohlbefindens abschwächen oder aus der Welt schaffen können. Heraklit, dem griechischen Philosophen aus dem fünften vorchristlichen Jahrhundert, wird die Äußerung zugeschrieben: »Das einzig Beständige ist der Wandel.« Doch nach dreißig Jahren Forschung wage ich es, dieser Behauptung zu widersprechen, indem ich sage, daß der Glaube etwas Beständiges ist und alle uns von Zeit und Schicksal auferlegten Veränderungen transzendiert. Diesen Trost biete ich Ihnen angesichts der Tatsache, daß dieses Buch der westlichen Gesellschaft und Medizin und dem einzelnen Menschen gewaltige Veränderungen nahelegt. Ich bin mir bewußt, daß die Formulierungen, die ich benutzt habe, und die Veränderungen, die ich empfehle, beängstigend wirken können: »erinnertes Wohlbefinden«, »Umprogrammieren des Gehirns«, »Glaube an ein Unendliches Absolutes«, »den eigenen Instinkten vertrauen«, »sich in positivem Denken üben« und »Loslassen«.

Gerade weil Veränderungen, seien sie positiv oder negativ, Streß verursachen, möchte ich Ihnen in diesem letzten Kapitel einige vernünftige, praktische Empfehlungen geben, wie Sie Ihre Sicht der Dinge verändern und gesünder leben können. Indem wir praktischen Gebrauch von erinnertem

Wohlbefinden, dem Glaubensfaktor und anderen Formen der Selbstbehandlung machen, können wir als einzelne unser Denken umgestalten – für eine bessere Gesundheit und vielleicht sogar für eine bessere Welt.

Das westliche Denken auf dem Prüfstand

Veränderungen sind unumgänglich. Meine Forschungsergebnisse und die anderer Forscher auf dem Gebiet der Geist/Körper-Medizin könnten durchaus zu einer kritischen Überprüfung der westlichen Medizin und Wissenschaft führen. Die Grundsätze des bestehenden Gesundheitswesens werden sich wandeln müssen, und wir werden an einem durchaus guten medizinischen System für weitere Verbesserungen sorgen müssen – und das trotz der hohen Belastungen, denen Ärzte und anderes medizinisches Personal bereits ausgesetzt sind: Personal- und Geldmangel, verschärfter Wettbewerb, Kürzung von Leistungen und die Bürde, sich um Menschen kümmern zu müssen, gegen deren Probleme Armut, Gewalt oder Aids-Infektionen – wir bislang keine Heilmittel haben.

Die Fürsprecher der Geist/Körper-Medizin bitten vielbeschäftigte und gestreßte Mitmenschen, ihrem Leben und ihrem Terminkalender noch eine zusätzliche Verpflichtung aufzuerlegen. Der einzelne wird mehr Verantwortung als bisher für seine medizinische Behandlung übernehmen müssen, sich Zeit für erinnertes Wohlbefinden nehmen und das Aktivieren der Entspannungsreaktion in seinen täglichen Stundenplan einbauen müssen. Vor allem aber fordern wir die Menschen auf, sich gegen eine neuentdeckte Gefahr für die öffentliche Gesundheit zu schützen, gegen den Ansturm des überall vorherrschenden westlichen Denkens. Wir alle müssen lernen, auf eine Weise zu denken, die dem zu widersprechen scheint, was man uns beigebracht hat.

Doch zum Glück gibt es Grund zur Hoffnung. Das Wort »erinnern« ist der Schlüssel dazu, unsere Ängste angesichts all dieser Veränderungen zu beruhigen. Ihr Körper besitzt, wie alle menschlichen Körper auf dem Planeten und alle, die vor Ihnen hier gelebt haben, die angeborene Fähigkeit, sich an Gesundheit und Wohlbefinden zu »erinnern« und diese wieder herzustellen. Sie brauchen also nicht bei Null anzufangen. Sie müssen sich kein neues Gehirn, keinen neuen Körper und auch keine neue Seele aufbauen; Gehirn, Körper und Seele ist das Bestreben angeboren, sich ständig zu regenerieren.

Sie haben stets eine Quelle für gute Gesundheit in sich getragen, auch wenn Sie sie vielleicht nicht immer optimal genutzt haben. Doch Ihr Gehirn ist formbar genug, so daß es nie zu spät ist, Ihre Gedanken und Ihre Neurosignaturen zu verändern, wodurch dann mit der Zeit zusätzliche Nervenzellen in Ihrem Gehirn aktiviert werden und Einfluß auf Ihr gewohnheitsmäßiges Denken und Handeln nehmen. Wenn man sich bewußtmacht, daß die Effekte sich summieren und gegenseitig verstärken, gibt es eigentlich keine Gedanken, keine automatischen emotionalen Reaktionen, die so tief verwurzelt wären, daß sie sich nicht ändern ließen. Das mag seine Zeit dauern, so wie das Gehirn ja auch zuvor lange Zeit negativem Denken und Pessimismus ausgesetzt war. Aber wie wir gesehen haben, lohnt es sich, diese Zeit aufzuwenden. Erinnertes Wohlbefinden kann viel verändern, sogar Leben retten.

Hinzu kommt, daß der Glaube und die persönlichen Überzeugungen sich immer einer sehr gesunden Existenz im Untergrund erfreut haben. Zugegeben, offiziell werden und wurden in unserer Kultur nur die objektiven Fakten gewürdigt. Aber im privaten Bereich hat es der menschliche Geist mit seiner unauslöschlichen Verbundenheit zur menschlichen Physiologie niemals zugelassen, daß Glaube, Hoffnung und Liebe – diese Sehnsüchte der Seele – je völlig ausgelöscht wurden. Keine Gesellschaft hat sie je verbannt, kein Volk je ohne sie gelebt. Sie sind natürliche Veranlagungen des Menschen, die vom modernen westlichen Denken unterdrückt, aber nie wirklich besiegt wurden.

Auswirkungen und Chancen

Als Arzt bin ich nicht qualifiziert, zu allen Auswirkungen Stellung zu nehmen, die die Geist/Körper-Medizin auf unsere Gesellschaft und unsere Wertvorstellungen haben wird. Ich überlasse es den geistigen und religiösen Führern zu entscheiden, wie die religiösen Gemeinschaften und die großen Kirchen mit diesen Erkenntnissen umgehen sollen. Aber von meinen Patienten habe ich viel darüber gelernt, welche Chancen sich ergeben, wenn man künstliche Barrieren niederreißt. Auch haben sie mir gezeigt, wie oft gerade eine körperliche Erkrankung Menschen dazu bringt, sich auf die Suche nach der Seele zu begeben und in ihrem Leben Sinn zu finden, und wie sehr der menschliche Geist den Körper regenerieren und verwandeln kann. Mein Gefühl sagt mir, daß Ärzte und Pastoren, Wissenschaftler und Gläubige, Gesundheitsfanatiker und spirituell Orientierte viel mehr gemeinsam haben, als wir üblicherweise annehmen, und daß es die Menschheit einen großen Schritt voranbrächte, wenn sie ihre Erkenntnisse offen miteinander teilten und austauschten. Beim erinnerten Wohlbefinden überwiegen die Vorteile bei weitem die möglicherweise auftretenden Schwierigkeiten.

Wie weitgehend könnten demnach erinnertes Wohlbefinden und andere Geist/Körper-Ansätze unsere Welt verändern? Das Potential des menschlichen Geistes ist überwältigend. Instinktiv haben wir das schon immer gewußt. Unsere angeborenen Programme sorgten und sorgen nach wie vor dafür, daß wir es wußten und wissen. Unser Gehirn stützt sich beim Einordnen und Bewerten von Sinnesreizen auf Gefühle, wodurch sichergestellt wird, daß emotional und spirituell aufgeladene Überzeugungen in hohem Maße Einfluß auf unsere Gesundheit haben. Auch wenn wir die Macht des menschlichen Willens immer schon instinktiv gespürt haben, ist es, zumindest für das westliche Denken, dennoch besonders eindrucksvoll, jetzt auch die wissenschaftliche Bestätigung für das Vorhandensein dieser Macht zu erhalten. Jetzt haben wir die wissenschaftliche Erlaubnis dazu, für das einzutreten, woran wir privat immer schon geglaubt haben.

Aber auf welche Weise kann die Gesellschaft das Wissen um die Leiblichkeit der menschlichen Seele am vorteilhaftesten nutzen? Wie kann in unserer Gesellschaft erinnertes Wohlbefinden optimal zur allgemeinen Gesundheit beitragen? Meine Kollegen und ich haben in mehreren Studien untersucht, wie es sich auswirkt, wenn das Aktivieren der Entspannungsreaktion in High-School-Lehrpläne aufgenommen wird. Dabei stellten wir fest, daß jene Schüler, denen die Entspannungsreaktion beigebracht worden war, in der Folgezeit deutlich mehr Selbstachtung zeigten als die Schüler, die dieses Training nicht erhalten hatten. Darüber hinaus zeigten unsere Studien, daß die Schüler Freude daran hatten, ihre Entspannungsübungen zu machen. Die Lehrer berichteten, daß Schüler, die diese Techniken zur geistigen Konzentration erlernt hatten, im Unterricht anschließend weniger durch störendes Verhalten auffielen.

Wir haben bei vielen Firmen und anderen Arbeitgebern Kurse zur Entspannungsreaktion und zu unseren anderen Methoden der Streßbewältigung abgehalten, immer mit ausgezeichnetem Erfolg. Die Marriot-Hotelkette, Polaroid und das Verlagshaus Houghton Mifflin sind nur einige der vielen Unternehmen, die das Mind/Body Medical Institute baten, ihre Mitarbeiter in geistigen Konzentrationstechniken zu schulen. Streß am Arbeitsplatz ist ein erheblicher Krankheitsfaktor und kostet die Arbeitgeber Milliarden Dollar an Versicherungserstattungen, Lohnfortzahlungen, Ausfallzeiten und allgemeinem Produktivitätsverlust. Daher stellen meine Kollegen und ich neuerdings ein immer größeres Interesse von privaten Unternehmen, von Behörden und des Militärs an der preiswerten und sich bestens bezahlt machenden Weisheit der Entspannungsreaktion und des erinnerten Wohlbefindens fest.

In einem 1993 in *Business Week* erschienenen Artikel sagt George Bennett, Chef der Beratungsfirma Symetrix, er habe das Mind/Body Medical Institute damit beauftragt, die Symetrix-Mitarbeiter in Selbstbehandlung und Entspannung zu schulen, weil sie so oft über streßbedingte Erschöpfung klagten. »Zweifellos werden Mitarbeiter, die ein solches Training absolvieren, dadurch entspannter, und manche sind anschließend sogar produktiver«, sagt er. Einer seiner Angestellten, ein Diabetiker, benötigte 15 Prozent weniger Insulin, nachdem er die Entspannungstechniken drei Wochen lang angewendet hatte.

Ein Artikel in der Zeitschrift *Fortune* trug den Titel: »Wirtschaftsführer lernen, auf ihre innere Stimme zu achten.« Darin wird beschrieben, wie immer mehr große Unternehmen in der »sich rasant verändernden Neuen Wirtschaft« verstärkt auf die Kunst der »Reflexion« setzen. Sogar Wirtschaftsschulen wie Harvard und die University of California springen auf diesen Zug und bringen angehenden Managern bei, »auf die innere Stimme zu achten«.

Für mich steht außer Zweifel, daß eine Schulung in Selbstfürsorge und Entspannung bei allen Bevölkerungsgruppen für mehr Gesundheit, Gelassenheit und Produktivität sorgen würde. Aber es bereitet mir Kopfzerbrechen, wenn man diese wissenschaftlich erwiesenen Prinzipien dazu benutzt, ganz bestimmte Meditationsarten und religiöse Vorstellungen zu propagieren. Ich bin der Ansicht, daß sich die positiven Effekte von erinnertem Wohlbefinden und geistiger Konzentration nur dann in vollem Umfang einstellen, wenn der Lehrer darauf verzichtet, seinen Schülern eine bestimmte Weltsicht aufzudrängen. Wir müssen uns darüber im klaren sein, daß diese körpereigenen Mechanismen bei jedem Menschen auf seine individuelle Weise aktiviert werden. Natürlich kann die Wissenschaft »Gemeinsamkeiten« unter den Menschen nachweisen, beispielsweise, daß wir alle ein Bedürfnis nach menschlicher Berührung haben oder daß Rituale uns oft sehr viel bedeuten. Aber wir können nicht bei jemandem Aromatherapie anwenden, der dafür keinen Sinn hat oder sie sogar ablehnt. Nicht jede Affirmation wirkt bei allen Menschen gleich gut, und »Herr Jesus Christus, erbarme dich meiner« ist als Satz zum Aktivieren der Entspannungsreaktion für einen Menschen jüdischen Glaubens sicher nicht angebracht.

Darüber, daß die Wissenschaft immer mehr über Gefühle und deren wichtigen Anteil an der Arbeit des Gehirns herausfinden, dürfen wir nicht vergessen, wie unterschiedlich Gefühle und ihre Intensität von jedem einzelnen erlebt werden. Wie wir an der Studie über die Schmerzwahrnehmung in unterschiedlichen ethnischen Gruppen sahen, bewirkt unsere kulturelle Verschiedenheit, daß wir Schmerzen unterschiedlich wahrnehmen, emotional und somit auch physisch. Wir besitzen keine Veranlagung dafür, alle dasselbe zu glauben oder alle einer einzigen religiösen Richtung zu folgen.

Schulgebete einführen?

Viele Leute könnten durch die Fakten, die ich in diesem Buch präsentiere – die Beweise dafür, daß Geist, Körper und Seele untrennbar verwoben sind –, zu der Annahme verleitet werden, eine Trennung von Kirche und Staat sei unmöglich und unangemessen. Um es noch einmal zu betonen, ich bin Arzt und kein Politiker. Mir geht es darum, Chancen für eine bessere Gesundheit aufzuzeigen. Ich halte es beispielsweise für denkbar, Kindern in öffentlichen Schulen beizubringen, wie sie die Entspannungsreaktion aktivieren und davon körperlich profitieren können. Schüler, die das gerne möchten, könnten außerdem mit Hilfe ihres religiösen Glaubens erinnertes Wohlbefinden hervorrufen, dessen gesundheitliche Vorzüge erwiesen sind – ich habe dies den Glaubensfaktor genannt. Man könnte in Schulen täglich eine Zeit der Stille ansetzen, während der die Kinder ganz nach ihrer persönlichen Vorliebe entweder aus rein gesundheitlichen Erwägungen Entspannungsübungen machen oder ihrem Glauben entsprechend beten könnten. Die Teilnahme sollte ihnen aber freigestellt sein. Auf diese Weise ließen sich Gesundheit und Selbstwertgefühl der Kinder stärken, und sie könnten Entspannung und Glauben auf eine Weise anwenden, die ihnen persönlich etwas bedeutet.

Es würde aber den von mir gesammelten Beweisen zuwiderlaufen, wenn man unterschiedlichen Kindern und Erwachsenen beibrächte, daß nur ein bestimmter Glaube, eine einzige Art zu beten, gesundheitliche Vorteile hätte. Um von der heilsamen Wirkung erinnerten Wohlbefindens zu profitieren, ist es wichtig, daß Sie auf Ihre eigenen Instinkte achten und jene einzigartige Struktur aus individuellen Lebenserfahrungen und Emotionen wertschätzen, die in den Neurosignaturen Ihres Gehirns enthalten ist. Der Sinn, den Sie ganz persönlich Ihrem Leben geben, das heilsame Vertrauen, das Sie in einen Arzt oder sonstigen Therapeuten setzen, oder der Trost, den Sie im Glauben an etwas Absolutes finden, kann in Ihnen eine völlig einzigartige therapeutische Wirkung entfalten.

So subjektiv erinnertes Wohlbefinden ist, kann ich doch einige definitive Empfehlungen geben, wie Sie heilsame persönliche Überzeugungen und religiösen Glauben in Ihr Leben integrieren können. Hier sind einige Grundsätze und praktische Hinweise, die meiner dreißigjährigen medizinischen Suche nach ewigen Wahrheiten entstammen. Ich hoffe, sie sind Ihnen eine Hilfe:

1. Praktizieren Sie regelmäßige Selbstfürsorge

Lassen Sie sich von Ärzten oder, wenn Sie das vorziehen, von Vertretern der unkonventionellen Medizin beibringen, wie man gut für sich selbst sorgt. Zur Selbstfürsorge, diesem zu wenig beachteten Bein des dreibeinigen Stuhles, rechne ich alles, was der einzelne, unabhängig von Ärzten oder sonstigen Therapeuten, tun kann, um seine Gesundheit zu verbessern. Dazu gehören Geist/Körper-Reaktionen wie erinnertes Wohlbefinden, die Entspannungsreaktion und der Glaubensfaktor. Selbstfürsorge umfaßt aber auch eine gesunde Ernährung, Sport und andere Wege der Streßbewältigung.

In Kapitel zwölf haben wir uns mit Selbstfürsorge-Strategien wie Affirmationen, Visualisierungen, Humor, gesunden Ablenkungen und dem »Loslassen« von Anspannungen befaßt. In früheren Kapiteln haben wir über den gesundheitlichen Wert von religiösen Aktivitäten, Musik, Ritualen, Freundschaft und zwischenmenschlichen Begegnungen, menschlichen Berührungen, Gebeten und ehrenamtlichem sozialem Engagement gesprochen. Wenn Sie solchen Aktivitäten und Aufgaben einen festen Platz in Ihrem Leben einräumen, werden Sie sich gesünder fühlen und auch tatsächlich gesünder sein. Es geht nicht darum, eine schwierige

Situation, der Sie sich gegenübersehen, zu verharmlosen, sondern mehr für sich selbst zu erwarten, als es gegenwärtig real ist. Bis zu einem gewissen Grad wird Ihr Geist/Körper davon beeinflußt, daß Sie so tun, als ob Ihr Ideal Wirklichkeit wäre. Auf diesem Wege lassen sich selbst scheinbar unerreichbare Ziele verwirklichen.

Ich benutze den Begriff »Selbstfürsorge«, weil er Ihre Eigenverantwortung betont und Sie aus der Rolle des »passiven Patienten« hin zu einer »aktiven Mitwirkung« führt, ein Schritt, den die Medizin nicht immer ermutigt hat. Gleichzeitig möchte ich aber auch davor warnen, daß Ihre »Selbstfürsorge« zu »selbstbezogen« wird. Fixieren Sie sich nicht zu sehr auf Ihre Gesundheit und den Kampf gegen Altwerden, Krankheit und Tod. Machen Sie Ihre täglichen Entspannungsübungen, Ihren Waldlauf oder den Salat am Mittag einfach zu lieben Gewohnheiten, über die Sie nicht mehr groß nachdenken. Analysieren Sie diese Dinge nicht ständig. Genießen Sie einfach die Aktivität selbst und freuen Sie sich daran.

Wenn es in Ihrem Leben an solchen die Seele nährenden Freuden mangelt oder wenn Sie nicht wissen, wie Sie einen Anfang machen sollen, finden Sie eine Fülle von Angeboten in jeder Bibliothek, in Buchhandlungen, Gemeindeblättern, bei Volkshochschulen, in Stadtmagazinen und bei Computer-Online-Diensten. Denken Sie aber immer daran, die jeweils angebotenen Informationen an Ihr persönliches Glaubenssystem anzupassen. Achten Sie darauf, was Ihr Instinkt und Ihre Lebenserfahrung Ihnen sagen. Wenn Übungsvideos, Selbsthilfebücher, spirituelle Vorträge, Meditationswochenenden, Wohlstands-Seminare und andere Angebote im Geist/Körper-Bereich geschäftstüchtig vermarktet werden, wird man Ihnen immer einzureden versuchen, Sie könnten ohne das jeweilige Angebot nicht leben und Ihr Leben werde sich dadurch über Nacht verändern. Denken

Sie aber daran, daß Veränderungen in Ihrem Leben – aufgrund unserer Programmierungen und konditionierten Reaktionen – Zeit brauchen und sich nur allmählich vollziehen. Suchen Sie sich also aus den verschiedenen Informationsquellen jene Körnchen Wahrheit zusammen, die mit Ihrem persönlichen Glauben in Einklang stehen, und kümmern Sie sich nicht weiter um den Rest. Schließlich ist es Ihre Sache, wie Sie Ihr Leben leben wollen.

Der überwiegende Teil der Beschwerden, deretwegen wir einen Arzt aufsuchen, steht mit Streß und dem, was wir über das Leben glauben, in Zusammenhang. Darum müssen wir vor allem lernen, gut für uns selbst zu sorgen und uns selbst zu heilen. Lassen Sie sich von dieser Aussicht nicht entmutigen. Ihr Körper tut diese Arbeit schon jetzt tagein, tagaus, und er macht das erstaunlich gut.

Natürlich muß ich erneut betonen, daß es ratsam ist, mit Ihrem Arzt abzuklären, ob bei Ihren Beschwerden Selbstbehandlung genügt oder ob Unterstützung durch die beiden anderen Beine des dreibeinigen Stuhls – Medikamente oder ärztliche Eingriffe – angezeigt ist. Den eigenen Körper und seine Gezeiten verstehen zu lernen ist ein langsamer, Geduld erfordernder Prozeß. Entwickeln Sie allmählich mehr Eigenverantwortung und Unabhängigkeit. Machen Sie sich mit den Warnsignalen von Herz- und Schlaganfällen, Krebs und anderen lebensbedrohenden Erkrankungen vertraut. Mit der Zeit werden Sie ein Gespür dafür entwickeln, welche Symptome wichtig sind und medizinisch abgeklärt werden sollten – solche, die extremer Natur sind oder nicht wieder verschwinden.

Damit meine ich nicht, daß Sie manisch und überbesorgt auf jeden kleinsten Schmerz achten sollen. Ein sensibles Gespür für körperliche Veränderungen ist der Schlüssel. Wenn einer Frau beigebracht wird, monatlich selbst ihre Brüste zu untersuchen, lernt sie, auf Veränderungen zu achten. Wenn sie dies regelmäßig praktiziert, weiß sie genau über die speziellen Konturen ihrer Brüste, den Zustand ihres Gewebes und ihre Periode Bescheid, so daß ihr neue Empfindungen, Einbuchtungen oder Schwellungen an der Brust auffallen werden. Das ist ein kluges Beispiel dafür, wie wir selbst unsere Gesundheit überwachen können. Auch bei einem gesunden Körper sind geringfügige Beschwerden oder Mißempfindungen durchaus normal, etwa Kopfschmerzen nach einem stressigen Tag oder Verdauungsstörungen nach dem Genuß bestimmter Speisen. Wenn Sie mit diesen normalen, alltäglichen Reaktionen Ihres Körpers gut vertraut sind, wird Ihnen ein ungewöhnliches Symptom viel eher auffallen. Lernen Sie also, diese inneren Regenerationsvorgänge zu respektieren, dann werden Sie auch eher geneigt sein, sich gesünder zu ernähren, sich ausreichend Ruhe zu gönnen, Ihren Körper, diese wunderbare Maschine, zu trainieren und durch eine positive Weltsicht und ein erfülltes, glückliches Leben sein Wohlbefinden zu steigern.

Was wir bislang noch nicht wissen ist, welche Wirkung sich mit einem koordinierten Einsatz verschiedener Selbstheilungsmethoden erzielen läßt. Dr. Dean M. Ornish, Direktor des Preventive Medicine Research Institute in Sausalito, Kalifornien, entdeckte zum eigenen Erstaunen und zur Verblüffung seiner Kollegen, daß Herzkrankheiten sich nicht nur lindern, sondern sogar *rückgängig* machen ließen, wenn die Patienten tiefgreifende Änderungen ihrer Lebensweise im Hinblick auf Ernährung, Körperertüchtigung und Streßbewältigung vornahmen. Unsere beiden Programme werden bald in einem bahnbrechenden Forschungsprojekt verglichen werden, das von der Massachusetts Group Insurance Commission und der John Hancock Insurance Company gesponsert wird. Bei diesem Vergleich wird aus einer Gruppe von Herzpatienten ein Teil zu uns und ein Teil in Dr. Ornishs Klinik geschickt, in der Hoffnung, daß es uns gelingt, die

Wirksamkeit und die Resultate verschiedener Selbstfürsorgemethoden und anderer Therapien zu ermitteln. Untersuchungen wie diese werden die Medizin dazu ermutigen, daß sie sich selbst einen revolutionären Wandel verordnet, und sie werden den Respekt der Ärzte gegenüber Heilmethoden, die auf die Selbstheilungskräfte der Patienten bauen, erhöhen.

2. Seien Sie sich Ihrer inneren Wahrheit bewußt

Wir alle verfügen über eine eindrucksvolle innere Heilkraft. Damit Ihr Behandler und seine Therapie durch die Kraft erinnerten Wohlbefindens unterstützt werden, ist es nötig, daß Sie Ihren Glauben mobilisieren. Wann immer Sie also ärztlichen Rat in Anspruch nehmen, sollten Sie an diesem Glauben an Ihre innere Kraft unerschütterlich festhalten.

Gewiß erinnern Sie sich an den Fall von Antonia Baquero, die in Panik geriet, als ein chinesischer Heiler ihr irrtümlich sagte, sie sehe nicht gut aus. In solchen Situationen ist es entscheidend, sich klarzumachen, daß Sie selbst darüber entscheiden, was Ihnen schadet oder Sie heilt. Lassen Sie sich von keinem Arzt oder Heiler, Wahrsager oder Kartenleser, Priester oder Lehrer, Zeitungsartikel oder medizinischem Buch, Freund oder Partner, keinem Therapeuten und keiner Selbsthilfegruppe etwas Unwahres aufdrängen oder einreden.

Die Wahrheit gilt, wie wissenschaftliche Fakten, als unantastbar. Aber die Geist, Körper und Seele innewohnende Wahrheit ist oft eine viel bedeutendere Quelle von Sinn und Freude als die Wahrheit von Diagnose, Etikett, Kategorie und Statistik. Einige der inspirierendsten Menschen, die ich je getroffen habe, waren solche, die trotz Aids oder einer anderen bis heute unheilbaren Erkrankung mit Entschlossenheit und Humor, Leidenschaft und Mitgefühl weiter ihr Leben lebten und nicht zuließen, daß ihre Seele von der

Krankheit besiegt wurde. In der Bibel steht, die Wahrheit könne uns befreien. Wenn wir sie tief in uns selbst suchen, vermag sie das wirklich.

3. Hüten Sie sich vor Leuten, die behaupten, auf alles eine Antwort zu wissen

Seien Sie auf der Hut, wenn Ärzte, unkonventionelle Therapeuten, spirituelle Lehrer oder andere Ratgeber für sich beanspruchen oder anderen vorgaukeln, sie seien im Besitz der alleinigen Wahrheit. Abgesehen von Liebe und Sex gibt es heutzutage kein Thema, dem sich Schriftsteller und Vortragsredner mit solch missionarischem Eifer widmen wie der Gesundheit und der Spiritualität. Diese beiden sehr persönlichen Themenbereiche gegen ungesunde Spekulationen und übermäßige Analyse abzuschirmen, ist sicher keine leichte Aufgabe. Beginnen Sie damit, daß Sie allzu selbstgewissen und sich allwissend gebenden Mentoren und Lehrern kein Vertrauen mehr schenken. Räumen Sie Ihren eigenen Emotionen und Ihrer Intuition einen ebenso hohen Stellenwert ein, wie Ihr Gehirn das tut; lassen Sie es nicht zu, daß jemand versucht, Ihre geistige Programmierung zu seinen Gunsten zu manipulieren.

In ihrem Buch *Nah ist und schwer zu fassen der Gott* warnt Karen Armstrong davor, sich mit Mystik und intensivem Gebet zu befassen, das könne ohne einen vertrauenswürdigen Führer gefährlich sein. Sie erinnern sich sicher noch an den Bericht über einen Voodoo-Todesfall, bei dem ein junger Mann unter Vorspiegelung falscher Tatsachen dazu gebracht wurde, eine ihm verbotene Speise zu verzehren, und starb, als er die Wahrheit erfuhr. Immer wieder haben Politiker und Diktatoren, Kultfiguren und falsche Moralapostel sich beliebt gemacht, indem sie das sagten, was die Leute gern hören wollten. Die Geist/Körper-Medizin ist nicht dazu da, uns in unseren abergläubischen Vorurteilen und Ängsten zu bestärken, sondern uns daran zu erinnern, wie kostbar die Natur unseres Geistes ist und wie wichtig es ist, daß wir sehr kritisch prüfen, welche Werte und Empfehlungen wir von anderen übernehmen.

Bei meinem Besuch des Tadsch Mahal sagte man mir, der Architekt dieses großartigen und scheinbar vollkommenen Gebäudes habe bewußt einen kleinen Makel hinterlassen – eine undichte Stelle im Dach! In jenen Tagen wollten die Herrscher auf keinen Fall, daß ihr Palast irgendwo anders nachgebaut wurde, so daß Baumeister nach der Fertigstellung königlicher Projekte um ihr Leben fürchteten. Daher vermuten manche Leute, dieser Architekt habe eine Kleinigkeit an diesem Gebäude unvollendet gelassen, damit seine Dienste auch weiterhin gebraucht wurden. Eine andere Erklärung lautet aber, der Architekt habe mit dem absichtlich eingebauten Makel Gott ehren wollen, indem er die Menschen daran erinnerte, daß nur Gott selbst zur Vollkommenheit fähig sei.

Ob Sie an Gott glauben oder nicht, ich glaube, daß es uns allen angeboren ist, uns nach Lebenssinn zu sehnen, der menschlichen Erfahrung ein Gefühl von erhabener Macht und Heiligkeit abzugewinnen und manchmal sogar Menschen oder menschlichen Unternehmungen einen »göttlichen« Status zu verleihen. Seien Sie wachsam, was solche Tendenzen angeht, denn sie können das spirituelle Leben seiner geheimnisvollen Pracht berauben, jener transzendenten Qualität, die sich mit dem menschlichen Intellekt nie völlig erfassen läßt. Außerdem machen sie uns anfällig für Manipulationen durch andere Menschen. Ihr Körper ist ein Tempel und Ihr Geist ein Architekt, stets eifrig bestrebt, jene Ideen und Inspirationen, mit denen Sie ihn füttern, in Erfahrung umzuwandeln. Schützen Sie ihn vor Menschen, die die Macht erinnerten Wohlbefindens zu ihrem eigenen Vorteil ausbeuten.

4. Unterschätzen Sie nicht die Wirkung des Nocebo-Effekts

Leider hat erinnertes Wohlbefinden auch eine Kehrseite: Der »Affengeist« kann im Körper immer wieder unnötig die Kampf-oder-Flucht-Reaktion auslösen. Ebenso können negative Gedanken, schlechte Laune und übertriebene Besorgtheit sich in unserem Körper festsetzen. Zu den extremen Beispielen für die Wirkung des Nocebo-Effekts kann man den Voodoo-Tod rechnen, andere durch den persönlichen Glauben verursachte Todesfälle, psychogene Massenerkrankungen, falsche Erinnerungen, Erinnerungen an frühere Leben oder an angebliche Entführungen durch Außerirdische. Auch Menschen, die immer mit dem Schlimmsten rechnen, mögliche Gefahren übertreiben, Zweifel und unangebrachte Sorgen projizieren, öffnen dem gesundheitsschädlichen Wirken des Nocebo-Effekts Tür und Tor. Sie signalisieren ihrem Gehirn, daß es Hilfe schicken soll, obwohl gar keine körperliche Krankheit vorliegt, und überzeugen den Körper davon, er müsse krank werden, obwohl es gar keinen biologischen Grund für eine Krankheit gibt.

Zu allem Überfluß gedeiht der Nocebo-Effekt in der amerikanischen Kultur bestens. Das Trugbild idealer Schönheit und perfekter Gesundheit verfolgt uns, so daß wir mitunter in einer regelrechten Tretmühle aus Enttäuschung und Unsicherheit gefangen sind. In der Werbung wird diese Mentalität propagiert, damit wir glauben, unbedingt bestimmte Produkte kaufen zu müssen. Dabei ist unser Körper schon von Natur aus bestens gegen Krankheiten und Verletzungen gewappnet. Auch die Medizin hat ihren Respekt vor den Selbstheilungskräften des Körpers verloren, ist auf sehr unvernünftige Weise intolerant gegenüber Krankheiten und viel zu unkritisch und überheblich in bezug auf ihre therapeutischen Hilfsmittel geworden.

Mit erinnertem Wohlbefinden meine ich keineswegs, daß

wir alle ständig mit glückseligem Lächeln herumlaufen sollen. Das Schicksal ist manchmal sehr unbarmherzig und bürdet uns enorme Belastungen und Herausforderungen auf. Aber große Weisheit und therapeutische Kraft liegen in einem Gebet, das von dem amerikanischen Theologen Reinhold Niebuhr stammt: »Herr, gib mir die Ruhe, die Dinge zu akzeptieren, die ich nicht ändern kann, den Mut, die Dinge zu ändern, die ich ändern kann, und die Weisheit, das eine vom anderen zu unterscheiden.«

Manchmal werde ich gefragt, ob es für Miesepeter und Pessimisten, die sich offenbar nur wohlfühlen, wenn sie sich Sorgen und negativem Denken hingeben, überhaupt gesund ist, eine lebensbejahendere Haltung einzunehmen. Um es erneut zu betonen: Sie müssen selbst herausfinden, welche persönlichen Überzeugungen bei Ihnen funktionieren. Was für den einen ein Riesenfortschritt ist, mag anderen als kaum der Rede wert erscheinen. Doch es ist immer aufregend und wunderbar, in ein zuvor halsstarriges Gemüt Glück und Frieden einziehen zu sehen, auch wenn es nur ganz allmählich geschieht. Selbst bei extremen Miesepetern und Schwarzsehern wirkt meines Erachtens eine maßvolle Veränderung heilsam auf Körper und Seele.

5. Vertrauen Sie öfter auf Ihren Instinkt

In »Pragmatismus«, einer 1907 gehaltenen Vorlesung, schrieb William James: »Weltanschauung, die für jeden von uns von Wichtigkeit ist, ist keine rein technische Frage; vielmehr handelt es sich um unsere mehr oder weniger dumpfe Ahnung dessen, was das Leben uns aufrichtig und im tiefsten Inneren bedeutet. Diese Philosophie erwerben wir nur zum Teil aus Büchern; sie ist unsere individuelle Art, den auf uns einwirkenden Druck und Zug des Kosmos in seiner Gesamtheit zu sehen und zu empfinden.«

Die Menschen beschreiben diesen Prozeß, bei dem sie

herausfinden, was wichtig für sie ist, bei dem sie ihre Entscheidungen anhand ihrer persönlichen Überzeugungen prüfen, auf sehr unterschiedliche Weise, nennen ihn: »auf die innere Stimme lauschen«, »eine Sache in Ruhe überdenken«, »horchen, wozu ihr Herz ihnen rät«, »innere Einkehr halten«, »beten« oder »etwas eine Nacht überschlafen«. Manche Menschen folgen spontan ihrem Instinkt oder ihrem gesunden Menschenverstand, andere finden, daß eine rationale oder intuitive Erkenntnis ihre Zeit braucht. Aber die meisten Menschen wissen, wenn sich etwas »richtig anfühlt«. Die meisten Menschen besitzen eine Art inneres Radarsystem, das sich gelegentlich bemerkbar macht.

Wenn Sie sich das nächste Mal einer wichtigeren Entscheidung gegenübersehen, sei sie gesundheitlicher oder anderer Art, sollten Sie sich fragen: »Welcher Weg scheint mir gefühlsmäßig der richtige zu sein?« Oder: »Was würde ich tun, wenn ich völlig frei wählen könnte?« Ich empfehle nicht, Entscheidungen ausschließlich auf dieser Basis zu treffen, aber lassen Sie Ihren Glauben wenigstens in Ihre Überlegungen mit einfließen. Zollen Sie Ihren Überzeugungen und emotionalen Wahrnehmungen genügend Respekt, um sie bei einer fruchtbaren intellektuellen Argumentation angemessen zu berücksichtigen.

Seit Descartes sind wir darauf konditioniert, strikt Emotionen und Verstand, Fakten und Meinungen voneinander zu trennen, obgleich wir nun erkennen müssen, daß Objektivität subjektiv ist und daß sich die Vernunft auf Emotionen stützt. Um zu erreichen, daß unsere Überzeugungen und Gefühle zu unseren Gunsten arbeiten, müssen wir stärker auf sie hören, als uns das in der typischen westlichen und amerikanischen Erziehung beigebracht wurde.

Wie Sie sich gewiß erinnern, weist Dr. Cytowic in seinem Buch über Synästhesie darauf hin, daß wir alle mehr wissen, als wir zu wissen glauben. Da »Gefühle ihre eigene Logik haben«, wie er sagt, und in unserem Gehirn bei der Beurteilung von Gedanken und Sinneseindrücken eine so wichtige Rolle spielen, tun wir gut daran, unseren Emotionen und Überzeugungen mehr Aufmerksamkeit zu schenken. Wenn es gilt, zwischen der westlichen Weltsicht und unserer eigenen inneren Sicht der Dinge zu entscheiden, rät Dr. Cytowic:

> Der erste Schritt in die Transzendenz besteht darin, sich von der Vorstellung zu lösen, wir müßten uns zwischen einer objektiven oder subjektiven Sicht der Wirklichkeit entscheiden. Viele Aspekte der menschlichen Erfahrung lassen sich nicht in objektiven Fakten ausdrücken, und es gibt für uns keine Möglichkeit, der Subjektivität zu entkommen. Zusätzlich zu der distanzierten, auf äußeren Kriterien basierenden objektiven Sicht und unserer subjektiven, auf unserem inneren Leben basierenden Sicht gibt es eine dritte mögliche Sichtweise. Sie gründet sich auf Erfahrungen, die uns ein noetisches Verstehen ermöglichen. In dieser Tiefe spielt sich unser wahres Leben ab.

Wenn Sie diese dritte Perspektive einnehmen, können Sie objektive Beobachtungen mit Gefühlen und instinktiven Reaktionen kombinieren. Wenn, nachdem Sie der Chirurg mit allen objektiven Fakten vertraut gemacht hat, Ihnen ein Eingriff, bei dem Ihnen der halbe Kiefer entfernt wird, um einen Tumor zu beseitigen, schrecklicher erscheint als der Tod, wie es bei Barbara Dawson der Fall war, dann brauchen Sie sich für diese Überzeugung nicht zu entschuldigen. Wenn Sie die möglichen Alternativen sorgfältig erwogen haben und zu der Entscheidung gelangt sind, daß Sie lieber für den Rest Ihres Lebens auf rotes Fleisch verzichten wollen, als sich am offenen Herzen operieren zu lassen, dann ist das Ihr gutes Recht. Sie sollten von Ihrem Recht der freien Entscheidung Gebrauch machen, nachdem Sie sich alle nötigen Informationen verschafft haben, sich mit Ärzten und Therapeuten umgeben haben, denen Sie vertrauen, und die Fakten mit Hilfe jenes Glaubenssystems gefiltert haben, das das Resultat Ihrer einzigartigen Lebenserfahrungen ist.

Uns allen wäre es lieber, es gäbe simple, allgemeingültige Antworten, klare, sofort verfügbare Informationen und problemlose, risikofreie medizinische Therapien. Doch in einer solchen Welt leben wir leider nicht. Zwar wird in der Medizin nicht einfach ins Blaue hinein gemutmaßt, aber auch ein noch so guter Arzt kann nur, in Zusammenarbeit mit einem aufgeklärten Patienten, sorgfältig begründete Prognosen und Schätzungen liefern. Bei der Aufstellung dieser Prognosen tun wir alle gut daran, besser auf den Körper zu hören und unseren Überzeugungen mehr Respekt zu zollen.

Lassen Sie sich von Ihren Instinkten leiten. Folgen Sie Ihnen, aber berücksichtigen Sie dabei alle relevanten Informationen. Geben Sie Ihre Gesundheit in gute, vertrauenswürdige Hände. Lassen Sie Ihrem Körper genug Zeit, seine Selbstheilungskräfte zu mobilisieren. Investieren Sie erinnertes Wohlbefinden und eine vernünftige, ausgewogene therapeutische Mischung aus Selbstfürsorge, Medikamenten und ärztlichen Eingriffen, um einen optimalen Gewinn für Ihre Gesundheit zu erzielen.

6. Bedenken Sie, daß niemand unsterblich ist

So gesund es ist, auf sein Herz zu hören, so schädlich ist es, die Wahrheit zu leugnen oder ihr auszuweichen. Wir alle müssen sterben. Auch wenn wir noch so versiert in der Geist/Körper-Medizin werden, auch wenn es uns mit Hilfe des medizinischen Fortschritts gelingt, die Lebensuhr ein Stück zurückzudrehen, der Tod bleibt dennoch, wie Krankheit und Schmerzen, eine unerfreuliche, aber natürliche Realität des menschlichen Daseins.

Vermutlich kommt es Ihnen nun so vor, als würde ich mir selbst widersprechen. Erst rate ich Ihnen, sich nicht auf eine Diagnose festlegen oder reduzieren zu lassen, und dann warne ich Sie davor, die Wahrheit zu leugnen. Trotzdem, einige Vortragsredner und New-Age-Unternehmer behaupten, alle Krankheiten seien heilbar und es sei möglich, Tod und Altern zu entgehen, wenn man nur fest daran glaube. Diese Geschäftemacher fügen der Geist/Körper-Bewegung großen Schaden zu, die sich in aufrichtiger Absicht um öffentliche Anerkennung ihrer Erkenntnisse und um eine Veränderung der westlichen Medizin bemüht. In Wahrheit existieren keinerlei Beweise dafür, daß irgendein Mensch dem Tod entgehen kann.

In dem Kinofilm »Mondsüchtig« gibt es eine wunderbare Szene, in der die Schauspielerin Olympia Dukakis – sie spielt eine von ihrem Mann betrogene Ehefrau – sich in einem intimen italienischen Restaurant über den Tisch beugt und ihren männlichen Begleiter fragt: »Warum sind Männer eigentlich ständig hinter den Frauen her?« Er gibt ihr die Antwort, die sie im Herzen bereits kennt: »Weil wir Angst vor dem Tod haben.« In der Tat, die Angst vor dem Tod kann in den Menschen die schlimmsten Eigenschaften zum Vorschein bringen. Aber die Erkenntnis, daß der Tod ein unvermeidliches, natürliches Ereignis ist, kann uns auch dazu veranlassen, ein gesundes, leidenschaftliches Leben zu führen.

Oft sprechen wir davon, »zu leben, als ob es kein Morgen gäbe«. Dabei wird »als ob« zu einer wichtigen, wenn auch subtilen Wahrheit. Sich seines Lebens zu erfreuen, angemessen Sport zu treiben und sich gesund zu ernähren, zum Arzt zu gehen, wenn es nötig ist, aber nicht im Übermaß medizinische Hilfe in Anspruch zu nehmen, das alles sind bewährte Puffer gegen krankmachende und belastende Einflüsse.

7. Der Glaube an etwas Letztes, Höchstes, hat Heilkraft

Der heilige Anselm von Canterbury, er lebte vermutlich zwischen 1033 und 1109, schrieb: »Gott ist, wovon etwas Größeres nicht gedacht werden kann.« Der Glaube an Gott, an das größte für Menschen Denkbare, ist die wirkungsvollste Form erinnerten Wohlbefindens. Den Tod als schreckliches, unentrinnbares Schicksal vor Augen, sehnen wir uns nach einer hoffnungsvollen Erklärung für unser Dasein. Ob wir uns nun an Gott »erinnern«, weil Gott es so will, oder ob wir uns an eine das Leben transzendierende Macht »erinnern«, weil sich im Rahmen unserer Evolution solche »Erinnerungen« als Überlebenshilfe erwiesen haben – der Glaube an ein höchstes Wesen ist in jedem Fall ein höchst wirkungsvoller Heiler.

Die Ergebnisse der medizinischen Forschung belegen, daß es gut für uns ist, an Gott zu glauben, und zwar unabhängig von einer bestimmten Glaubensrichtung oder theologischen Lehre. Sie können in jedem Fall von Ihrem Glauben an Gott physiologisch profitieren, ob Sie nun auf eine stille, nach innen gerichtete Weise an ihn glauben oder Ihre Überzeugungen laut der Welt verkünden.

Auch ein aktives religiöses Leben und regelmäßige Teilnahme am Gottesdienst sind aus vielerlei Gründen sehr gesund. Kirchengemeinden ermuntern ihre Mitglieder zu zahlreichen die Gesundheit fördernden Aktivitäten. Soziale Kontakte und Gemeinschaftserleben sind hier vor allem zu nennen, aber auch Gebet, freiwillige Hilfe für andere, vertraute Rituale und Musik. Besonders Beten scheint eine starke therapeutische Wirkung auszuüben, die noch genauer erforscht werden muß.

Manchen Menschen scheint es zu widerstreben, den religiösen Glauben als Trost heranzuziehen. Sie halten die Religion für eine Krücke, und der Gedanke, auf eine Krücke angewiesen zu sein, gefällt ihnen nicht. Wieder andere äußern sich verächtlich über »Bekehrungen in letzter Minute«, wie sie bei Schwerkranken häufig vorkommen. Aber die schlichte Wahrheit lautet, daß der Glaube eine natürliche und unvermeidliche Reaktion auf die Bedrohung durch den Tod ist, der wir uns alle gegenübersehen. In Stunden der Not können wir gar nicht anders, als im Glauben Hilfe zu suchen. Im zweiten Korintherbrief 12,9 beschreibt der Apostel Paulus, wie er Gott um Linderung körperlichen Leids gebeten habe, und der Herr habe ihm geantwortet: »Laß dir an meiner Gnade genügen; denn meine Kraft ist in den Schwachen mächtig.«

Ich bin überzeugt, daß die Neigung zum Glauben allen Menschen angeboren ist und daß Menschen, die auf den Glauben bauen, damit in sich besondere Selbstheilungskräfte mobilisieren. Ob Sie also an Gott im eigentliche Sinne glauben oder nicht, versuchen Sie, sich die Existenz von etwas vorzustellen, das größer ist als alles andere. Glauben Sie an eine Gnade und Barmherzigkeit, die alles übersteigt, was Menschen aus eigener Kraft vollbringen könnten.

8. Respektieren Sie den Glauben anderer Menschen. Zwingen Sie ihnen nicht den Ihren auf.

Gewiß erinnern Sie sich an die Geschichte vom Turmbau zu Babel im Alten Testament. »Babel« ist aus dem hebräischen Wort »balal« abgeleitet, das »Verwirrung« bedeutet. Im ersten Buch Mose 11,9 wird berichtet, wie die Stadt ihren Namen erhielt: »Daher heißt ihr Name Babel, weil der Herr daselbst verwirrt hat aller Länder Sprache und sie von dort zerstreut hat in alle Länder.« Vor dieser Zeit, berichtet die Bibel, sprachen alle Menschen die gleiche Sprache. Um ihren eigenen Ruhm zu mehren und sich einen Namen zu machen, bauten sie eine Stadt auf einem Berggipfel und einen Turm, dessen Spitze bis an den Himmel reichte. An Pfingsten feiern Christen die Umkehrung der sprachlichen

Katastrophe von Babel – einen Geist »wie von Feuer«, der nach der Auferstehung Christi über die Apostel kam und die Gläubigen, trotz ihrer unterschiedlichen Herkunft und Muttersprache, in die Lage versetzte, die gleiche Sprache zu sprechen.

Es gehört zur menschlichen Natur, daß wir die Dinge in der Welt um uns unterscheiden und ihnen »Namen« geben. Doch scheinen uns die Dinge, die uns trennen und unsere Verschiedenheit betonen, oft viel wichtiger zu sein, als jene Dinge, die uns verbinden. Genauso ist es auch in der Wissenschaft. Wir reduzieren das großartige Gesamtbild der menschlichen Erfahrung auf immer kleinere und kleinere physikalische Einheiten, ohne wichtige dauerhafte Wahrheiten oder erfreuliche Gemeinsamkeiten der Menschen angemessen zu würdigen.

Die wissenschaftlichen Studien über das erinnerte Wohlbefinden haben mich davon überzeugt, daß alle Menschen, sei es zufällig oder durch göttlichen Ratschluß, eine im Körper verankerte Neigung zum religiösen Glauben besitzen. Es ist uns angeboren, daß wir gern spirituelle Muskeln gebrauchen, auch wenn unsere Gebete sich stark unterscheiden, und auch wenn wir es gar nicht Beten nennen. Überall auf der Welt, in nahezu allen uns bekannten Kulturen und zu allen Zeiten haben Menschen Gebete gesprochen und sich Meditationen gewidmet, die körperliche Ruhe oder die Entspannungsreaktion auslösen. Ganz gleich, wie groß die Sprachverwirrung unter uns ist, ganz gleich, wie verschieden unsere Kulturen und Weltanschauungen sind, wir teilen uns angeborene Gaben – die Gabe der körperlichen Heilung, der Erlangung inneren Friedens und manchmal das Gefühl »der Gegenwart einer Macht oder Energie, die uns sehr nahe zu sein scheint«.

Ich glaube, Karen Armstrong hat recht mit ihrer Warnung vor der Gefahr, Gott zu »personalisieren«. Meine Forschungen zeigen, daß die geheimnisvolle, transzendente und intuitive Erfahrung Gottes sehr machtvoll ist und daß die westliche Kultur und Medizin, indem sie sich auf spezifische Einzelheiten statt auf das große Gesamtbild konzentrieren, dem menschlichen Geist oft schweren Schaden zufügen. So verlieren wir die ehrfurchtgebietende Tatsache aus den Augen, daß unser Geist und Körper es bemerkenswert gut schaffen, uns gesund zu erhalten, und daß diese Fähigkeit der Selbstheilung allen Menschen gemeinsam ist.

Barbara Dawson, die es vorzog, mit Bestrahlungen und Gebeten gegen ihre Krebserkrankung anzugehen, statt sich einer entstellenden Operation an Gesicht und Hals zu unterziehen, berichtete mir folgendes: Als ich ihr im Beth Israel Hospital in Boston, wo sie sich in stationärer Behandlung befand, zum erstenmal gezeigt hatte, wie sie bei sich die Entspannungsreaktion aktivieren konnte, verspürte sie anschließend das Bedürfnis, anderen von dieser wohltuenden Erfahrung zu erzählen.

»Ich befand mich in einer spirituellen Hochstimmung«, sagt sie. »Ich war nicht völlig überwältigt, fühlte mich aber angenehm friedvoll und von Liebe erfüllt. Also sagte ich mir: Du mußt unbedingt mit jemandem darüber sprechen. Als ich den Flur hinunterging, sah ich hinter einer offenen Krankenzimmertür eine Dame am Fenster sitzen. Ich ging zu ihr hinein und stellte mich vor. Sie begrüßte mich sehr freundlich. Wir tauschten Kochrezepte und Geschichten von unseren Enkelkindern aus. Dann erzählte sie mir, daß sie Krebs hatte, am nächsten Tag operiert werden sollte und sich schrecklich davor fürchtete. Also brachte ich ihr bei, was ich selbst gerade über die Entspannungsreaktion gelernt hatte. Es tat ihr so gut, daß sie mich hinterher fragte, ob ihr Arzt mich zu ihr geschickt hätte. Da dachte ich bei mir: Ich weiß, welcher Arzt mich zu ihr geschickt hat.«

Um das Außergewöhnliche dieser Situation richtig würdigen zu können, müssen Sie wissen, daß Mrs. Dawson Afroamerikanerin und Christin ist und es sich bei der anderen Frau um eine Weiße jüdischen Glaubens handelte. Die Geschichte geht noch weiter: Ein alter Russe gesellte sich zu ihnen, der kaum Englisch sprach und sehr bedrückt wirkte. Es stellte sich heraus, daß sich die Dame, der Mrs. Dawson die Entspannungsreaktion gezeigt hatte, mit ihm auf Jiddisch verständigen konnte. Also erzählten die drei von sich, redeten über ihren Krankenhausaufenthalt und die Entspannungsreaktion.

Schließlich erschien ein Lächeln auf dem Gesicht des Mannes. Er sagte, es sei ein wunderbares Gefühl, nach so langer Zeit wieder einmal Jiddisch zu sprechen. Mrs. Dawson blieb, dieses Gespräch genau im Gedächtnis, so tief bewegt war sie davon – drei Menschen von völlig unterschiedlicher Herkunft und Religionszugehörigkeit, die zusammen in einem Krankenzimmer saßen und für einen Moment ein Gefühl tiefer Verbundenheit erlebten.

»Daran kann man sehen, wie die Entspannungsreaktion regelrecht Kreise zieht«, sagte Mrs. Dawson. »Sie bringt unterschiedliche Menschen mit unterschiedlichem Glauben zusammen, so wie Gott es will.« Nicht nur Mrs. Dawson, auch andere meiner Patienten und Patientinnen berichten von dieser verbindenden Wirkung, einem Gefühl des guten Willens und der Verbundenheit zu ihren Mitmenschen, das sie toleranter gegenüber den religiösen Überzeugungen anderer werden ließ. Würden alle Menschen dieses körperliche Band des Glaubens als unabänderliche Tatsache des menschlichen Daseins schätzen lernen, könnte die künstliche, von uns selbst verschuldete Spaltung durch Rassismus, religiöse Intoleranz und Zwietracht ein Ende haben. Was könnte für die Menschheit gesünder sein?

9. Glauben Sie an das Gute

Es ist Ihre Bestimmung, an etwas Gutes und Beständiges zu glauben. Doch nur Sie selbst können wissen, welcher Weg für Sie der richtige ist. Die Medikamente und chirurgischen Verfahren der modernen Medizin können segensreich für Sie sein, wenn Sie ein gesundheitliches Problem haben, daß durch diese Therapieformen geheilt werden kann. In den meisten Fällen werden Sie aber in der Lage sein, sich selbst zu heilen. In jedem Fall können Sie Ihre Gesundheit durch erinnertes Wohlbefinden verbessern.

Erinnern Sie sich also an jene Zeiten, als Sie sich besonders gesund gefühlt haben. Erinnern Sie sich an den Segensspruch, den Ihre Mutter Ihnen immer mit auf den Schulweg gab, an den Duft von Weihrauch in der Kirche, an die innere Ruhe, die Sie verspürten, wenn Sie am Strand Muscheln sammelten. Erinnern Sie sich, wie die Infektion in Ihrem Ohr durch Penicillin zum Verschwinden gebracht wurde, oder daran, wie der Schmerz in Ihrem Fuß sofort nachließ, als der Chirurg den Holzsplitter entfernte. Erinnern Sie sich daran, wie schön Ihre Stimme klang, als Sie damals im Chor sangen, oder wie Sie voller Freude eine ganze Nacht durchtanzten. Erinnern Sie sich an den Arzt, der sich so mitfühlend um Sie kümmerte, und an den Geistlichen, der mit Ihnen im Krankenhaus betete. Erinnern Sie sich daran, wie schön es war, mit Ihrem Mann oder Ihrer Frau Liebe zu machen, und an Ihre Empfindungen bei der Geburt Ihres Sohnes oder Ihrer Tochter.

Lassen Sie dann los, und glauben Sie einfach. Sie haben sich alle verfügbaren Informationen über Ihren Körper beschafft. Sie haben sich guten Ärzten anvertraut, die Ihnen dabei helfen, einen vernünftigen, ausgewogenen Therapieweg einzuschlagen. Jetzt ist der Augenblick gekommen, die wunderbare physiologische Gabe erinnerten Wohlbefindens zu genießen und sie ungehindert wirken zu lassen.

Wenn Sie können, glauben Sie an das Gute. Oder glauben Sie an etwas, das besser ist als alles, was Menschen sich vorstellen können. Für uns Sterbliche ist ein solcher Glaube eine ausgezeichnete Medizin.

EIN GLAUBENSBEKENNTNIS

In der wissenschaftlichen Welt ist es wohlbekannt, daß die Überzeugungen und Meinungen eines Forschers seine Forschungsergebnisse verfälschen können. Das nennt man »Voreingenommenheit«. Auch wenn dieses Buch von der Bedeutung des persönlichen Glaubens handelt, zögere ich doch, über meinen eigenen Glauben zu sprechen. Das mag ein Widerspruch sein, aber vermutlich ist die Ausbildung, die wir Ärzte erhalten, dafür verantwortlich. Man bringt uns bei, Voreingenommenheit – alle störenden Einflüsse, die unsere Diagnosen und Forschungen irgendwie kontaminieren könnten – unbedingt zu vermeiden. Wir werden angehalten, unsere Entscheidungen völlig unbeeinflußt von Emotionen zu treffen.

Wie von Wissenschaftlern erwartet wird, daß sie offenbaren, von welchen Geldgebern ihre Experimente finanziert wurden, offenbare ich Ihnen nun meinen persönlichen Glauben an Gott. Dann können Sie sich selbst ein Urteil darüber bilden, inwieweit meine Interpretation der vorliegenden Beweise durch diesen Glauben beeinflußt wurde. Bei der Lektüre eines Buches oder bei der Entscheidung für eine bestimmte Therapieform ist es immer empfehlenswert, darauf zu achten, welchen persönlichen Glauben der Autor oder Therapeut »offenbart«.

Ich bin selbst erstaunt, wie eindeutig meine wissenschaftlichen Forschungen zwei Dinge belegen: Die Neigung zum religiösen Glauben ist dem menschlichen Körper von Natur aus einprogrammiert, und Gebete und andere Glaubensübungen wirken auf unseren Körper heilsam und kräftigend. Diese körperliche Veranlagung scheint mir mehr als ein glücklicher Zufall zu sein; die Entwicklung des Menschen vollzog sich offenbar nicht plan- und absichtslos. Manche Physiker sind durch ihre Forschungsergebnisse zu dem Schluß gelangt, die Entwicklung des Universums folge »einem übernatürlichen Plan«. Ebenso zeigte sich in meiner Arbeit wieder und wieder, wie tief die Macht und Wirksamkeit des Glaubens in unserem Körper verwurzelt ist. Während der ganzen uns bekannten Geschichte haben die Menschen immer Gottheiten verehrt, haben gebetet und geglaubt. Ob Gott nun Opium für das Volk ist, wie Karl Marx vermutete, oder ob Gott uns so erschuf, daß wir im Glauben ewigen Trost finden – die Wahrheit der Gotteserfahrung steht für mich zweifelsfrei fest.

Meine persönlichen Erfahrungen und Überlegungen ließen mich zu der Überzeugung gelangen, daß Gott existiert. Einem Universum, das so klar definierte Muster erzeugt, bei dessen Entstehung derartig unglaubliche Zufälle am Werk waren und das Menschen hervorbrachte, denen ein physiologisch heilkräftiger Glaube angeboren ist, muß ein intelligenter Plan zugrunde liegen. Ich glaube an die wissenschaftlich beschreibbare Schöpfung und Evolution und an eine Welt, die dennoch unter göttlichem Einfluß steht.

ANHANG

Das Mind/Body Medical Institute vertreibt eine Reihe von Audio- und Videokassetten mit Meditations- und Entspannungsübungen in englischer Sprache. Die Anschrift:

Mind/Body Medical Institute
110 Francis Street, Boston, MA, 02215, USA
Tel.: 001-61 76 32-95 25

Die durch den Kassettenvertrieb erzielten Verkaufserlöse kommen der Arbeit des Instituts zugute.

Liste der in deutscher Sprache erschienenen im Text zitierten Bücher:

Karen Armstrong: *Nah ist und schwer zu fassen der Gott.* 3000 *Jahre Glaubensgeschichte von Abraham bis Albert Einstein.* Verlag Droemer Knaur, München 1993.

Herbert Benson: *Gesund im Streß. Eine Anleitung zur Entspannungsreaktion.* Ullstein Verlag, Frankfurt 1978.

Richard E. Cytowic: *Farben hören, Töne schmecken. Die bizarre Welt der Sinne.* Byblos Verlag, Berlin 1995.

Antonio R. Damasio: *Descartes' Irrtum. Fühlen, Denken und das menschliche Gehirn.* Verlag Paul List, München 1995.

Anne Frank: *Das Tagebuch der Anne Frank.* Fischer Taschenbuch Verlag, Frankfurt 1992.

William James: *Die Vielfalt religiöser Erfahrung: eine Studie über die menschliche Natur.* Walter-Verlag, Freiburg i. Br. 1979.

Jack Miles: *Gott, Eine Biographie.* Carl Hanser Verlag, München 1996.

Toni Morrison: *Solomons Lied.* Rowohlt Verlag, Reinbek 1979.

Richard Ofshe und Ethan Watters: *Die mißbrauchte Erinnerung. Von einer Therapie, die Väter zu Tätern macht.* dtv, München 1996.

Susan Sontag: *Krankheit als Metapher.* Carl Hanser Verlag, München 1980.

Frank J. Tipler: *Die Physik der Unsterblichkeit.* Piper Verlag, München 1994.

John Updike: *Rabbit in Ruhe.* Rowohlt Verlag, Hamburg 1992.

Andrew Weil: *Spontanheilung. Die Heilung kommt von innen.* Verlag C. Bertelsmann München 1995.

Quellenangaben

1. KAPITEL
Die Suche nach etwas Beständigem

Benson, H.: *The Relaxation Response.* New York: William Morrow, 1975. (dt.: *Gesund im Streß.)*

Benson, H. und M. D. Epstein: »The Placebo Effect – A Neglected Asset in the Care of Patients.« *Journal of the American Medical Association* 232 (1975): 1225–27.

Benson, H.: *The Mind/Body Effect.* New York: Simon & Schuster, 1979.

Benson, H. und D. P. McCallie Jr.: »Angina Pectoris and the Placebo Effect.« *New England Journal of Medicine* 300 (1979): 1424–29.

Benson, H.: *Beyond the Relaxation Response.* New York: Times Books, 1984.

Benson, H.: *Your Maximum Mind.* New York: Times Books/Random House, 1987.

Benson, H. und E. M. Stuart: *The Wellness Book: A Comprehensive Guide to Maintaining Health and Treating Stress-Related Illness.* New York: Fireside, 1993.

Benson, H.: »Commentary: Placebo Effect and Remembered Wellness.« *Mind/Body Medicine* 1 (1995): 44–45.

Benson, H. und R. Friedman: »The Three-Legged-Stool.« *Mind/Body Medicine* 1 (1995): 1–2.

Cannon, W. B.: »The Emergency Function of the Adrenal Medulla in Pain and the Major Emotions.« *American Journal of Physiology* 33 (1914), 356–72.

Cannon, W. B.: *Bodily Changes in Pain, Hunger, Fear and Rage: An Account of Recent Researches into the Function of Emotional Excitement.* New York: Appleton, 1929.

2. KAPITEL
Erinnertes Wohlbefinden

Aldrich, C. K.: »A Case of Recurrent Pseudocyesis.« *Perspectives in Biology and Medicine 16* (1972): 11–21.

Archer, T. P. und C. V. Leier: »Placebo Treatment in Congestive Heart Failure.« *Cardiology* 81 (1992): 125–33.

Basedow, H.: *The Australian Aboriginal.* Adelaide: F. W. Preece, 1925. Zitiert nach W. B. Cannon: »Voodoo Death«. *American Anthropologist* 44 (1942): 169–81.

Beecher, H.: »The Powerful Placebo.« *Journal of the American Medical Association* 159 (1955): 1602–6.

Benson, H. und M. D. Epstein: »The Placebo Effect – A Neglected Asset in the Care of Patients.« *Journal of the American Medical Association* 232 (1975): 1225–27.

Benson, H.: *The Mind/Body Effect.* New York: Simon & Schuster, 1979.

Benson, H. und D. P. McCallie, Jr.: »Angina Pectoris and the Placebo Effect.« New *England Journal of Medicine* 300 (1979): 1424–29.

Cannon, W. B.: »Voodoo Death.« *American Anthropologist* 44 (1942): 169–81.

Cannon, W. B.: *The Way of an Investigator: A Scientist's Experiences in Medical Research.* New York: W. W. Norton, 1945.

Cebelin, M. S. und C. S. Hirsch: »Human Stress Cardiomyopathy: Myocardial Lesions in Victims of Homicidal Assaults Without Internal Injuries.« *Human Pathology* 11 (1980): 123–32.

The Coronary Drug Project Research Group: »Influence of Adherence to Treatment and Response of Cholesterol on Mortality in the Coronary Drug Project.« *New England Journal of Medicine* 303 (1980): 1038–41.

Egbert, L. D., G. E. Battit, C. E. Welch und M. K. Bartlett: »Reduction of Postoperative Pain by Encouragement and Instruction of Patients.« *New England Journal of Medicine* 270 (1964): 825–27.

Engel, G.: »A Life Setting Conductive to Illness: The Giving-up-Given-up Complex.« *Bulletin of the Menninger Clinic* 32 (1968): 355–65.

Engel, G.: »Sudden and Rapid Death During Psychological Stress: Folklore or Folk Wisdom?« *Annals of Internal Medicine 74* (1971): 771–82.

Fried, P. H. u. a.: »Pseudocyesis: A Psychosomatic Study in Gynecology.« *Journal of the American Medical Association* 145 (1951): 1329–35.

Hashish, I. u. a.: »Reduction of Postoperative Pain and Swelling by Ultrasound Treatment: A Placebo Effect.« *Pain* 33 (1988): 303–11.

Hippocrates: »Precepts.« Zitiert nach J. Bartlett, *Familiar Quotations.* 14. Auflage, Hg.: E. M. Beck, Boston: Little Brown, 1968.

Horwitz, R. I. u. a.: »Treatment Adherence and Risk of Death After a Myocardial Infarction.« *Lancet* 336 (1990): 543–45.

Kannel, W. B. und P. D. Sorlie: »Remission of Clinical Angina Pectoris: The Framingham Study.« *American Journal of Cardiology* 42, (1978): 119–23.

Kaplan, S. und S. Greenfield: »Enlarging Patient Responsibility.« *Forum: Risk Management Foundation of the Harvard Medical Institutions* 14 (1993): 9–11.

Knight, J. A.: »False Pregnancy in a Male.« *Psychosomatic Medicine* 22 (1960): 260–66.

Kroger, W. S.: *Psychosomatic Obstretics, Gynecology and Endocrinology.* Springfield, IL: Charles C. Thomas, 1962

Lesse, S.: »Placebo Reactions in Psychotherapy.« *Diseases of the Nervous System* 23 (1962): 313–19.

Menninger von Lerchenthal, E.: »Death from Psychic Causes.« *Bulletin of the Menninger Clinic* 12 (1948): 31–36.

Murray, J. L. und G. E. Abraham: »Pseudocyesis: A Review.«*Obstetics and Gynecology* 51 (1978): 627–31.

The Oxford English Dictionary. Hg.: J. A. Murray, Oxford: Clarendon Press, 1909.

Pickering, T. G.: »Blood Pressure Variability and Ambulatory Monitoring.« *Current Opinion in Nephrology and Hypertension* 2 (1993): 380–85.

Pogge, R.: »The Toxic Placebo.« *Medical Times* 91 (1963): 773–78.

Roberts, A. H., D. G. Kewman, L. Mercier und M. Hovell: »The Power of Nonspecific Effects in Healing: Implications for Psychological and Biological Treatments.« *Clinical Psychology Review* 13 (1993): 375–91.

Saul, L. J.: »Sudden Death Impasse.« *Psychoanalytic Forum 1* (1966): 88–89.

Thomas, K. B.: »General Practice Consultations: Is There Any Point in Being Positive?« *British Medical Journal Clinical Research* 294 (1987): 1200–2.

Tilley, B. C. u. a.: »Minocycline in Rheumatoid Arthritis: A 48-week, Double-Blind, Placebo-Controlled Trial.« *Annals of Internal Medicine* 122 (1995): 81–89.

Traut, E. F. und E. W. Passarelli: »Placebos in the Treatment of Rheumatoid Arthritis and Other Rheumatic Conditions.« *Annals of the Rheumatic Diseases* 16 (1957): 18–22.

Turner, J. A. u. a.: »The Importance of Placebo Effects in Pain Treatment and Research.« *Journal of the American Medical Association* 271 (1994): 1609–14.

Wolf, S.: »Effects of Suggestion and Conditioning on the Action of Chemical Agents in Human Subjects: The Pharmacology of Placebos.« *Journal of Clinical Investigation* 29 (1950): 100–9.

3. KAPITEL
Das Wesen des Glaubens

Adams, J., zitiert nach J. Bartlett: *Familiar Quotations.* 14. Auflage, Hg.: E. M. Beck, Boston: Little, Brown, 1968.

Bates, M. S., W. T. Edwards und K. O. Anderson: »Ethnocultural Influences on Variation in Chronic Pain Perception.« *Pain* 52 (1993): 101–12.

Blackwell, B., S. S. Bloomfield und C. R. Buncher: »Demontration to Medical Students of Placebo Responses and Non-Drug Factors.« *Lancet* 1 (1972): 1279–82.

Buckalew, L. W. und K. E. Coffield: »An Investigation of Drug Expectancy as a Function of Capsule Color and Size and Preparation Form.« *Journal of Clinical Psychopharmacology* 2 (1982): 245–48.

Butler, C. und A. Streptoe: »Placebo Responses: An Experimental

Study of Psychophysiological Processes in Asthmatic Volunteers.« *British Journal of Clinical Psychology* 25 (1986): 173–83.
Cummings, N. A. und G. R. VandenBos: »The Twenty Years Kaiser-Permanente Experience with Psychotherapy and Medical Utilization: Implications for National Health Policy and National Health Insurance.« *Health Policy Quarterly* 1 (1981): 159–75.
Daniels, A. M. und R. Sallie: »Headache, Lumbar Puncture and Expectation.« *Lancet* 1 (1981): 1003.
Eisenberg, D. M. u. a.: »Unconventional Medicine in the United States: Prevalence, Costs and Patterns of Use.« *New England Journal of Medicine* 328 (1993): 246–52.
Franco, K. u. a.: »Anniversary Reactions and Duc Datc Responses Following Abortion.« *Psychotherapy and Psychosomatics* 52 (1989): 151–54.
Fry, J.: *Profiles of Disease: A Study in the Natural History of Common Diseases.* Edinburgh: E. and S. Livingstone, 1966.
Huskisson, E. C.: »Simple Analgesics for Arthritis.« *British Medical Journal* 4 (1974): 196–200.
Ikemi, Y. und S. Nakagawa: »A Psychosomatic Study of Contagious Dermatitis.« *Kyoshu Journal of Medical Science* 13 (1962): 335–50.
Ingelfinger, F. J.: »Medicine: Meritorious or Meretricious. « *Science* 200 (1978): 942–46.
Jefferson, T., zitiert nach J. Bartlett: *Familiar Quotations.* 14. Auflage, Hg.: E. M. Beck, Boston: Little, Brown, 1968.
Kristoff, N. D.: »Kobe's Survivors Try to Adjust: Handwringing, Relief, Laughter.« *New York Times,* 22. Januar 1995, Seite 1.
Kroenke, K. und A. D. Mangelsdorff: »Common Symptoms in Ambulatory Care: Incidence, Evaluation, Therapy and Outcome.« *American Journal of Medicine 86* (1989): 262–66.
Luccheli, P. E., A. D. Cattaneo und J. Zattoni: »Effect of Capsule Colour and Order of Administration of Hypnotic Treatments.« *European Journal of Clinical Pharmacology* 13 (1978): 153–55.
Phillips, D. P., C. A. Van Vorhees und T. E. Ruth: »The Birthday: Lifeline or Deadline?« *Psychosomatic Medicine* 54 (1992): 532–42.
Riley, J. E, D. K. Ahern und M. J. Follick. »Chronic Pain and

Funtional Impairment: Assessing Beliefs About Their Relationship.« *Archives of Physical Medicine and Rehabilitation* 69 (1988): 579–82.

Roethlisberger, F. J. und W. J. Dickson: *Management and the Worker: An Account of a Research Program Conducted by the Western Electric Company, Hawthorne Works, Chicago.* Cambridge, MA: Harvard University Press, 1949.

Sobel, D.: »All in Your Head.« *Mental Medicine Update* 3 (1995).

Sternbach, R. A. und B. Tursky: »Ethnic Differences Among Housewifes in Psychophysical and Skin Potential Responses to Electric Shock.« *Psychophysiology* 1 (1965): 241–46.

Weisman, A. D. und T. P. Hackett: »Predilection to Death: Death and Dying as a Psychiatric Problem.« *Psychosomatic Medicine* 23 (1961): 232–56.

Zborowski, M.: »Cultural Components in Responses to Pain.« *Journal of Social Issues* 8 (1952): 16–30.

4. KAPITEL
Das Privileg des Gehirns

Adler, S. R.: »Ethnomedical Pathogenesis and Hmong Immigrants' Sudden Nocturnal Deaths.« *Culture, Medicine and Psychiatry* 18 (1994): 23–59.

Bargh, J., zitiert nach D. Goleman: »Brain May Tag All Perceptions with a Value.« *New York Times,* 8. August 1995, Seite C1.

Barinaga, M.: »Watching the Brain Remake Itself.« *Science* 266 (1994): 1475–76.

Churchland, P. M.: *The Engine of Reason, The Seat of the Soul. A Philosophical Journey into the Brain.* Cambridge: A Bradford Book, MIT Press, 1995.

Cytowic, R. E.:. *The Man Who Tastes Shapes: A Bizarre Medical Mystery Offers Revolutionary Insights into Emotions, Reasoning and Consciousness.* New York: G. P. Putnam, 1993. (dt.: *Farben hören, Töne schmecken. Die bizarre Welt der Sinne.* Byblos Verlag, Berlin 1995.)

Damasio, A. R.: *Descartes' Error: Emotion, Reason and the Human*

Brain. New York: Grosset/Putnam, 1994. (dt.: *Descartes' Irrtum. Fühlen, Denken und das menschliche Gehirn.* Verlag Paul List, München 1995.)

Damasio, H. u. a.: »Visual Recall with Eyes Closed and Covered Activates Early Visual Cortices.« *Abstracts Society for Neuroscience* 19 (1993): 1603.

De Cuevas, J.: »Mind, Brain and Behavior.« *Harvard Magazine* (1994): 36–43.

George, M. S. u. a.: »Brain Activity During Transient Sadness and Happiness in Healthy Women.« *American Journal of Psychiatry* 152 (1995): 341–51.

Gibson, E. J. und R. Walk. »The Visual Cliff.« *Scientific American* 202 (1960): 64–71.

Goleman, D.: »The Brain Manages Happiness and Sadness in Different Centers.« *New York Times,* 28. März 1995, Seite C8–C9.

Gur, R. C. u. a.: Karp, A. Alavi, S. E. Arnold und R. E. Gur: »Sex Differences in Regional Cerebral Glucose Metabolism During a Resting State.« *Science* 267 (1995): 528–3 i.

Hess, W. R. und M. Brugger: »Das subkortikale Zentrum der affektiven Abwehrreaktion.« *Helvetica Physiologica Acta* 1 (1943): 33–52.

Hess, W. R.: *The Functional Organization of the Diencephalon.* New York: Grune and Stratton, 1957.

James, W., zitiert nach *In Search of White Crows: Spiritualism, Parapsychology, and American Culture.* Hg.: R. Moore, New York: Oxford University Press, 1977.

Karni, A.: »When Practice Makes Perfect.« *Lancet* 345 (1995): 395.

Katz, J. und R. Melzack: »Pain Memories in Phantom Limbs: Review and Clinical Observations.« *Pain* 43 (1990): 319–36.

Kosslyn, S. u. a;: »Visual Mental Imagery Activates Topographically Organized Visual Cortex: PET Investigations.« *Journal of Cognitive Neuroscience* 5 (1993): 263–87.

Kosslyn, S.: *Image and Brain: The Resolution of the Imagery Debate.* Cambridge, MA: MIT Press, 1994.

Melzack, R.: »Phantom Limbs.« *Scientfic American* 266 (1992): 120–26.

Miyashita, Y.: »How the Brain Creates Imagery: Projection to Primary Visual Cortex.« *Science* 268 (1995): 1719–20.
Murray, E. J. und F. Foote: »The Origins of Fear of Snakes.« *Behaviour Research and Therapy 17* (1979): 489–93.
Oppenheimer, S. M., J. X. Wilson, C. Guirauden und D. F. Cechetto: »Insular Cortex Stimulation Produces Lethal Cardiac Arrhythmias: A Mechanism of Sudden Death?« *Brain Research* 550 (1991): 115–21.
Oppenheimer, S. M.: »The Broken Heart: Noninvasive Measurement of Cardiac Autonomic Tone.« *Postgraduate Medical Journal* 68 (1992): 939–41.
Pellegrino, C.: *Return to Sodom and Gomorrah: Bible Stories from Archaeologists.* New York: Random House, 1994.
Rothbaum, B., zitiert nach »Virtual Therapy for Phobias.« *Science* 268 (1995), 209.
Walk, R. und E. J. Gibson: »A Comparative and Analytical Study of Visual Depth Perception.« *Psychological Monographs* 75 (1961): 15.

5. KAPITEL
Die geistige Krise der Medizin

Ackerknecht, E. H.: *Medicine and Ethnology.* Baltimore: Johns Hopkins Press, 1971.
Altman, L. K.: »Medical Errors Bring Calls for Change.« *New York Times,* 18. Juli 1995.
Angell, M. und J. Kassirer: »What Should the Public Believe ?« *New England Journal of Medicine* 331 (1994): 189–90.
Annas, G. J. und F. H. Miller: »The Empire of Death: How Culture and Economics Affect Informed Consent in the U.S., the U. K. and Japan.« *American Journal of Law and Medicine* 20 (1994): 357–94.
Barzini, L.: *The Europeans.* New York: Simon & Schuster, 1983.
Blumenthal, D.: »Making Medical Errors into Medical Treasures.« *Journal of the American Medical Association* 272 (1993): 1876–68.
Cabot, R. C.: »The Use of Truth and Falsehood in Medicine.« *Connecticut Medicine 42 (1978):* 189–94.

Cohen, M., zitiert nach »Never Mind Ebola, We Have Defiant Bugs.« *San Diego Union-Tribune,* 17. Mai 1994, Seite A–18.

Eisenberg, D. M. u. a.: »Unconventional Medicine in the United States: Prevalence, Costs and Patterns of Use.« *New England Journal of Medicine* 328 (1993): 246–52.

Fein, E. B.: »Competing Hospitals Are Nicer to Patients.« *New York Times,* 24. Juli 1995.

Flexner, A.: *Medical Education in the United States and Canada: A Report to the Carnegie Foundation for the Advancement of Teaching.* New York, 1910.

Gelfand, M.: *Medicine and Custom in Africa.* Edinburgh: E. and S. Livingstone, 1964.

Gelfand, M.: *Witch Doctor: The Traditional Medicine Man of Rhodesia.* London: Harvill Press, 1964.

Gelfand; M.: *The African Witch, with Particular Reference to Witchcraft Beliefs and Practice Among the Shona of Rhodesia.* London: E. and S. Livingstone, 1967.

Gillon, R.: »Primum Non Nocere and the Principle of Non-Malfeasance.« *British Medical Journal Clinical Research Ed.* 291 (1985): 130–31.

Golub, E. S.: *The Limits of Medicine: How Science Shapes Our Hope for the Cure.* New York: Times Books, 1994.

Gregg, J.: »Commerce of the Prairies, or The Journal of a Santa Fe Trader.« *In Early Western Travels,* Hg.: R. G. Thwaites, 1905. Zitiert nach V. J. Vogel: *American Indian Medicine.* Norman: University of Oklahoma Press, 1970.

Hand, W. *D.: Magical Medicine: The Folkloric Component of Medicine in tke Folk Belief Custom and Ritual of the Peoples of Europe and America.* Berkeley: University of California Press, 1980.

Hofling, C. K.: »The Place of Placebos in Medical Practice.« *GPXI* (1955): 103–7.

Holden, C.: »Iceman Markings Seen as Medical Tattoos.« *Science* 268 (1995): 33.

Holmes, O. W.: *The Writings of Oliver Wendell Holmes.* Band 9: *Medical Essays.* Cambridge, MA: Riverside Press, 1891.

Lazear-Asher, B.: »Spa Wars.« *Self* (Juli 1995): 42–44.

Leape, L. L.: »Error in Medicine.« *Journal of the American Medical Association* 272 (1994): 185 1–57.

Leape, L. L. u. a.: »Systems Analysis of Adverse Drug Events.« *Journal of the American Medical Association* 274 (1995): 35–43.

The Macmillan Dictionary of Quotations. New York: Macmillan, 1989.

Myers, S. S. und H. Benson: »Psychological Factors in Healing: A New Perspective on an Old Debate.« *Behavorial Medicine* 18 (292): 5–11.

Nuland, S. B.: »Medical Fads: Bran, Midwives and Leeches.« *New York Times,* 25. Juli 1995, Seite E 16.

Rosenberg, C.: »The Therapeutic Revolution.« In *Sickness and Health in America: Readings in the History of Medicine and Public Health.* Hg.: J. Leavitt und R. Numbers. 2. Auflage, Madison: University of Wisconsin Press, 1985.

Shapiro, A. K.: »A Contribution to a History of the Placebo Effect.« *Behavior Science Notes* 5 (1960): 109–35.

Shapiro, A. K.: »Factors Contributing to the Placebo Effect.« *American Journal of Psychotherapy* 18 (1961): 73–88.

Shapiro, A. K.: »Semantics of the Placebo.« *Psychiatric Quarterly* 42 (1968): 653–95.

Shapiro, A. K.: »Placebo Effects in Medicine, Psychotherapy and Psychoanalysis.« In: *Handbook of Psychotherapy and Behavior Change: An Empirical Analysis.* Hg.: A. E. Bergin und S. L. Garfield. New York: Wiley, 1971, Seite 439–73.

Shapiro, A. K. und E. L. Struening: »A Comparison of the Attitudes of a Sample of Physicians About the Effectiveness of Their Treatment and the Treatment of Other Physicians.« *Journal of Psychiatric Research* 10 (1974): 217–29.

Shapiro, A. K. und L. Morris: »The Placebo Effect in Medical and Psychological Therapies.« In: *Handbook of Psychotherapy and Behavior Change: An Empirical Analysis.* Hg.: A. E. Bergin und S. L. Garfield, 2. Auflage, New York: Wiley, 1978, Seite 477–536.

Sontag, S.: *Illness As Metapher.* New York: Farrar, Straus & Giroux, 1978. (dt.: *Krankheit als Metapher.* Carl Hanser Verlag, München 1980.)

Taubes, G.: »Epidemiology Faces Its Limits: The Search for Subtle

Links Between Diet, Lifestyle, or Environmental Factors and Disease Is an Unending Source of Fear – But Often Yields Little Certainty.« *Science* 269 (1995): 164–69.

U.S. Department of Health and Human Services. *Health United States* 1993. Pub. No. (PHS) 94–1232. Hyattsville, MD: Public Health Service, 1994.

6. KAPITEL
Die Entspannungsreaktion

Beary, J. F. und H. Benson: »A Simple Psychophysiologic Technique Which Elicits the Hypometabolic Changes of the Relaxation Response.« *Psychosomatic Medicine* 36 (1974): 115–20.

Benson, H., B. P. Malvea und J. R. Graham. »Physiologic Correlates of Meditation and Their Clinical Effects in Headache; An Ongoing Investigation.« *Headache* 13 (1973): 23–24.

Benson, H., J. F. Beary und M. P. Carol: »The Relaxation Response.« *Psychiatry* 37 (1974): 37–46.

Benson, H., H. P. Klemchuk und J. R. Graham: »The Usefulness of the Relaxation Response in the Therapy of Headache.« *Headache* 14 (1974): 49–52.

Benson, H.: *The Relaxation Response.* New York: William Morrow, 1975. (dt.: *Gesund im Streß. Eine Anleitung zur Entspannungsreaktion.* Ullstein Verlag, Frankfurt 1978.)

Benson, H., S. Alexander und C. L. Feldman: »Decreased Premature Ventricular Contractions Through Use of the Relaxation Response in Patients with Stable Ischaemic Heart Disease.« *Lancet* 2 (1975): 380–82.

Benson, H., T. Dryer und L. H. Hartley. »Decreased VO_2 Consumption During Exercise with Elicitation of the Relaxation Response.« *Journal of Human Stress* 4 (1978): 38–42.

Benson, H. u. a.: »Treatment of Anxiety: A Comparison of the Usefulness of Self-Hypnosis and a Meditational Relaxation Technique.« *Psychotherapy and Psychosomatics* 30 (1978): 29–42.

Benson, H., P. A. Arns und J. W. Hoffman: »The Relaxation

Response and Hypnosis.« *International Journal of Clinical and Experimental Hypnosis* 29 (1981): 259–70.
Benson, H.: »The Relaxation Response: Its Subjective and Objective Historical Precedents and Physiology.« *TINS* 6 (1983): 281–84.
Benson, H.: *Beyond the Relaxation Response.* New York: Times Books, 1984.
Benson, H.: *Your Maximum Mind.* New York: Times Books/Random House, 1987.
Benson, H. und E. M. Stuart. *The Wellness Book: A Comprehensive Guide to Maintaining Health and Treating Stressrelated Illness.* New York: Fireside, 1993.
Benson, H. u. a.: »Increases in Positive Psychological Characteristics with a New Relaxation-Response Curriculum in High-School-Students.« *Journal for Research and Development in Education* 27 (1994): 226–31.
Carrington, P. u. a.: »The Use of Meditation-Relaxation Techniques for the Managing of Stress in a Working Population.« *Journal of Occupational Medicine* 22 (1980): 221–31.
Caudill, M., H. Benson u. a.: »Decreased Clinic Utilization by Chronic Pain Patients: Response to Behavioral Medicine Intervention.« *Clinical Journal of Pain* 7 (1991): 305–10.
Caudill, M.: *Managing Pain Before It Manages You.* New York: Gullford, 1994.
Domar, A. D., M. M. Seibel und H. Benson: »The Mind/Body Program for Infertility: A New Behavioral Treatment Approach for Women with Infertility.« *Fertility and Sterility* 53 (1990): 246–49.
Domar, A. D., H. Benson u. a.: »Psychological Improvement in Infertile Women After Behavorial Treatment: A Replication.« *Fertility and Sterility* 58 (1992): 144–47.
Fentress, D. W. u. a.: »Biofeedback and Relaxation Response Training in the Treatment of Pediatric Migraine.« *Developmental Medicine and Child Neurology* 28 (1986): 139–46.
Goodale, I. L., A. D. Domar und H. Benson: »Alleviation of Premenstrual Syndrome Symptoms with the Relaxation Response.« *Obstretics and Gynecology* 75 (1990): 649–55.

Hellman, C. J., H. Benson u. a.: »A Study of the Effectiveness of Two Group Behavorial Medicine Interventions for Patients with Psychosomatic Complaints.« *Behavorial Medicine* 16 (1990): 165–73.
Hoffman, J. W., H. Benson u. a.: »Reduced Sympathetic Nervous System Responsivity Associated with the Relaxation Response.« *Science* 215 (1982): 190–192.
Huang, Guozhi: »Physiological Effects During Relaxation Qi-Gong Exercise.« *Psychosomatic Medicine* 53 (1991): 228.
Jacobs, G. D, H. Benson und R. Friedman: »Home-Based Central Nervous System Assessment of a Multifactor Behavorial Intervention for Chronic Sleep-Onset Insomnia.« *Behavior Therapy* 4 (1993): 159–74.
Leserman, J., H. Benson u. a.: »The Efficacy of the Relaxation Response in Preparing for Cardiac Surgery.« *Behavorial Medicine* 15 (1989): 111–17.
Leserman, J., H. Benson u. a.: »Nonpharmacologic Intervention for Hypertension: Long-Term Follow-up.« *Journal of Cardiopulmonary Rehabilitation* 9 (1989): 316–24.
Linden, W. und L. Chamber: »Clinical Effectiveness of Non-Drug Treatment for Hypertension: A Meta-Analysis.« *Annals of Behavorial Medicine* 16 (1994): 35–45.
Mandle, G. L. u. a.: »Relaxation Response in Femoral Angiography.« *Radiology* 174 (1990): 737–39.
Mundy, L.: *Prayer Walking.* Hg.: T. G. Harris. St. Meinrad, IN: Abbey Press, 1994.
Peters, R. K., H. Benson und J. M. Peters: »Daily Relaxation Response Breaks in a Working Population: II. Effects on Blood Pressure.« *American Journal of Public Health* 67 (1977): 954–59.
Stuart, E., H. Benson u. a.: »Nonpharmalogical Treatment of Hypertension: A Multiple-Risk-Factor Approach.« *Journal of Cardiovascular Nursing* 1 (1987): 1–14.
Wallace, R. K., H. Benson und A. E Wilson: »A Wakeful Hypometabolic Physiologic State.« *American Journal of Physiology* 221 (1971): 795–99.
Wallace, R. K. und H. Benson: »The Physiology of Meditation.« *Scientific American* 226 (1972): 369–79.

Wang, Y., H. Benson u. a.: »Acute Psychological Response Following Exercise and Exercise Plus Relaxation.« *American College of Sports Medicine* (1992).

7. KAPITEL
Der Glaubensfaktor und die spirituelle Erfahrung

Armstrong, K.: *A History of God: The 4000-Year Quest of Judaism, Christianity and Islam.* New York: Knopf, 1993. (dt.: *Nah ist und schwer zu fassen der Gott.* Verlag Droemer Knaur, München 1993.)

Benson, H., J. F. Beary und M. P. Carol: »The Relaxation Response.« *Psychiatry* 37 (1974): 37–46.

Benson, H.: »Body Temperature Changes During Practice of Tum-mo Yoga.« *Nature* 298 (1982): 402.

Benson, H., J. W. Lehmann u. a.: »Body Temperature Changes During the Practice of Tum-mo (Heat) Yoga.« *Nature* 295 (1982): 234–36.

Benson, H., M. S. Malhotra u. a.: »Three Case Reports of the Metabolic and Electroencephalographic Changes During Advanced Buddhist Meditation Techniques.« *Behavorial Medicine* 16 (1990): 90–95.

Die Bibel (Revidierter Text der Luther-Übersetzung), Stuttgart, 1973.

Blackmore, S.: *Dying to Live: Near-Death Experiences.* Buffalo, New York: Prometheus Books, 1993.

Dean, S. R.: »Metapsychiatry: The Confluence of Psychiatry and Mysticism.« In: *Psychiatry and Mysticism.* Hg.: S. R. Dean. Chicago: Nelson-Hall, 1975.

Harpur, T.: *The Uncommon Touch: An Investigation of Spiritual Healing.* Toronto: McLelland & Stewart, 1994.

James, W.: *The Varieties of Religious Experience.* Cambridge, MA: Harvard University Press, 1985. (dt.: *Die Vielfalt religiöser Erfahrung.* Walter-Verlag, Freiburg i. Br. 1979.)

Johnson, R. S.: »Lloyd Advances to Open Semifinal.« *New York Times,* 4. September 1986.

Kantrowitz, B., P. King u. a.: »In Search of the Sacred.« *Newsweek (28.* November 1994): 52–62.

Kass, J., H. Benson u. a.: »Health Outcomes and a New Index of Spiritual Experience.« *Journal for the Scientific Study of Religion* 30 (1991): 203–11.

Der Koran. Reclam-Verlag, Stuttgart, 1960.

Levin, J. S.: »Religion and Health: Is There an Association, Is It Valid, and Is It Causal?« *Social Science and Medicine 38* (1994): 1475–82.

McKee, D. und J. Chappel. »Spirituality and Medical Practice.« *Journal of Family Practice* 35 (1992): 201, 205–8.

Noble, H. B.: »Zone Is Winning Territory.« *New York Times,* 5. September 1986.

Osler, W.: »The Faith That Heals.« *British Medical Journal* 18 (1910): 1470–72.

8. KAPITEL
Der Glaube heilt

Amoateng, A. Y. und S. J. Bahr: »Religion, Family and Adolescent Drug Use.« *Sociological Perspectives* 29 (1986): 53–76.

Armstrong, K.: *A History of God: The 4000-Year Quest of Judaism, Christianity and Islam.* New York: Knopf, 1993.

Benor, D. J.: »Survey of Spiritual Healing Research.« *Complementary Medical Research* 4 (1990): 9–33.

Berkel, J. und F. de Waard: »Mortality Pattern and Life Expectancy of Seventh-Day Adventists in the Netherlands.« *International Journal of Epidemiology* 12 (1983): 455–59.

Berkman, L. E und S. L. Syme: »Sociai Networks, Host Resistance, and Mortality: A Nine-Year Follow-up Study of Alameda County Residents.« *American Journal of Epidemiology* 109 (1979): 186–204.

Beutler, J. J., J. T. Attevelt u. a.: »Paranormal Healing and Hypertension.« *British Medical Journal Clinical Research Ed.* 296 (1988): 1491–94.

Die Bibel. (Revidierter Text der Luther-Übersetzung.) Stuttgart, 1973.

Byrd, R. C.: »Positive Therapeutic Effects of Intercessory Prayer in a Coronary Care Unit Population.« *Southern Medical Journal* 81 (1988): 826–29.

Carrington, P., G. H. Collings u. a.: »The Use of MeditationRelaxation Techniques for the Management of Stress in a Working Population.« *Journal of Occupational Medicine* 22 (1980): 221–31.

Dossey, L.: *Healing Words: The Power of Prayer and the Practice of Medicine.* New York: Harper Collins, 1993.

Enstrom, J. E.: »Health Practices and Cancer Mortality Among Active California Mormons.« *Journal of the National Cancer Institute* 81 (1989): 1807–14.

Gallup, G. H. Jr. und S. Jones: *100 Questions and Answers: Religion in America.* Princeton: Princeton Religion Research Center, 1989.

Gilk, D. C.: »The Redefinition of the Situation: The Social Construction of Spiritual Healing Experiences.« *Sociology of Health and Illness* 12 (1990): 151–68.

Heidt, P. R.: »Effect of Therapeutic Touch on Anxiety Level of Hospitalized Patients.« *Nursing Research* 30 (1981): 32–37.

House, J. S., C. Robbins und H. L. Metzner: »The Association of Social Relationships and Activities with Mortality: Prospective Evidence from the Tecumseh Community Health Study.« *American Journal of Epidemiology* 116 (1982): 123–40.

Jensen, O. M.: »Cancer Risk Among Danish Male Seventh-Day Adventists and Other Temperance Society Members.« *Journal of the National Cancer Institute* 70 (1983): 1011–14.

Johnson, D. M., J. S. Williams und D. G. Bromley: »Religion, Health and Healing: Findings from a Southern City.« *Sociological Analysis 46* (1986): 66–73.

Keller, E. und V. M. Bzdek: »Effects of Therapeutic Touch on Tension Headache Pain.« *Nursing Research* 35 (1986): 101–6.

Larson, D. B.: *The Faith Factor: An Annotated Bibliography of Systematic Reviews and Clinical Research on Spiritual Subjects.* Band 2. John Templeton Foundation, 1993.

Levin, J. S. und P. L. Schiller: »Is There a Religious Factor in Health?« *Journal of Religion and Health* 26 (1987): 9–36.

Levin, J. S. und H. Y. Vanderpool: »Is Frequent Religious Attendance *Really* Conductive to Better Health? Toward an Epidemiology of Religion.« *Social Science and Medicine 24* (1987): 589–600.

Levin, J. S.: »Religion and Health: Is There an Association, Is It Valid, and Is It Causal?« *Social Science and Medicine 38* (1994): 1475–82.

Luks, A.: *The Healing Power of Doing Good.* New York: Ballantine, 1993.

Luther, M.: *Table Talk.* Zitiert nach J. Bartlett: *Familiar Quotations.* 14. Auflage, Hg.: E. M. Beck, Boston: Little, Brown, 1968, Seite 352.

Mason, R. C. Jr., G. Clark u a.: »Acceptance and Healing.« *Journal of Religion and Health* 8 (1969): 123.

Matthews, D. A., D. B. Larson und C. P. Barry: *The Faith Factor: An Annotated Bibliography of Clinical Research on Spiritual Subjects.* Band 1. John Templeton Foundation, 1993.

Meehan, T. C.: »Therapeutic Touch and Postoperative Pain: A Rogerian Research Study.« *Nursing Science Quarterly* 6 (1993): 69–78.

Orr, R. D. und G. Isaac: »Religious Variables Are Infrequently Reported in Clinical Research.« *Family Medicine* 24 (1992): 602–6.

Oxman, T. E., D. H. Freeman Jr. und E. D. Manheimer: »Lack of Social Participation or Religious Strength and Comfort As Risk Factors for Death After Cardiac Surgery in the Elderly.« *Psychosomatic Medicine* 57 (1995): 5–15.

Pressman, P., J. S. Lyons u. a.: »Religious Belief, Depression, and Ambulation Status in Elderly Women with Broken Hips.« *American Journal of Psychiatry* 147 (1990): 75860.

Schiller, P. L. und J. S. Levin: »Is There a Religious Factor in Health Care Utilization?: A Review.« *Social Science and Medicine* 27 (1988): 1369–79.

Spiegel, D., J. R. Blossom u. a.: »Effect of Psychosocial Treatment on Survival of Patients with Metastasic Breast Cancer.« *Lancet* 2 (1989): 888–91.

Wirth, D. P. u. a.: »Full Thickness Dermal Wounds Treated With Non-Contact Therapeutic Touch: A Replication and Extension.« *Complementary Therapies in Medicine* 1 (1993). 127–32.

9. KAPITEL
Was hat Gott damit zu tun?

Armstrong, K.: *A History of God: The 4000-Year Quest of Judaism, Christianity and Islam.* New York: Knopf, 1993.

Begley, S.: »Science of the Sacred.« *Newsweek* (28. November 1994): 56–59.

Benson, H., J. F. Beary und M. P. Carol: »The Relaxation Response.« *Psychiatry* 37 (1974): 37–46.

Blackmore, S.: *Dying to Live: Near-Death Experiences.* Buffalo, NY: Prometheus Books, 1993.

Cytowic, R. E.: *The Man Who Tastes Shapes: A Bizarre Medical Mystery Offers Revolutionary Insights into Emotions, Reasoning and Consciousness.* New York: G. P. Putnam, 1993. (dt.: *Farben hören, Töne schmecken. Die bizarre Welt der Sinne.* Byblos Verlag, Berlin 1995.)

Damasio, A. R.: *Descartes' Error: Emotion, Reason and the Human Brain.* New York: Grosset/Putnam, 1994. (dt.: *Descartes' Irrtum. Fühlen, Denken und das menschliche Gehirn.* Verlag Paul List, München 1995.)

Harrison, K.: »In His Brother's Shadow.« *New York Times Book Review* (29. Mai 1994): 3, 12.

Holt, J.: »At the Intersection of Science and Religion.« *Wall Street Journal,* 10. Oktober 1994.

Johnson, G.: »Physicists Weigh« In: »The Quark Is a Porker.« *New York Times,* 5. März 1995.

Johnson, S., zitiert nach J. Bartlett: *Familiar Quotations.* 14. Auflage, Hg.: E. M. Beck. Boston: Little, Brown, 1968.

Kantrowitz, B. u. a.: »In Search of the Sacred.« *Newsweek* (28. November 1994): 52–62.

Kolb, E., zitiert nach S. Begley: »Science of the Sacred.« *Newsweek* (28. November 1994): 56.

Miles, J.: *God: A Biography.* New York: Knopf, 1995. (dt.: *Gott. Eine Biographie.* Carl Hanser Verlag, München 1996.)

Steinem, G.: *Revolution from Within: A Book of Self-Esteem.* Boston: Little, Brown, 1992.

Templeton, J. W. (Hg.): *Evidence of Purpose: Scientists Discover the Creator.* New York: Continuum, 1994.

Tipler, F. J.: *The Physics of Immortality: Modern Cosmology, God and the Resurrection of the Dead.* New York: Doubleday, 1994. (dt.: *Die Physik der Unsterblichkeit.* Piper Verlag, München 1994.)

10. KAPITEL
Optimale Medizin, optimale Gesundheit

American Medical Association. *Physician Characteristics and Distribution in the U. S.* 1994. Hg.: G. Roback, L. Randolph, B. Seidman und T. Pasko. Chicago: Department of Data Services, 1994.

American Medical Association. *Physician Marketplace Statistics* 1994. Hg.: M. L. Gonzalez. Chicago: Center for Health Policy Research, 1994.

Antoni, M. H. u. a.: »Cognitive-Behavorial Stress Management Intervention Buffers Distress Responses and Immunologic Changes Following Notification of HIV-1 Seropositivity.« *Journal of Consulting and Clinical Psychology* 59 (1991): 906–15.

Benson, H. und R. Friedman: »The Three-Legged-School.« *Mind/Body Medicine* 1 (1995): 1–2.

Benson, H., C. Kyle und G. H. Gallup Jr. (Unveröffentlichte Daten).

Burton, R.: *The Anatomy of Melancholy.* Oxford: John Lichfield und James Short. (1621). Zitiert nach T. A. Droege: *The Faith Factor in Healing.* Philadelphia: Trinity Press International, 1991.

Caudill, M., H. Benson u a.: »Decreased Clinical Utilization by Chronic Pain Patients: Response to Behavioral Medicine Intervention.« *Clinical Journal of Pa in* 7 (1991): 305–10.

Eisenberg, D. M. u. a.: »Unconventional Medicine in the United States: Prevalence, Costs and Patterns of Use.« *New England Journal of Medicine* 328 (1993): 246–52.

Fawzy, F. I. u. a.: »Malignant Melanoma: Effects of an Early Structured Psychiatric Intervention, Coping and Affective State on Recurrence and Survival 6 Years Later.« *Archives of General Psychiatry* 50 (1993): 681–89.

Friedman, R., P. C. Zuttermeister und H. Benson: »Unconventional

Medicine [letter].« *New England Journal of Medicine* 329 (1993): 1201.

Hellman, C. J., H. Benson u. a.: »A Study of the Effectiveness of Two Group Behavioral Medicine Interventions for Patients with Psychosomatic Complaints.« *Behavioral Medicine* 16 (1990): 165–73.

Inui, T. S, zitiert nach: *The Economist* (10. Dezember 1994): 89–90.

Kennell, J. u. a.: »Continuous Emotional Support During Labor in a U.S. Hospital: A Randomized Controlled Trial.« *Journal of the American Medical Association* 265 (1991): 2197–2201.

Kroenke, K. und A. D. Mangelsdorff: »Common Symptoms of Ambulatory Care: Incidence, Evaluation, Therapy and Outcome.« *American Journal of Medicine 86* (1989): 262–66.

Lorig, K. R., P. D. Mazonson und H. R. Holman: »Evidence Suggesting That Health Education for Self-Management in Patients with Chronic Arthritis Has Sustained Health Benefits While Reducing Health Care Costs.« *Arthritis and Rheumatism* 36 (1993): 439–46.

Mumford, E., H. J. Schlesinger und G. V. Glass: »The Effect of Psychological Intervention on Recovery from Surgery and Heart Attacks: An Analysis of the Literature.« *American Journal of Public Health* 72 (1982): 141–51.

Ornish, D. u. a.: »Can Lifestyle Changes Reverse Coronary Heart Disease? The Lifestyle Heart Trial.« *Lancet* 336 (1990): 129–33.

Pallak, M. S. u. a.: »Effects of Mental Health Treatment on Medical Costs.« *Mind/Body Medicine* 1 (1995): 7–12.

Robinson, J. S. u. a.: »The Impact of Fever Health Education on Clinic Utilization.« *American Journal of Diseases of Children* 143 (1989): 698–704.

Sobel, D.: »Mind Matters, Money Matters: The Cost-Effectiveness of Clinical Behavorial Medicine.« *Mental Medicine Update* (1993): 1–8.

Sobel, D.: »Mind/Body-Medicine: Is It Really Alternative?« *Mental Medicine Update* (1995): 1–2.

U.S. Department of Health and Human Services. *Health United States 1993.* Pub. No. (PHS) 94–1232. Hyattsville, MD: Public Health Service, 1994.

Wilson, S. R. u. a.: »A Controlled Trial of Two Forms of Self-Management Education for Adults with Asthma.« *American Journal of Medicine* 94 (1993): 564–76.

11. KAPITEL
Vertrauen Sie Ihrem Instinkt, Vertrauen Sie Ihrem Arzt

Ambady, N. und R. Rosenthal: »Half a Minute: Predicting Teacher Evaluations from Thin Slices of Nonverbal Behavior and Physical Attractiveness.« *Journal of Personality and Social Psychology* 64 (1993): 431–41.

Bradsher, K.: »As 1 Million Americans Leave Ranks of Insured, Debate Heats Up, Medicaid Battle Looms.« *New York Times*, 27. August 1995, Seite 1.

Holmes, O. W.: *The Writings of Oliver Wendell Holmes.* Band 9: *Medical Essays.* Cambridge, MA: Riverside Press, 1891.

Letvak, R.: »Putting the Placebo Effect into Practice.« *Patient Care* 29 (1995): 93–102.

Peabody, F. W.: *The Care of the Patient.* Cambridge, MA: Harvard University Press, 1927.

Raymond, A. G.: *The HMO Health Care Companion. A Consumer's Guide to Managed Care Networks.* New York: Harper Perennial, 1994.

Shaw, G. B.: *The Doctor's Dilemma.* Hg.: Auyot St. Lawrence. New York: W. H. Wise, 1930. (dt.: *Der Arzt am Scheideweg.*)

»Why Doctors.« *The Economist* (10. Dezember 1994): 89–90.

12. KAPITEL
Der Fluch der schlechten Nachrichten

Barinaga, M.: »To Sleep, Perchance to … Learn? New Studies Say Yes.« *Science* 265 (1994): 603–4.

Barsky, A. J.: *Worried Sick: Our Troubled Quest for Wellness.* Boston: Little, Brown, 1988.

Becker, M. H.: »The Tyranny of Health Promotion.« *Public Health Review* 14 (1986): 15–25.

Champion, F. P. und R. Taylor: »Mass Hysteria Associated with Insect Bites.« *Journal of the South Carolina Medical Association* 59 (1963): 351–53.

Davidson, A.: »Choreomania: A Historical Sketch with Some Account of an Epidemic Observed in Madagascar.« *Edinburgh Medical Journal* 13 (1867): 124–36.

Davy, R. D.: »St. Vitus' Dance and Kindred Affectations.« *The Cincinnati Lancet and Clinic* 4 (1880): 440–45.

DeAngelis, B.: *Real Moments.* New York: Delacorte, 1994.

Frankel, E H.: »Discovering New Memories in Psychotherapy – Childhood Revisited, Fantasy or Both?« *New England Journal of Medicine* 333 (1995): 591–94.

Freidson, E.: *Profession of Medicine: A Study of the Sociology of Applied Knowledge.* New York: Dodd, Mead, 1970.

Hannay, D. R.: *The Symptom Iceberg: A Study of Community Health.* London, Boston: Routledge & Kegan Paul, 1979.

Inlander, C. B, L. S. Levin und E. Weiner: *Medicine on Trial: The Appalling Story of Ineptitude, Malfeasance, Neglect and Arrogance.* New York, Prentice-Hall, 1988.

Kabat-Zinn, J.: *Full Catastrophe Living: Using the Wisdom of Your Body and Mind to Face Stress, Pain and Illness.* New York: Delacorte, 1990.

Mack, J. E.: *Abduction: Human Encounters with Aliens.* New York: Scribner, 1994.

Martin, A.: »History of the Dancing Mania: A Contribution to the Study of Psychic Mass Infection.« *American Journal of Clinical Medicine* 30 (1923): 265–71.

McLeod, W. R.: »Merphos Poisoning or Mass Panic?« *Australian and New Zealand Journal of Psychiatry* 9 (1975): 225–29.

Meichenbaum, D.: *Cognitive-Behavior Modification: An Integrative Approach.* New York: Plenum, 1977.

Milton, J.: *Paradise Lost.* London: 1946.

Morrison, T.: *Song of Solomon.* New York: Knopf, 1977. (dt.: *Solomons Lied.* Rowohlt Verlag, Reinbek 1979.)

Myers, L.: »Many Kids Scared of Future; Even Good Parents at a Loss to Deal with It.« *San Diego Union-Tribune,* 11. Mai 1995, Seite A-7.

Ofshe, R. und E. Watters: *Making Monsters. False Memories, Psychotherapy and Sexual Hysteria.* New York: Scribner, 1994. (dt.: *Die mißbrauchte Erinnerung. Von einer Therapie, die Väter zu Tätern macht.* dtv, München 1996.)

Rosen, G.: »Psychopathology in the Social Process: Dance Frenzies, Demonic Possession, Revival Movements and Similar So-Called Psychic Epidemics.« *Bulletin of Historical Medicine* 36 (1962): 13–44.

Rosenthal, E.: »Maybe You're Sick, Maybe We Can Help.« *New York Times,* 11. April 1994.

Rubenstein, C.: »Wellness Is All.« *Psychology Today* (1982): 28–32.

Shorter, E.: *Bedside Manners: The Troubled History of Doctors and Patients.* New York: Simon & Schuster, 1985.

Small, G. W. und A. M. Nicholi Jr.: »Mass Hysteria Among Schoolchildren: Early Loss As a Predisposing Factor.« *Archives of General Psychiatry* 39 (1982): 721–24.

Steinberg, D.: »Personal Best.« GQ (Februar 1995): 108.

Suib-Cohen, S.: *Secrets of a Very Good Marriage: Lessons from the Sea.* New York: Crown, 1993.

Vaillant, G. E.: *Adaptation to Life.* Boston: Little, Brown, 1977.

Vrazo, F.: »They Blame Themselves for Breast Cancer: Still Unknown Cause, Yet Some Feel Guilty.« *San Diego Union-Tribune,* 31. Oktober 1994, Seite B-3.

13. KAPITEL
Zeitlose Heilung

St. Anselm: »Proslogion. 3. Kapitel.« Zitiert nach J. Bartlett: *Familiar Quotations.* 14. Auflage, Hg.: E. M. Beck. Boston: Little, Brown, 1968.

Armstrong, K.: *A History of God. The 4000-Year Quest of Judaism, Christianity and Islam.* New York: Knopf, 1993.

Benson, H. u. a.: »Increases in Positive Psychological Characteristics with a New Relaxation-Response Curriculum in High School Students.« *Journal for Research and Development in Education* 27 (1994): 226–31.

Cytowic, R. E.: *The Man Who Tasted Shapes.* New York: G. P. Putnam, 1993.
Dunkin, A.: »Meditation, The New Balm for Corporate Stress.« *Business Week* (10. Mai 1993): 86–87.
Heraklit, zitiert nach J. Bartlett: *Familiar Quotations.* 14. Auflage, Hg.: E. M. Beck. Boston: Little, Brown, 1968, Seite 77.
James, W.: »Pragmatism: Lecture 1. 1907.« Zitiert nach Bartlett: *Familar Quotations.*
Niebuhr, R., zitiert nach Bartlett: *Familiar Quotations.*
Ornish, D. u. a.: »Can Lifestyle Changes Reverse Coronary Heart Disease? The Lifestyle Heart Trial.« *Lancet* 336 (1990): 129–33.
Stratford, S.: »Leaders Learn to Heed the Voice Within.« *Fortune* (22. August 1994): 92–100.

QUELLENNACHWEIS

Der Text aus *Descartes' Error* von Antonio R. Damasio, Copyright © 1994 by Antonio R. Damasio, wird mit Genehmigung der Putnam Publishing Group abgedruckt; der Text aus *A History of God* von Karen Armstrong, Copyright © 1993 by Karen Armstrong, wird mit Genehmigung von Alfred A. Knopf, Inc., abgedruckt; der Text aus »Religion and Health: Is There An Association, Is It Valid, and Is It Causal?« von J. S. Levin, *Social Science and Medicine,* Band 38, Nr. 11, Copyright © 1994, wird mit Genehmigung von Elsevier Science Ltd., Pergamon Imprint, The Boulevard, Langford Lane, Kindlington OX5 1GB, U.K., abgedruckt; der Text aus »At the Intersection of Science and Religion.« von Jim Holt wird abgedruckt mit Genehmigung von *The Wall Street Journal,* Copyright © 1994, Dow Jones and Company, Inc., alle Rechte vorbehalten; der Text aus *Song of Solomon* von Tony Morrison, Copyright © 1977 by Tony Morrison, wird mit Genehmigung von International Creative Management abgedruckt; der Text aus *The Man Who Tasted Shapes* von Richard E. Cytowic, Copyright © 1993 by Richard E. Cytowic, wird mit Genehmigung von The Putnam Publishing Group/Jeremy P. Tarcher, Inc., abgedruckt; der Text aus *The Engine of Reason, the Seat of the Soul* von Paul Churchland, Copyright © 1995 by MIT, wird mit Genehmigung von A. Bradford Book/MIT-Press abgedruckt; der Text aus *The Wellness Book* von Herbert Benson und Eileen M. Stuart, Copyright © 1992 by The Mind/Body Medical Insitute, wird mit Genehmigung von Birch Lane Press/Carol Publishing Group abgedruckt; der Text aus »Putting Tee Placebo Effect Into Practice« von Richard Letvak, *Patient Care,* Band 29, Nr. 1, Copyright © 1995, wird mit Genehmigung von Medical Economics Publishing abgedruckt; der Text aus »The Twenty Years Kaiser-Permanente Experience with Psy-

Register